T0281662

Biografiearbeit

Monika Specht-Tomann

Biografiearbeit

in der Gesundheits-, Kranken- und Altenpflege

3., vollständig aktualisierte und erweiterte Auflage

Mit 35 Abbildungen

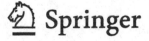 Springer

Monika Specht-Tomann
Graz
Österreich

ISBN 978-3-662-54392-4   ISBN 978-3-662-54393-1   (eBook)
https://doi.org/10.1007/978-3-662-54393-1

Die Deutsche Nationalbibliothek verzeichnet diese Publikation in der Deutschen Nationalbibliografie;
detaillierte bibliografische Daten sind im Internet über http://dnb.d-nb.de abrufbar.

© Springer-Verlag GmbH Deutschland 2009, 2012, 2018
Das Werk einschließlich aller seiner Teile ist urheberrechtlich geschützt. Jede Verwertung, die nicht aus-
drücklich vom Urheberrechtsgesetz zugelassen ist, bedarf der vorherigen Zustimmung des Verlags. Das
gilt insbesondere für Vervielfältigungen, Bearbeitungen, Übersetzungen, Mikroverfilmungen und die
Einspeicherung und Verarbeitung in elektronischen Systemen.
Die Wiedergabe von Gebrauchsnamen, Handelsnamen, Warenbezeichnungen usw. in diesem Werk be-
rechtigt auch ohne besondere Kennzeichnung nicht zu der Annahme, dass solche Namen im Sinne der
Warenzeichen- und Markenschutz-Gesetzgebung als frei zu betrachten wären und daher von jedermann
benutzt werden dürften.
Der Verlag, die Autoren und die Herausgeber gehen davon aus, dass die Angaben und Informationen in
diesem Werk zum Zeitpunkt der Veröffentlichung vollständig und korrekt sind. Weder der Verlag, noch
die Autoren oder die Herausgeber übernehmen, ausdrücklich oder implizit, Gewähr für den Inhalt des
Werkes, etwaige Fehler oder Äußerungen. Der Verlag bleibt im Hinblick auf geografische Zuordnungen
und Gebietsbezeichnungen in veröffentlichten Karten und Institutionsadressen neutral.

Umschlaggestaltung: deblik Berlin
Fotonachweis Umschlag: © HAKINMHAN / Getty Images, iStock, ID-Nr. 641523960

Gedruckt auf säurefreiem und chlorfrei gebleichtem Papier

Springer ist Teil von Springer Nature
Die eingetragene Gesellschaft ist Springer-Verlag GmbH Deutschland
Die Anschrift der Gesellschaft ist: Heidelberger Platz 3, 14197 Berlin, Germany

Den Menschen, die ich ein Stück ihres Weges begleiten durfte:
Wally, Gertrud, Karl, Hannelore, Alexander,
Maria, Tobias, Anna, Bärbel, Walter, Agnes,
Anton, Sabine, Thomas, Peter

Vorwort für die 3. Auflage

Es ist mir eine große Freude, dass das Buch "Biografiearbeit in der Gesundheits-, Kranken- und Altenpflege" vielen Menschen ein wichtiger Wegbegleiter im täglichen Umgang mit kranken, alten und hilfsbedürftigen Menschen wurde. Der Einsatz lebensgeschichtlich orientierter Gespräche kann die Basis für eine individuell ausgerichtete Begleitung sein und hilft, ressourcenorientierte Ansätze zu präzisieren. Viele positive Rückmeldungen von Pflegekräften, pflegenden Angehörigen und ehrenamtlich Tätigen unterstreichen die Bedeutung des biografischen Ansatzes für ein tieferes Verständnis der Patienten und deren persönlichen Umgang mit der jeweiligen Situation. Gutes Zuhören schafft ein Klima des Vertrauens, in dem es Betroffenen leichter fällt, den Spuren der Vergangenheit zu folgen und nach jenen Bausteinen zu suchen, die das Ertragen der momentanen Situation erleichtern können.

Auf Anregung einiger Kolleginnen und Kollegen wurde in der 3. Auflage des Buches der biografische Ansatz im Zusammenhang mit dem Thema Schmerz explizit aufgenommen (▶ Kap. 2.1.3). Dabei lässt sich zwischen jenen Schmerzen unterscheiden, die zustandsbegleitend auftreten, und jenen, die selbst als Krankheit zu begreifen sind. Erfahrungen aus Schmerzambulanzen und von Schmerzmedizinern zeigen, dass es von großem Nutzen sein kann, die sog. Schmerzbiografie eines Menschen zu erfassen. Die dadurch gewonnenen Erkenntnisse erlauben das Erstellen eines individuell auf die Lern- und Erfahrungsgeschichte abgestimmten Therapieplans. Mögen die Ausführungen dazu beitragen, eine sensible und an jeweils unterschiedlichen Lebenserfahrungen orientierte Begleitung von Menschen zu ermöglichen, die unter Schmerzen leiden.

Ein großes Danke an alle im Springer-Team, die mich über Jahre hin so gut und kompetent begleiten!

Monika Specht-Tomann
Graz, im Frühjahr 2017

Vorwort für die 1. Auflage

Wie Patienten über ihre Krankheit denken und fühlen, welche Vorstellungen und innere Glaubenssätze sie mit bestimmten Therapieansätzen verbinden, wie sie mit Angst und Schmerzen umgehen und welche Rolle dabei innere Überzeugungen und Erfahrungen spielen – dies alles und noch viel mehr ist über lebensgeschichtliche Gespräche zu erfahren und im Sinne einer Verbesserung und Optimierung der Compliance zu nützen.

Aus diesem Grund widmet sich das vorliegende Buch der Biografiearbeit und deren Anwendung in der Gesundheits-, Kranken- und Altenpflege. Damit rückt eine Methode in den Mittelpunkt der Ausführungen, die bisher in ihrer Bedeutung für die Bewältigung von Krankheit, Leid, Behinderung oder Alter häufig unterschätzt und nur selten systematisch eingesetzt wird. Die Berücksichtigung lebensgeschichtlicher Aspekte in der alltäglichen Pflege- und Begleitpraxis hält jedoch sowohl für Betroffene wie für deren Begleiter eine Fülle von positiven Effekten bereit. Über biografieorientierte Gespräche können beispielsweise wichtige Zusatzinformationen eingeholt werden, die ein rein symptomorientiertes Wissen sinnvoll ergänzen und erweitern. Ein weiterer Aspekt, der für einen systematischen Einsatz der Biografiearbeit in Begleitung und Pflege spricht, liegt in der entlastenden Funktion lebensgeschichtlicher Gespräche für die Betroffenen. Besonders hilfreich ist dies in Situationen, die durch drastische Veränderungen und notwendige Neuorientierungen gekennzeichnet sind – wie z. B. schwere Erkrankungen, chronische Prozesse oder Behinderungen in Folge von Unfällen. Hier kann die Beschäftigung mit der eigenen Lebensgeschichte helfen, vertraute Ressourcen nicht aus den Augen zu verlieren und jene Bausteine zusammenzutragen, die zur Bewältigung der aktuellen Situation beitragen können.

Für die Begleitung alter Menschen stellt der biografische Ansatz eine Reihe von Methoden zur Verfügung, die eine Lebensrückschau und das Bewusstmachen individueller »Lebensernte« wirkungsvoll unterstützen. Lebensgeschichtliche Gespräche wirken sich zudem positiv auf Geist und Seele aus und können im Sinne einer aktivierenden Altenbetreuung positiv genutzt werden. Schließlich können biografische Ansätze am Ende des Lebens helfen, den notwendigen Prozess des Abschiednehmens behutsam zu begleiten.

Die Methode der Biografiearbeit wird in vier Abschnitten vorgestellt:

Im ersten Kapitel werden die Leserinnen und Leser mit grundlegenden Aspekten der Biografiearbeit vertraut gemacht. Hier geht es um eine Standortbestimmung, um das Bewusstmachen der Möglichkeiten des biografischen Ansatzes und eine Einführung in dessen Funktion- und Wirkungsweisen. Wichtige Informationen über Aspekte der angewandten Kommunikation erleichtern darüberhinaus den praktischen Zugang zur Biografiearbeit.

Das zweite Kapitel befasst sich zunächst mit der psychosozialen Situation kranker und alter Menschen, geht auf Themen wie Angst, Schmerz und Trauer ein und diskutiert Einsatzmöglichkeiten biografieorientierter Methoden. Den Leserinnen und Lesern wird anhand von Beispielen aus der Praxis Biografiearbeit einerseits als Bewältigungshilfe in Krankheitsfällen und andererseits als eine Form der Erinnerungsarbeit in der Begleitung alter Menschen nahe gebracht.

Der dritte Teil des Buches widmet sich ausführlich den Methoden der Biografiearbeit. Zunächst werden jene Grundhaltungen von Begleitern besprochen, die wesentlich für ein Gelingen biografiegeleiteter Arbeit stehen. Anschließend werden zahlreiche Methodenbeispiele angeführt, die Begleitern als Anregung dienen sollen, biografisches Arbeiten in ihren Berufsalltag zu integrieren.

Anhand von konkreten Beispielen aus der Praxis werden im letzten Kapitel vier Ansatzmöglichkeiten biografischen Arbeitens herausgegriffen. Es handelt sich dabei um die Bereiche »Meine Erkrankung – eine Chronik«, »Mein Leben – meine Wurzeln«, »Meine Sprache – meine Welt« und »Mein Leben – meine Ernte«. Abschließend wird noch auf die Chancen der Biografiearbeit im Zusammenhang mit einer effizienten Burnout-Prophylaxe bei Pflegenden hingewiesen.

Viele Menschen haben dazu beigetragen, dass dieses Buch entstehen konnte. Bedanken möchte ich mich bei Barbara Lengricht vom Springer-Verlag, die sich für die Realisierung des Projektes einsetzte und mir im Laufe der Arbeit wichtige Impulse gegeben hat, sowie bei Ulrike Niesel und ihrem Team. Kolleginnen und Kollegen danke ich für die vielen Anregungen und für wichtige Hinweise aus der Praxis. Meinem Partner und meiner Familie danke ich für die vielen guten Gespräche und ihre Bereitschaft, mich in meiner Arbeit geduldig zu begleiten. Mein ganz besonderer Dank gilt jenen Menschen, die mir in zahlreichen Gesprächen einen Einblick in ihre Lebensgeschichten ermöglichten und mich in meinem Anliegen bestärkten, Biografiearbeit einem größeren Interessentenkreis zu erschließen. Ihnen ist dieses Buch gewidmet.

Graz, im Frühjahr 2009

Die Autorin

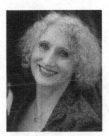

© Specht-Tomann

Monika Specht-Tomann
ist promovierte Psychologin, Physiotherapeutin und Sachbuchautorin. Sie arbeitet in der Aus- und Weiterbildung für Sozialberufe und begleitet Menschen in schwierigen Lebenssituationen. Inhaltliche Schwerpunkte sind die Themen Trauer und Sterbebegleitung, Hospiz und palliative care sowie Kommunikation und Biografiearbeit. Für ihre Arbeiten als Sachbuchautorin wurde sie mehrfach ausgezeichnet.

Kontaktdaten
PT Dr. Monika Specht-Tomann
Herdergasse 24
A-8010 Graz
Tel.: +43 650 5002071
www.specht-tomann.at

Inhaltsverzeichnis

Grundlegendes zur Biografiearbeit

© Springer-Verlag GmbH Deutschland 2018
M. Specht-Tomann, *Biografiearbeit*,
https://doi.org/10.1007/978-3-662-54393-1_1

1

Im Zentrum der Biografiearbeit stehen lebensgeschichtliche Gespräche, in denen unterschiedlichste Aspekte der individuellen Lebensgeschichte beleuchtet und berichtet werden. Die Auseinandersetzung mit der eigenen Lebensgeschichte kann in vielen Situationen hilfreiche Impulse geben, Neuanpassungen erleichtern und ein tieferes Verständnis für das eigene Handeln ermöglichen. Einen besonderen Stellenwert erhält die Biografiearbeit in Zeiten des Umbruchs, einer notwendigen Neuorientierung oder am Ende von Lebensabschnitten. Damit wird deutlich, dass sich der biografische Ansatz gerade für die Begleitung von kranken und alten Menschen besonders gut eignet.

Für viele Menschen ist es hilfreich, wenn sie auf einzelne Stationen ihres Lebens noch einmal zurückschauen können und sich vor Augen halten, wie sie schwierige Situationen gemeistert haben, welche Ressourcen ihnen zu Verfügung stehen und woraus sie Kraft und Mut geschöpft haben. Dabei werden vergangene Erfahrungen neu belebt und hinsichtlich ihrer Bedeutung für die Bewältigung der Gegenwart geprüft. Dies führt zu einem bewussten Umgang mit den eigenen Ressourcen und Fähigkeiten, zeigt Wege zur Konflikt- und Krisenbewältigung auf und kann Menschen zu einer versöhnlichen Haltung dem eigenen Lebensschicksal gegenüber führen.

Damit Biografiearbeit im professionellen Bereich von Gesunden-, Kranken- und Altenpflege gelingen kann, ist es wichtig, dass Begleiter über wesentliche Aspekte der Kommunikation Bescheid wissen, ihre Gesprächsführung schulen und sich mit Themen wie „Nähe und Distanz" oder den Umgang mit subjektiven Wahrheiten beschäftigen.

1.1   Biografiearbeit: Eine Standortbestimmung

» Wer eine Geschichte zu erzählen hat, ist ebenso wenig einsam wie der, der einer Geschichte zuhört. Und solange es noch irgendjemand gibt, der Geschichten hören will, hat es Sinn, so zu leben, daß man eine zu erzählen hat.
(Sten Nadolny)

Die Beschäftigung mit Lebensgeschichten und das Wissen um die Bedeutung lebensgeschichtlicher Gespräche bei der Begleitung, Unterstützung oder Beratung von Menschen haben eine lange Tradition. So interessierten sich bereits Menschen der Antike für die Lebensgeschichten herausragender Persönlichkeiten und versuchten, daraus die eine oder andere Lebensweisheit für ihr eigenes Leben herauszugreifen. Auch bei der Behandlung von Krankheiten wurden schon im alten Griechenland der biografische Hintergrund und die konkreten Lebensumstände der Patienten mitbedacht. Zu nennen ist hier vor allem Hippokrates (460–377 v. Chr.), der auch als „Vater der Medizin" in die Geschichtsbücher Eingang gefunden hat. Für ihn waren ein vorsichtiger, von Empathie bestimmter Umgang mit den Patienten und das Interesse an dessen Lebensumständen und Lebensgeschichten ein wichtiger Garant für erfolgreiches ärztliches Handeln. Einige seiner Schüler übernahmen diese Haltung und gaben sie ihrerseits wieder an Jüngere weiter. So lässt sich über die Jahrhunderte hinweg immer wieder der Einsatz der Biografiearbeit sowohl im therapeutischen wie auch im prophylaktischen Bereich von Präventivmaßnahmen erkennen. All dies geschah jedoch unsystematisch und war von der „Begabung" und „Sichtweise" Einzelner abhängig, mit Menschen über ihr Leben und relevante salutogen wirkende Aspekte ins Gespräch zu kommen. Daran hat sich bis in die Gegenwart nicht viel geändert.

Der beiläufige Einsatz biografischer Elemente, angefangen vom Erfassen sogenannter harter Fakten des Lebenslaufes bis hin zu identitätsstiftenden Impulsen im Rahmen eines Tiefeninterviews in Medizin, Psychologie, Pädagogik, Theologie, Soziologie und anderen verwandten Disziplinen, brachte eine gewisse begriffliche Unschärfe mit sich. Ähnliche bis gleiche Methoden wurden unter ganz unterschiedlichen Bezeichnungen in der Begleitung von Menschen eingesetzt. Erst langsam setzte sich im Zuge interdisziplinärer Bemühungen für „alles, was mit der Lebensgeschichte eines Menschen zusammenhängt und systematisch erfasst oder eingesetzt wird" die Bezeichnung Biografiearbeit durch. Dennoch bleibt dieser Begriff bunt und schillernd und wirft viele Fragen auf, wie z. B.:

- Was meint Biografiearbeit genau?
- Wie grenzt sich Biografiearbeit zu therapeutischen Interventionen ab?

- Welche Methoden stehen zur Verfügung, um den Nutzen biografischen Arbeitens optimal umzusetzen?
- Welche Kenntnisse sind notwendig, um Biografiearbeit hilfreich einzusetzen?
- Welche Fachgebiete können sich die Biografiearbeit nutzbar machen?

Beginnen wir mit der grundlegenden Frage, warum der biografische Ansatz in vielen unterschiedlichen Bereichen angewandter Wissenschaft und Praxis zunehmend an Bedeutung gewinnt. Ein wichtiger Schlüssel für ein tieferes Verständnis des biografischen Ansatzes in den verschiedensten Disziplinen ist die Erkenntnis, dass Geschichtenhören und Geschichtenerzählen für eine gesunde menschliche Entwicklung ganz generell einen hohen Stellenwert haben. Somit rücken „Geschichten" – im weitesten Sinn des Wortes – und ihre Wirkung auf viele Aspekte des Lebens ins Zentrum des Interesses.

1.1.1 Geschichten als Lebensbegleiter

Allgemein gesprochen kann man sagen: Geschichten sind Lebensbegleiter. Von Kindheit an machen sie die vielen Wunder des Alltags begreifbar. Sie führen auch in die geheimnisvolle Welt der Märchen und Mythen und helfen, einen positiven Zugang zu den religiösen, kulturellen und sozialen Welten des Lebens zu finden. Geschichten können Unbegreifliches verständlicher machen. Sie gehen unter die Haut, sprechen die Gefühlswelt ebenso an wie die Welt der Gedanken, erschließen oftmals Neues oder Unbekanntes und ermutigen Menschen, auf Entdeckungsreise in das Land der Phantasie zu gehen. Das „Geschichtenhören" steht dabei vor allem in frühen Jahren im Vordergrund und wird nach und nach durch Lesen ergänzt und erweitert.

Ein anderer Zugang zur Welt der Geschichten liegt im „Geschichtenerzählen". Da ist zunächst an die vielen großen und kleinen Geschichten zu denken, die sich im Leben eines jeden Menschen ereignen und als Erinnerungen mündlich oder schriftlich weitergegeben werden. Welche Schätze in Lebenserinnerungen stecken können, zeigen auf eindrucksvolle Weise die zahlreichen autobiografischen Arbeiten bekannter und weniger bekannter Autoren,

die als Bücher erschienen sind und eine große Leserschaft interessieren. Man spricht in diesem Zusammenhang auch von Erinnerungsliteratur. Was führt diese Menschen dazu, ihr Leben in Form von Erinnerungen anderen mitzuteilen? Vielleicht ist es der Wunsch, das eigene Leben rückschauend nochmals zu durchschreiten und sich der wichtigsten Stationen bewusst zu werden. Vielleicht ist es der Wunsch, eine Art geistiges Vermächtnis zu hinterlassen und den Mitmenschen den jeweils individuellen Lebensweg als eine Möglichkeit der Lebensgestaltung nahezubringen. Manche Lebensstation kann erst im Nachhinein richtig begriffen, bewertet und gewürdigt werden. Das Eintauchen in die eigene Geschichte ermöglicht dem Schreibenden, die Licht- und Schattenseiten aus der wohltuenden Distanz gelebter Jahre zu betrachten. In manchen Fällen wird es vielleicht möglich, versöhnliche Klänge anzustimmen, dort, wo bisher nur Ablehnung und Widerstand war. In anderen wiederum kann es sein, ein tieferes Verständnis für das eigene Handeln zu bekommen, wenn man sich darauf einlässt, die Stufen des Lebensweges nochmals zu durchschreiten. So ist es nicht verwunderlich, dass viele „Lebensgeschichten" als Lebenserinnerungen von älteren Menschen verfasst werden oder von Menschen, die sich am Ende ihres Lebens wähnen (▶ Abschn. 2.2.2).

Nicht nur die Mitteilung der eigenen Lebensgeschichte scheint einem Urbedürfnis zu entsprechen. So verspüren auf der anderen Seite viele Menschen eine große Neugierde, etwas vom Leben anderer zu erfahren. In gewissem Sinne handelt es sich um die Fortsetzung des Interesses an Geschichten und Mythen früher Jahre. Aber warum ist es so interessant zu hören, was beispielsweise ein Musiker, ein Politiker, ein Schauspieler ... erlebt hat, zu welchen Erkenntnissen er gekommen ist und welche Lebensweisheiten in und zwischen den Zeilen zu finden sind? Zum einen mag da die Sehnsucht eine Rolle spielen, ein bisschen an all dem Glanz und Ruhm charismatischer Personen teilzuhaben und sich damit identifizieren zu können – und sei es nur für ein paar schöne Lesestunden. Zum anderen gibt es bei vielen Menschen das Bedürfnis, politisch-historische, soziale und kulturelle Ereignisse über die Aussagen von Zeitzeugen besser begreifen zu können. Man könnte auch sagen, dass oft der Wunsch nach „Wahrheit" hinter der Neugierde steckt, etwas

1

vom Leben berühmter Menschen zu erfahren, der Wunsch, zu wissen, wie es „wirklich" war. Auch das Interesse an Berichten sogenannter Zeitzeugen über politische Ereignisse und deren Folgen lässt sich mit dem Bedürfnis erklären, „den Dingen auf die Spur" kommen zu wollen. Eine Möglichkeit, ein genaueres Bild vergangener Ereignisse und Zustände zu erhalten, besteht in der intensiven Beschäftigung mit unterschiedlichsten Geschichten aus, von und über diese Ereignisse. Geschichten können dabei helfen, „Geschichte" transparenter zu machen – die Geschichte eines einzelnen Menschen (▶ Kap. 2) ebenso wie die „große" Geschichte im historischen Sinn.

Auch weniger bekannte und exponierte Persönlichkeiten stoßen mit ihren Geschichten bei anderen auf Interesse. Oft sind es gerade die kleinen Alltagsgeschichten Unbekannter, die Erinnerungen an Jugenderlebnisse, an Krieg und Wiederaufbau, an kleine Abenteuer und große Lieben, die Zeitreisen möglich machen und dem Leser oder Zuhörer einen Blick hinter die Kulissen erlauben. Ähnlich wie bei den großen Menschheitsgeschichten der Mythen kann man über die Anteilnahme am Schicksal anderer neuen Mut schöpfen, das eigene Leben zu gestalten. Zahlreiche Berichte von Menschen mit schweren Schicksalsschlägen, z. B. Krebserkrankungen, Suchtproblemen, Trennungserlebnissen, werden so, als Geschichten verpackt, für Personen in ähnlichen Situationen zu wertvollen Geschenken. Geschichten können aufbauen, Mut machen, Hoffnung spenden. Geschichten können Licht in dunkle, unbekannte (Seelen)Gebiete werfen. Ihre Aussagen haben für manchen Leser Vorbildwirkung. So wie der Held im Märchen manchem Kind hilft, eigene Ängste zu überwinden, so kann beispielsweise der Bericht über den positiven Umgang mit Krankheit, Verlust und Schmerz Menschen mit ähnlichem Schicksal als Modell dienen.

Ein konstruktiver Umgang mit den vielen großen und kleinen Berichten rund um das eigene Leben ist in jeder Lebensphase eine wertvolle Hilfe (▶ Abschn. 2.2.1). Was jedoch in Zeiten der Ruhe, Stabilität und Gesundheit einem heiteren Spaziergang durch das Bilderbuch des Lebens gleicht, kann in Ausnahmesituationen zu einem Überlebenskampf werden, zu harter Arbeit und zum Ringen um neue Perspektiven. In Gesprächen mit gesunden und kranken,

mit alten und jungen Menschen wird immer wieder deutlich, wie wichtig und hilfreich ein lebensgeschichtliches Gespräch in Situationen der Neuorientierung und bei der Bewältigung von Stress, Angst, Verlust, Verzweiflung und Einsamkeit sein kann. Damit wird auch deutlich, an welchen Knotenpunkten im Leben eines Menschen Biografiearbeit besonders hilfreich und wichtig sein kann: beim Übergang von einem Lebensabschnitt in einen anderen, in Phasen der Um- und Neuorientierung, bei Krankheit, Abschied und Verlust sowie im letzten Lebensabschnitt – im Alter – in dem viele der genannten Aspekte zusammentreffen.

An dieser Stelle sei darauf hingewiesen, dass es bei der Biografiearbeit nicht um ein therapeutisches Handeln im engeren Sinn geht – wenngleich biografische Aspekte und lebensgeschichtliche Gespräche natürlich immer Teil therapeutischer, seelsorgerder oder beratender Unterstützung sind. Als wichtige Kriterien der Abgrenzung ist das Fehlen eines therapeutischen Settings zu nennen und die zurückhaltende Position der Begleiter, die weder interpretieren noch therapeutisch intervenieren.

> **Biografiearbeit ist keine Therapie. Sie findet außerhalb eines therapeutischen Settings statt. Es werden weder gezielte therapeutische Interventionen noch Interpretationen seitens eines externen Begleiters vorgenommen.**

Abrundend lässt sich festhalten, dass sich die individuelle Welt der Geschichten, die alle zusammengenommen die jeweils einzigartige Lebensgeschichte ausmachen, aus einem passiven und einem aktiven Teil zusammensetzt. Die vielfältigen „Geschichten" und Märchen, die als kulturelles Erbe vorhanden sind, stellen den passiven Teil dar, sie sind gleichsam der eine Pol auf der Geschichten-Landkarte. Der andere Pol sind die aktiv gestalteten, die persönlich erzählten Geschichten. Lauschen, Aufnehmen und Verarbeiten gehören ebenso wie das aktive Erzählen und das „Sprechen über die Dinge des Lebens" zu jedem Menschen. Von der Geburt bis zum Tod ist das Aufnehmen und Verarbeiten von Geschichten ebenso wie das Gestalten eigener Erzählungen ein wichtiger Bestandteil der Entwicklung und leistet einen wichtigen Beitrag zur seelischen Gesundheit.

> **Geschichten als Lebensbegleiter: Einige Beispiele**
> - Erzählend lernt das Kind, eine Brücke zu schlagen zwischen seinen eigenen kindlichen Vorstellungen und den äußeren Eindrücken. Erstmals Erlebtes kann durch wiederholtes Erzählen nicht nur verstanden, sondern auch in die innere Bilderwelt aufgenommen werden
> - Erzählend tasten sich Jugendliche an Neues heran und formen ihre eigene Wirklichkeit. In kurzen Geschichten werden Lebensentwürfe gleichsam probeweise einem Zuhörer erzählt. Die vielfältigen Erfahrungen neuer Lebensumwelten können so verarbeitet werden
> - Erzählend lernen Erwachsene, „die Welt" im Großen und ihre ganz persönliche Umwelt im Kleinen besser zu verstehen. Manchen unbegreiflichen Dingen kann dadurch ein individueller Sinn verliehen werden
> - Erzählend gibt der alte Mensch sein Wissen und seine Einsichten an die nächste Generation weiter und kann damit sein eigenes Leben bereichern

1.1.2 Biografiearbeit in der Praxis: Hinweise auf unterschiedliche Anwendungsbereiche

Die unterschiedlichen Aspekte eines lebensgeschichtlichen Gesprächs in ihrer Bedeutung für die Gestaltung und Bewältigung einzelner Lebensstationen zeigen, für welche Disziplinen in Wissenschaft, Forschung und Praxis der biografische Ansatz wichtige Bausteine liefert. Zu nennen sind schwerpunktmäßig die Gesunden- und Krankenpflege, die Altenpflege und Hospizarbeit, die Medizin, die Seelsorge, die vielfältigen Bereiche der Pädagogik und schließlich die Bereiche der Geschichts- und Politikwissenschaft, die durch ihre Arbeit mit sogenannten Zeitzeugen neue Perspektiven in das Geschichtsverständnis bringen. Biografiearbeit kann in den genannten Bereichen als Instrument für ein tieferes Verständnis und einen ganzheitlichen Zugang zum Menschen eingesetzt werden. Sie schafft

Möglichkeiten, die aktuelle Lebenssituation von Personen, die einem im beruflichen Kontext anvertraut sind, umfassender begreifen und verbessern zu können. Darüber hinaus liegt in der Biografiearbeit auch die Chance, Klarheit über eigene Sichtweisen, Zugänge und Lebenseinstellungen zu bekommen. Beide Aspekte sind auch im Zusammenhang mit einer wirkungsvollen Burnout-Prophylaxe unterschiedlichster Berufsgruppen – allen voran Kranken- und Altenpflegekräfte – zu diskutieren (▶ Abschn. 4.2).

> **Der biografische Ansatz in unterschiedlichen Disziplinen**
> - Bereich „Kranke Menschen": Krankenpflege/ Medizin (z. B. „narrative Medizin", „edukativer Ansatz" in der Pflege, Verbesserung der Compliance)
> - Bereich „Alte Menschen": Altenpflege, Hospizarbeit, Geragogik, Gerontologie (z. B. „Lebensbilanz")
> - Bereich „Besondere Situationen": Seelsorge, psychologische Begleitung (z. B. „Ressourcenarbeit")
> - Bereich „Schule": vertiefendes Verständnis der Gesamtsituation von Schülern im Allgemeinen und von verhaltenskreativem Verhalten im Besonderen
> - Bereich „Geschichte/Politik": Zeithistorische Arbeiten (z. B. „Zeitzeugen")
> - Bereich „Selbsterkenntnis": Aus- und Weiterbildung von Berufsgruppen, die in den genannten Bereichen tätig sind (z. B. Motivationsklärung, Erkennen von persönlichen Handlungsstrategien, Erfassen der Zusammenhänge zwischen unterschiedlichen Sozialisierungsaspekten)

Die bisherigen Ausführungen legen nahe, dass der biografische Ansatz für viele Berufsgruppen relevant wäre! Die Praxis zeigt allerdings, dass bei den jeweils in Frage kommenden Institutionen nur selten das nötige Bewusstsein hinsichtlich der Bedeutung der Biografiearbeit vorhanden ist. Zudem fehlen weitgehend brauchbare und an die Bedürfnisse der jeweiligen Berufsgruppen angepasste Aus- und Weiterbildungsmodule.

1

1.1.3 Zugänge in der Biografiearbeit

Wenn man sich mit der Lebensgeschichte eines Menschen im Sinne der Biografiearbeit befasst, gibt es unterschiedliche Zugänge. Zum einen besteht die Möglichkeit, sich gleichsam von außen zu nähern und an sogenannten harten Daten zu orientieren, wie etwa Geburtsdatum, Schuleintritt, Berufsfindung, Eheschließung und Ähnliches. Dieses Arbeiten mit „harten Fakten" hat in vielen Berufszweigen Eingang gefunden. Es wird für intensive Anamneseerstellungen in der Medizin ebenso verwendet wie bei der Erhebung einer Pflegediagnose, bei der Erfassung von Schülerdaten oder bei der Erstellung diverser Behördendateien. Solange diese Daten gleichsam „nackt" bleiben, wird sich der daraus abzuleitende Lebensweg oder die jeweilige Lebensspanne wenig farbig vor dem Auge des Betrachters entfalten. Manchmal ist dies ausreichend und erfüllt durchaus seinen Zweck. In anderen Fällen scheint ein tieferes Eintauchen in biografische Momente sinnvoll. Durch gezieltes Nachfragen oder intensives Nachforschen kann es gelingen, mit Hilfe vieler Zusatzinformationen zu den harten Daten ein stimmiges Bild, eine gelungene Gesamtbiografie zu erstellen. Diese Biografie ist dann die Geschichte eines Menschen aus der Sicht eines anderen.

Es gibt aber auch die Möglichkeit, sich gleichsam von innen her der Biografie eines Menschen zu nähern. Das bedeutet eine weitgehende Abkehr vom Erfassen harter Fakten und eine Hinwendung zum inneren Erleben des Betreffenden. Die Geschichte, die dann erzählt wird, folgt dem inneren Kompass des Erzählers, Fakten werden nach individuellen Kriterien genannt, folgen einer eigenen Logik. Auch hier kann ein chronologischer Lebenslauf entstehen oder als Gerüst dienen. Doch die Akzentuierung und die Reihenfolge, in erinnert und erzählt wird, folgen anderen Gesetzmäßigkeiten (▶ Abschn. 2.1.3 und 2.2.2). Viele Ereignisse, die ein Außenstehender als wichtig und markant beschrieben hat, werden beispielsweise kaum erwähnt oder gar „vergessen", einige werden vielleicht anders „beleuchtet" und schließlich wird es Dinge geben, die nur der Erzähler selbst auspacken kann. Wenn er sie nicht zur Sprache bringt, bleiben sie für immer verborgen und haben keine Chance, über den Erzähler hinaus zu wirken oder gar der Nachwelt erhalten zu bleiben.

> **Mögliche Zugänge zur Biografie eines Menschen**
> 1. Der Blick von außen: Orientierung an Fakten und Beobachtbarem („harte Daten")
> 2. Der Blick von innen: Orientierung an den subjektiven Berichten („weiche Daten")

Unabhängig davon, welchen Zugang man in der Biografiearbeit wählt, sind die methodischen Zugänge biografischen Arbeitens äußerst vielfältig. Im Detail werden sie im dritten Kapitel angeführt und hinsichtlich ihrer Einsatzmöglichkeiten diskutiert. An dieser Stelle sei nur kurz auf das Zusammenspiel zwischen den Menschen hingewiesen, die in „ein Arbeiten an der Lebensgeschichte" eintauchen.

> **Die zwei Seiten eines lebensgeschichtlichen Gesprächs**
> 1. Erlebtes in Worte fassen. Ordnen. Erzählen. Niederschreiben. Aufzeichnen. Festhalten. Weitergeben … Das ist die eine Seite
> 2. Erzähltem lauschen. Niedergeschriebenes aufnehmen. Impulse anbieten. In unbekannte Lebenswelten eintauchen. Neues kennen lernen. Altem neu begegnen … Das ist die andere Seite

Erlebtes in Worte fassen und dem Erzählten lauschen – beide Seiten gehören zum positiven Umgang mit Lebens-Geschichten und sind das Herzstück guter Biografiearbeit. Was dies konkret für den Bereich der Gesunden- und Krankenpflege sowie für die Altenarbeit bedeutet, ist Thema dieses Buches. Dabei stellt sich die Frage, worauf in der Anwendung der Biografiearbeit besonders zu achten ist. Um diese gezielt und systematisch einsetzen zu können, müssen Begleiter über verschiedene Wissensbausteine verfügen. Zum einen geht es um das Basiswissen über allgemeine Funktionen und Wirkweisen der Biografiearbeit und deren Nutzbarmachung in der Begleitung von Menschen in speziellen Lebenssituationen. Zum anderen sollten wesentliche Elemente der angewandten Kommunikation bekannt sein und kontextbezogen eingesetzt werden können. Schließlich geht es um die Aneignung methodischer Zugänge und das Einüben biografiegeleiteter Kommunikation. Diesen Themenschwerpunkten wird in den folgenden Abschnitten Raum gegeben.

Biografiearbeit ist ein unscharfer Begriff. Auf der Suche nach einer Definitionsannäherung lässt sich festhalten:

- Biografiearbeit ist die Beschäftigung mit den individuellen, gesellschaftlichen und kulturell geprägten Erfahrungen, Erlebnissen und Sichtweisen eines Menschen. Sie bezieht sich auf „alles, was mit der Lebensgeschichte eines Menschen zusammenhängt und systematisch erfasst oder eingesetzt wird".
- Herzstück der Biografiearbeit ist das Erinnern, Erzählen, Zusammenfügen und Mitteilen von „Geschichten", die zusammengenommen „die Lebensgeschichte" eines Menschen ergeben.
- Biografiearbeit kann ihren Schwerpunkt auf einen „Blick von außen" (harte Daten) oder einem „Blick von innen" (weiche Daten) legen.
- Biografiearbeit wird in unterschiedlichen Disziplinen eingesetzt, vor allem in der Altenarbeit, der Krankenpflege, der Seelsorge sowie im Bereich der Schule.
- Voraussetzung für einen effektiven Einsatz der Biografiearbeit ist die Schulung der Begleiter. Wesentliche Wissensbausteine sind: Funktion und Wirkweisen lebensgeschichtlicher Gespräche, Gesprächsführung, Methodenkenntnis. Die Beschäftigung mit der eigenen Lebensgeschichte im Allgemeinen und mit der persönlichen Berufsbiografie im Speziellen ist eine wertvolle Ergänzung.

1.2 Funktion und Wirkweise lebensgeschichtlicher Gespräche

>> Menschen sind wie Flüsse: das Wasser, das in ihnen fließt, ist das gleiche und überall ein und dasselbe, aber jeder Fluß ist bald schmal, bald breit, reißend oder ruhig, klar oder kalt, trüb oder warm.
(Leo Tolstoj)

Lebensgeschichtliche Gespräche – das Herzstück der Biografiearbeit – sind in gewisser Weise eine sprachliche Begleitung einzelner Lebens- und Entwicklungsstufen. Sie umfassen die ganze Bandbreite von „Gesprächen über das Leben", die alle Menschen von der Kindheit bis zu ihrem Tod mit anderen Menschen

verbindet. Neben universellen Erfahrungen spiegeln sie Mit-Teilungen von Eindrücken und Erfahrungen wider, wie sie von ein und derselben Person nur so und nicht anders gemacht werden. Im Erzählen und Austauschen alters-, geschlechts- und kulturspezifischer Eindrücke und Erfahrungen gewinnen Menschen aller Länder ein Stück ihrer Identität. Ohne diese Form von Gesprächen ist Entwicklung nicht möglich.

Das Wissen um die unterschiedlichen Funktionen lebensgeschichtlicher Gespräche erleichtert den Zugang zur Biografiearbeit, hilft bei der Suche nach der jeweils geeigneten Methode (► Kap. 3) und ermöglicht einen effizienten und an den Bedürfnissen der Patienten orientierten Einsatz biografischer Elemente in der professionellen Begleitung. Im Folgenden werden die unterschiedlichen Funktionen lebensgeschichtlicher Gespräche dargestellt.

1.2.1 Funktionen lebensgeschichtlicher Gespräche im Überblick

- **Verarbeiten von Alltagserfahrungen (Vertrautmachen)**

Jeder Tag hält eine Fülle von Erfahrungen und Erlebnissen bereit. Doch nicht alles kann bleibende Bedeutung erhalten. In der Mit-Teilung liegt die Möglichkeit, sich im Dschungel der hereinstürzenden Eindrücke zu orientieren. Indem Menschen einen Bericht verfassen, geben sie gleichzeitig ihrem Leben, ihren Wahrnehmungen, ihren Handlungen eine Richtung. Sie wählen aus und legen sich bis zu einem gewissen Grad fest. In der Reflexion über das Leben und die Geschichten des Lebens können sie einen bewussten Zugang zu sich und ihrer Umwelt bekommen. Erzählend nähern sich Menschen anderen Welten und versuchen, ihre eigene Welt besser zu begreifen. Sie tasten sich entlang ihres persönlichen Erzähl-Rahmens und versuchen, sich über Form, Material und Farbe dieses Rahmens klar zu werden. Damit äußere Ereignisse zu inneren „Wahrheiten" werden können, müssen sie einen weiten Weg zurücklegen. Prinzipiell muss alles, was geschieht, erst in die eigene Sprache übersetzt werden! Es müssen Bilder, Begriffe, Beschreibungen – mit einem Wort „kleine Erzählungen" – entwickelt werden, die aus Unbekanntem Vertrautes machen. Neue Erlebnisse müssen erst eine Heimat im Reich der Sprache bekommen. Sie werden danach interpretiert, wie gut sie in die bereits vergangenen Erlebnismuster passen. Ereignisse, die ganz fremd sind, keine entfernten Ähnlichkeiten mit bereits erlebten aufweisen und die im Menschen nichts zum Klingen bringen, haben keine Chance, erinnert und erzählt zu werden (▶ Abschn. 2.2.2). Damit haben sie aber auch keine echten „Überlebenschancen". Nicht erzählt verblassen ihre Bedeutungen, verlieren sie jeden auch noch so vagen Sinn und hören subjektiv schlicht und einfach auf zu existieren. Es sind die erzählten Geschichten und die darin zum Ausdruck gebrachten gelebten Erfahrungen eines Menschen, die sein Leben und seine Beziehungen formen!

> ❯❯ Ein lebensgeschichtliches Gespräch kann als Akt der Lebensgestaltung verstanden werden. Es schafft Ordnung, stiftet Sinn und hat für jeden eine individuelle Bedeutung.

▪ **Verwandeln und Gestalten (entwicklungsbedingte Anpassungen)**
Denkt man an die vielen Schritte in der menschlichen Entwicklung vom Kind bis hin zum Erwachsenen, wird auch deutlich, wie sehr ein und dieselbe Erfahrung einem Wandel unterworfen sein kann. Besonders in stürmischen Entwicklungsphasen können bekannte Dinge ganz neu erfahren werden. Mitteilungen über diesen Wandel sind dann Mitteilungen über wahrgenommene Unterschiede. Aus „Altem" wird „Neues"! Die Erzählung eignet sich bei diesem „Verwandeln" hervorragend, um sich selbst und anderen neue Sichtweisen der eigenen Welt mitzuteilen und Entwicklungsprozesse verständlich zu machen. Es ist wie der Versuch, ein schon bekanntes Buch neu zu lesen oder neu zu interpretieren. Diese interpretativen Erzählungen sind persönlich gestaltete Kunstwerke. Aus vielen Möglichkeiten greift der Erzählende selbst ganz bestimmte Details einer Erfahrung heraus, sucht nach entsprechenden Worten, Vergleichen, Beschreibungen. Er trifft eine Auswahl, bringt Ordnung in seine Sätze und gibt den Ereignissen eine eigene Reihenfolge. Er entwirft das Bild seiner Erfahrung, gibt den Ereignissen eine

Bedeutung, eine unverwechselbar individuelle Note, die manchmal auch auf sein weiteres Verhalten einen Einfluss hat. So entstehen nach und nach „Geschichten einer Geschichte", die dazu beitragen, dass aus einer simplen Erfahrung eine „gelebte Erfahrung" wird. Dies wiederum trägt wesentlich dazu bei, den eigenen Lebenserfahrungen Bedeutung zu verleihen (▶ Abschn. 2.2.2).

> ❯❯ Ein lebensgeschichtliches Gespräch gibt das augenblickliche Verständnis eines Menschen von sich und der Welt wieder.

▪ **Bewältigen von Ausnahmesituationen (Integration)**
Besonders bei der Verarbeitung von Ausnahmesituationen, von Neuem, Unerwartetem und Dramatischem liegt im Erzählen die Möglichkeit, „Fremdes" zu „Eigenem" werden zu lassen. Die Eingliederung unbekannter Realitäten in die eigene Lebenswirklichkeit wird durch eine Mit-Teilung, eine oft wieder und wieder neu- und umgestaltete Erzählung erleichtert, wenn nicht sogar in manchen Fällen überhaupt erst ermöglicht. Eine objektive Lebensumwelt wird so zu einer subjektiven Lebenswelt. Die Gestaltung einer Erzählung über Neues, Unbekanntes, Belastendes oder Unverständliches kann zu einer spannenden Erkundungsfahrt in die Bilderwelt früher Jahre werden. Wie im Märchen wird dann versucht, für eine bestimmte Problemlage „den richtigen Schlüssel" zu finden, ein andermal das „Zauberwort" herauszukommen oder „die Prüfungen zu bestehen", die ein Weiterkommen auf dem Lebensweg möglich machen. Dabei kann das passive Aufnehmen alter Weisheiten und neuer Ideen mit dem aktiven Erzählen eine heilsame Synthese ergeben und eine Form der Lebensbegleitung oder Lebensberatung werden (▶ Abschn. 2.1.4). Erfolgreich erzählte Lebenserfahrungen sind dann auch Ausdruck einer gelungenen Integrationsarbeit.

> ❯❯ Ein lebensgeschichtliches Gespräch schafft den Raum, belastende Erfahrungen mit Hilfe von Geschichten neu- oder umzuschreiben. Dadurch können mehr oder weniger traumatische Situationen in einem anderen Licht gesehen und neue Entwicklungen angedeutet werden.

- **Zugang zu verschütteten Erlebnissen
  (Verstehen, Reparieren)**

Eine lebensgeschichtliche Erzählung kann niemals die Fülle gelebter Erfahrungen wiedergeben. Immer bleiben bestimmte Erlebnisse und Gefühle gleichsam auf der Strecke. Sie werden ausgeklammert, zurückgestellt und geraten oft in Vergessenheit. Da gibt es zum einen Ereignisse, die in ihrer Dynamik so ganz und gar nicht zu Form und Inhalt der anderen Lebens-Geschichten passen, für die einfach die entsprechenden Vokabeln fehlen. Dann gibt es auch Erfahrungen, die überhaupt nicht in Geschichten gefasst werden können, die sich einer klaren Erzählstruktur entziehen. Schließlich gibt es Erfahrungen, die so schlimm sind, dass sie sprachlos machen. Manchmal gelingt es, den „Schattenwesen des Unerzählten" Form zu verleihen. Es kann sein, dass sich nie erzählte Geschichten zaghaft melden, als schwache Bilder auftauchen, leise anklopfen und doch noch erzählt werden möchten. Solange die Möglichkeit besteht, einem „Du" davon zu erzählen, gibt es immer noch die Chance, neue Einsichten über nie verstandene Zusammenhänge zu bekommen (► Abschn. 2.2.2). Die eigenen Geschichten können dann umgeschrieben oder ergänzt werden. Manchmal gelingt es sogar, ein neues Kapitel anzufügen. Die Bedeutung, die Menschen diesen Geschichten dann beimessen, beeinflusst auch das nachfolgende Verhalten, was oft über Wohl oder Weh der späten Lebensjahre entscheidet. Ein Wiederbeleben nicht erzählter Erfahrungen kann neue Lebensperspektiven öffnen. Im Erzählen liegen die Quelle des Wandels und die Chance für Veränderung. Wo das nicht mehr möglich ist, stirbt der Glaube an die Zukunft – auch wenn sie noch so kurz bemessen ist.

> Mit Hilfe lebensgeschichtlicher Gespräche können die weißen Flecken auf der Landkarte der Lebens-Erfahrungen Farbe gewinnen.

- **Zurückblicken und Abrunden (Sinnfinden)**

Im Laufe eines Lebens wird es immer wieder Momente geben, in denen ein Bilanzieren, ein Zurückschauen, Ordnen und Neuorientieren notwendig wird. Besonders am Lebensende geht es darum, inne zu halten, einen Blick in die Vergangenheit zu werfen und die eigenen Lebensspuren zu erkennen. Gelingt es, den Lebensbogen in seiner Gesamtheit zu betrachten und erzählend wieder zu beleben, so wird ein Überdenken, ein Bewerten, ein Anklagen aber auch ein Versöhnen möglich. Noch einmal können aus der Fülle an möglichen Berichten über die eigene Person und über die eigene Weltsicht jene Puzzlestücke herausgegriffen werden, die ein harmonisches, abgerundetes Bild ergeben. Erstarrte Erlebnisformen und festgefahrene Darstellungsweisen können vielleicht ein letztes Mal gelöst und einem Erzählstrom zugeführt werden, in dem Konturen einer „neuen Lebensgeschichte" aufleuchten. In gewissem Sinne geht es darum, die Ernte des bisherigen Lebens zu betrachten, sie in Worte zu verpacken und in einem lebensgeschichtlichen Gespräch einem anderen Menschen anzuvertrauen (► Abschn. 2.2.4).

> Im Erzählen der eigenen Lebens-Geschichte kann die Chance liegen, sich mit der Vergangenheit auszusöhnen und seinem Leben Sinn zu geben.

Je nach Lebenssituation und Lebensphase wird in biografischen Gesprächen einmal der eine Aspekt mehr im Vordergrund stehen, dann wieder ein anderer. Ganz allgemein gleicht das Erzählen der eigenen Lebensgeschichte dem Verfassen einer Chronik. Dies ist kein spektakuläres Ereignis. Es ist vielmehr ein Prozess des Lebens selbst und der Lebensgestaltung, der scheinbar beiläufig geschieht und nur dort die Aufmerksamkeit auf sich zieht, wo das Erzählen misslingt oder wo es ganz gezielt im Sinne der Biografiearbeit als Lebenshilfe eingesetzt wird. Die Fabel „Die Chronik" des Sozialphilosophen Günther Anders verdeutlicht die Geschehnisse einer lebensgeschichtlichen Begleitung auf eindrucksvolle Weise.

Die Chronik

Nach reiflicher Überlegung entschloß sich der chinesische Maler Li, das Massiv zu malen, in dessen Schatten sein Dorf lag. Früh wanderte er bis zum Fluß des Gebirges, und als er seine Staffelei auf einem Vorsprung direkt dem Grat gegenüber aufgestellt hatte, glitt sein Blick in die Höhe. Schwarz und mächtig hing der Felsen über seinem Kopf, hoch über dem Gipfel schwebte die silberne Sichel des Mondes, und Berg und Mond schienen für die

1

Ewigkeit an den gestirnten Himmel gezeichnet. „Das ist es", flüsterte Li, und voll Schrecken, Bewunderung und Entzücken prägte er sich das Bild ein. Und nachdem er die Götter um Hilfe angefleht, macht er sich daran, das Gesehene auf den Bogen zu bannen. Nach einer Stunde aber, als er seine Skizze beendet hatte und das Gemälde beginnen wollte, verglich er das Blatt noch einmal mit der Wirklichkeit. Aber die hatte sich unterdessen vollkommen geändert. Denn der Scheitel des Kammes lag nun in rötlichem Schimmer, der Himmel glänzte grün, und statt der silbernen Sichel hoch über dem Gipfel schwamm der Mond nun wie ein duftiges Wölkchen direkt über dem Grate. „Das ist es", flüsterte Li abermals, und seine Überzeugung, daß dies der Anblick war, den zu malen er sich auf den Weg gemacht hatte, war um nichts minder fest als seine erste Überzeugung. Und er prägte sich voller Schrecken, Bewunderung und Entzücken auch dieses Bild ein, und macht sich daran, es auf das Papier zu werfen.

Nach einer Stunde aber, als er seine zweite Skizze beendet hatte und das Blatt noch einmal mit der Wirklichkeit verglich, da hing die Felswand in klarstem Braun über seinem Kopf, weiße Nebelstreifen zerteilten sie in sieben Stockwerke, der Himmel war fast schwarz vor Bläue, und die Sichel des Mondes war nirgends mehr zu finden. Ob es noch immer das eigentliche Bild war, dem er, als er nun an seine dritte Skizze ging, nachjagte, das wissen wir nicht. Aber daß er seine Arbeit nicht unterbrach, daß er sich, immer von neuem entzückt, an seine vierte Skizze machte und an seine fünfte, daß er nicht das Verrinnen der Zeit spürte und nicht den Hunger, und daß er sich erst, als sein Vorrat an Blättern erschöpft war, als zu seinem größten Erstaunen die Bergwand wieder schwarz drohend über ihm hing, und sogar der Mond wieder über dem Grate schwebte – daß er sich erst dann erhob, um zweifelnd und mit zitternden Knien hinunter ins Tal zu steigen, das wissen wir.

„Und wo ist das Bild?" fragte seine Frau, als er sich auf die Bank vor seiner Hütte niedersetzte.

Er schob ihr die Skizzen zu. (…)

„Eine Chronik!" sagte sie verächtlich. „Statt des Berges!"

Und schob die Blätter von sich.

Da erhob er sich. Auf der Schwelle seiner Hütte aber wandte er sich noch einmal um.

„Und wie", fragte er, „wenn der Berg selbst nichts wäre als eine 'Chronik'?". (Anders 1968)

> **Die wichtigsten Funktionen des lebensgeschichtlichen Gesprächs:**
> ▬ Verarbeiten von Alltagserfahrungen (sich mit Unbekanntem vertraut machen, Identität schaffen)
> ▬ Verwandeln und Gestalten (Unterstützung bei notwendigen entwicklungsbedingten Anpassungen)
> ▬ Bewältigen von Ausnahmesituationen (Integration belastender Lebensaspekte)
> ▬ Zugang zu verschütteten Erlebnissen (Verstehen, Reparieren)
> ▬ Zurückblicken und Abrunden (Bewusstwerden einzelner Lebensstationen, „Ernte einbringen", Sinn finden)

1.2.2 Wirkweisen lebensgeschichtlicher Gespräche

Lebensgeschichtliche Gespräche sind in ihren unterschiedlichen Funktionen (▶ Abschn. 1.2.2) wichtige Stabilisatoren in verschiedenen Lebenssituationen. Diese Bedeutung hängt vor allem mit den innerpsychischen Prozessen zusammen, die beim Erzählen jeweils ausgelöst werden. Damit sind unterschiedliche Wirkungen verbunden, die oft über den konkreten Erzählanlass hinaus reichen. Sie können den Zugang zur eigenen Biografie nachhaltig beeinflussen und im Sinne der Biografiearbeit professionell genützt werden. Zu denken ist beispielsweise an die Möglichkeit, zur inneren Bilderwelt (wieder) Zugang zu finden und alte Gefühle weit über eine erzählte Geschichte hinaus neu zu beleben oder etwa durch das Arbeiten an der persönlichen Lebens-Chronologie insgesamt mehr Struktur in Denkprozesse zu bekommen. In den nachfolgenden Beispielen werden unterschiedliche Wirk-Aspekte sichtbar und sollen einen konkreten Einblick in die Vielfalt von Lebens-Geschichten und die durch sie ausgelösten Prozesse ermöglichen. Alle

Texte, die in diesem und den folgenden Kapiteln zur Veranschaulichung wiedergegeben werden, wurden der Autorin von Menschen zur Verfügung gestellt, die sie eine Strecke ihres Lebensweges begleiten durfte.

- **Lebendigwerden der inneren Bilderwelt vergangener Jahre**

❯ **Das Erzählen von Lebensgeschichten ist mit einer Reise zurück in die eigene Vergangenheit zu vergleichen. Dabei tauchen ganz unterschiedliche Bilder aus dem Inneren auf.**

Bei einem lebensgeschichtlichen Gespräch, in dem sich Menschen auf eine Reise in ihre Vergangenheit begeben, wird es beispielsweise möglich, zu spüren, wie man als 10-jähriges Mädchen mit dem Rad einen steilen Berg hinunter gefahren ist. Es wird möglich, wieder und wieder den Duft der Kirschblüten einzusaugen, den ersten Kuss zu spüren, das Staunen neu und doch so bekannt in sich wachsen zu sehen, wie verschieden Menschen auf die eigene Person reagieren. Der alte Dorflehrer nimmt Gestalt an und man meint ihn lachen zu hören ... wie er dann mit dem Zeigefinger droht ... unwillkürlich duckt man sich und meint, seine Faust krachend auf dem Katheder aufschlagen zu hören ... Die Wiederkehr vergangener Hoffnungen und Träume macht deutlich, was noch offen geblieben ist, aber auch, wie man mit den Enttäuschungen umgegangen ist. Gibt es noch etwas zu betrauern? Gilt es jetzt, am Ende des Lebens, in einer gewissen Milde Abschied zu nehmen von alten Wünschen? Oft tauchen gerade am Ende des Lebens Bilder aus der Kinderzeit in großer Klarheit auf. In Worte gekleidet werden sie zu Berichten, die einen hohen emotionalen Gehalt haben und häufig mit intensiven Erinnerungen an Sinneseindrücke (Gerüche, Berührungen, Töne) verbunden sind.

Beispiel: Haarflechten
Vor dem Frühstück haben wir Mädchen uns zum Haarflechten angestellt. Mutter ist auf einem breiten Stuhl gesessen, vor ihren Füßen ist ein Schemel gestanden, auf den wir uns hingesetzt haben. Während Mutter uns die Haare gebürstet hat, hat sie das Morgengebet gesprochen:

❯ O Gott, du hast in dieser Nacht
so väterlich für mich gewacht.
Ich lob' und preise dich dafür
und dank für alles Gute dir.
Bewahre mich auch diesen Tag
vor Sünde, Tod und jeder Plag.
Und was ich denke, red' und tu',
das segne, bester Vater, Du.

Ich höre noch ihre Stimme ... den Singsang ihres Gebetes. Ich spüre noch ihre Wärme ... und ich rieche noch den Duft ihrer Hände. Warm, wohlig, weich – oh, war das ein schönes Gefühl! So muss eine Mutter sein. Es hat da im Dorf auch einige so magere Bäuerinnen gegeben, so große, kräftige, hagere Frauen. Das waren aber keine Mütter für mich, nein, gar nicht. Rund, warm, mollig, wohlig, weich: nur so war eine richtige Mutter ... Und die Zöpfe sind auch schön geworden! (Wally S.)

- **Wiederbeleben vergangener Gefühlszustände**

❯ **Erzählen von Lebensgeschichten setzt alte Gefühle frei und macht sie einer neuerlichen Bearbeitung zugänglich.**

Vieles lagert sich im Laufe des Lebens wie hartes Gestein im Menschen ab, Schicht um Schicht. Manchmal sind diese Gesteinsschichten bildlich gesprochen von Moos überwachsen oder von Dornengestrüpp überzogen. Im Erzählen nähert sich der Mensch auch diesen Bergen und Müllhalden, dem Dornengestrüpp und den Moospolstern. Die Kräfte, die im Erzählen liegen, bringen Leben in diese erstarrten Seelenlandschaften. Die steinigen Brocken können verwandelt werden und das Dornengestrüpp kann weichen. Weit zurückliegende Ereignisse werden wieder lebendig und treten eine Zeitreise von der Vergangenheit in die Gegenwart an. Dabei lassen sie sich oft in ein neues Gewand kleiden. Die Ausgestaltung von Details und die Umformung von wichtigen Elementen gehören bei diesem Prozess ebenso dazu wie das gedankliche Nacharbeiten bestimmter Ereigniszusammenhänge. Der Erzähler vergewissert sich,

1

was er erfahren hat, wie es ihm dabei gegangen ist und kann es aus einer neuen, anderen Perspektive betrachten. Manchmal sind es kleine, harmlos wirkende Anlässe, die bunte Gedankenketten auslösen, an alte Wunden erinnern oder die eigene Lebenseinstellung deutlich werden lassen und Raum für neue Ideen schaffen.

Beispiel: Die Obstschale

Auf meinem Tisch steht eine große blaue Schale, in bunter Mischung liegt das Obst drinnen, Bananen, Mandarinen, Äpfel und Nüsse. Früher wurde aufgeteilt, jeder eine Mandarine, der große Luxus, weil es ja genügend Äpfel gab. Zuerst musste man die angefaulten essen, das dauerte meistens solange, bis die schönen schon wieder braune Flecken hatten. Die Kinder bekamen das Beste, sie mussten wachsen. Nun bin ich alt, ich soll gesund bleiben, obwohl mich alle pflegen wollen. Auch bin ich zu dick, Obst stillt den Hunger, ohne Kalorien zu erzeugen. Wenn ich allein bin, packt mich die Sehnsucht nach dem Verlorenen, der Hunger nach Leben wird durch den Biss in den sauren Apfel gestillt. Mein Leben war erfüllt mit den süßen Früchten der Liebe und auch mit Kummer, mit den harten Nüssen, die es zu knacken galt. Ich höre Musik, laut, denn es stört niemanden mehr. Dann weint meine Seele und wird erlöst von Wehmut. Gehe ich auf die Straße, lache ich oft, man wundert sich, wie ich alles im Griff habe und dabei zittern die Hände. Einem kummervollen Herzen weicht der Mitmensch aus als wäre es ein grippaler Infekt. Der Nachbar in Not ist jenseits der Grenze oder …
Meine Gedanken springen schon wieder vom Antlitz des Todes zu den vielen Tulpenblüten des Marktes, an dem ich so gerne vorbeigehe. Auch dort liegen die Äpfel, Birnen und Nüsse herum. Ich sehe mich als Kind, von der Sonne geküsst, vom Regen benetzt, das Herbstlaub sammelnd, weil es so bunt ist, unbeschwert voll Lebensfreude …
Ich sitze noch immer vor meiner blauen Schale, ein „Luxusweib" auf einem Biedermeiersofa in Grün. Welches Obst soll ich mir nehmen? Die Banane aus den Ländern der Armut? Die Mandarine aus Israel, das mit den Palästinensern fast vergeblich Frieden sucht? Die Nüsse aus des Nachbar's Garten? Den heimischen Apfel? Nun ja – ich mache einen Obstsalat und teile ihn mit den Kindern und Enkeln. (G.R.)

■ **Persönliche Akzentsetzung und Formgebung**

❯ **Erzählen von Lebensgeschichten bedeutet auch, eine persönliche Auswahl zu treffen und den Geschichten eine bestimmte Form zu geben.**

Jeder Erzähler wählt eine ganz bestimmte Thematik aus und stellt diese in den Rahmen von „Anfang und Ende" seiner Geschichte. Bestimmte Grundelemente werden von allen Erzählern verwendet, z. B. die Hauptperson der Geschichte, die in wissenschaftlichen Arbeiten oft als „Erlebnisträger" bezeichnet wird. Ferner sind es noch Ort und Zeit des Geschehens und Elemente des persönlichen Stils. Was geschieht noch im Laufe dieser intensiven Beschäftigung mit Aspekten des eigenen Lebens? Es wird zusammengefasst, verdichtet, gekürzt, gerafft, ausgelassen, ausgeschmückt, korrigiert … und das immer aus einem subjektiven Blickwinkel. Das heiß, es geht beim Erzählen von Lebensgeschichten nicht um „objektive Geschichte", sondern immer um eine höchst persönliche Geschichtsschreibung den Inhalt betreffend, aber auch die Art und Weise des Erzählens oder Schreibens. Das bedeutet auch, dass die erzählten Geschichten den Gesetzen einer subjektiven Wahrheit folgen, die mit objektiven oder historischen Gegebenheiten nicht immer übereinstimmen.

Beispiel: ich beginne …

ich beginne einfach. schreibe sätze, die fürs erste überhaupt keinen besonderen anspruch haben. ich schreibe nur mit kleinbuchstaben, weil ich dabei auf meinem personalcomputer die umschalttaste nicht benützen muss, außerdem habe ich dafür eine ideologische begründung: hauptwörter stechen zu sehr aus dem text, wieso soll das hauptwort katze wichtiger sein als das zeitwort liebkosen? im schreiben kommen dann – wieso weiß ich nicht – wie von selbst worte und sätze, die mir speicherwürdig erscheinen. musik ist mir dabei wichtig, „who pays the ferryman" von yannis markopoulos läuft in der repeat-function auf dem kleinen cd-player. pfeife rauche ich auch meist beim schreiben.
nach dem ersten absatz beginne ich dem geschriebenen nachzusinnen, lasse mich tiefer hineintragen in die geheimnisse. erst wenn meine seele sich im wasser an das glitzern der sonne gewöhnt hat und

mein körper sich eins fühlt mit dem tragenden element, kann ich mich dem meer anvertrauen, schlagen die wellen nicht über mir zusammen sondern wiegen mich in ihrem liebevollen takt. wenn in mir bilder aufsteigen, pocht mein herz schneller. dann kann es wohl sein, dass mich die strömung forttreibt vom anvisierten punkt am horizont oder von der himmelsrichtung, die ich gewählt habe. ich schwimme dann ohne anstrengung, lege mich ausrastend auf den rücken und lasse mich mit geschlossenen augen schwimmen, ja, es schwimmt mich. denn ich bin es, der schreibt, aber wer verbirgt sich hinter diesem ich? schlage ich dann die augen auf, finde ich mich an unbekannten gefilden wieder, reibe mir, ein schreibender odysseus, die augen und gehe an land. (K. Mittlinger)

- **Akzentuierung von Gut und Böse**

- **Erzählen von Lebensgeschichten bedeutet auch, sich den Erlebnissen der Vergangenheit mit all ihren Schönheiten ("Gut") und ihrem Schrecken ("Böse") zu stellen.**

Durch das Wiederbeleben alter Ereignisse wird der Erzähler in einen emotionalen Strudel gezogen. Dies kann dazu führen, dass der Erzählvorgang plötzlich abbricht, weil die Menschen von dem, was ihnen einst geschah, überwältigt werden. In solchen Situationen kann im Rahmen der Biografiearbeit im wahrsten Sinn des Wortes "nachgearbeitet" werden. Alte Wunden können gleichsam versorgt und einer Heilung zugeführt werden. Diese heilsame Wirkung lebensgeschichtlicher Gespräche liegt unter anderem darin, dass der Erzähler noch einmal in die alte Erlebens- und Erleidensgeschichte eintaucht und im Erzählen keine distanzierte Perspektive einnimmt. Es geht beispielsweise darum, noch einmal mit allen Fasern des Herzens den ersten Liebeskummer zu empfinden; noch einmal die Wut und den Zorn gegen den ersten Dienstherren in sich aufsteigen zu spüren; noch einmal vor Verzweiflung über den Verlust des Kindes blind und ohnmächtig zu werden; noch einmal den Stolz zu fühlen, das erste selbst verdiente Geld nach Hause zu tragen; noch einmal mit zitternder Stimme und zitternden Knien über den Schrecken der Bombennacht zu berichten … Dies sind nur einige Beispiele aus biografischen Gesprächen, in denen der Erzähler prinzipiell

auf unendlich viele Gefühle und körperliche Empfindungen zurückgreifen kann. Um aus dieser Fülle jene Elemente herauszugreifen, aus denen dann die Lebensgeschichte geknüpft wird, bedarf es oft einer Akzentuierung in "Gut" und "Böse". Speziell dann, wenn die Geschichte den negativen Pol berührt, wird eine behutsame Begleitung wichtig sein, um sich an weit zurückliegende Schrecken heranzutasten und den Gespenstern der Vergangenheit zu begegnen.

Beispiel: Freude und Schrecken

Es war eine Kriegshochzeit. Die Essensmarken haben wir alle zusammengelegt für die Feier. Meine Schwester, die Dora, war ganz begeistert: „Ach – war das ein schöner Tag, da hab' ich wieder einmal Kuchen essen können, bis ich satt war!", das hat sie immer wieder gesagt. Zwei Wochen haben wir dann Ferien gemacht, am Hof von Klementine.

Sie haben alles schön hergerichtet, der Eingang war geschmückt und eine große Torte haben sie zum Empfang gebacken. In der kleinen Dachkammer hat Luise unsere Betten gerichtet und mit lauter Rosen geschmückt. Wir haben es schön gehabt, zwei Wochen im Juli. Dann ist Vati nach Russland und ich war schwanger – naja, ich hab's noch nicht ganz sicher gewusst, aber es war schon so. Ich bin zurück nach München „in Stellung".

Im September waren die Luftangriffe auf München. Wir haben alle in den Keller müssen. Ich weiß es noch ganz genau! Alle waren wir im Keller, aber wir haben kein Licht mitgenommen. Da hab' ich zurück in die Wohnung müssen, eine Kerze holen. Gerade als ich die Treppen zur Kellertür hinuntergegangen bin, ist eine Bombe in der Nähe heruntergekommen. Durch den Druck hat's die Tür aufgerissen und mich an die Wand geworfen. „Mein Gott, ich krieg' doch ein Kind!" – das war das einzige, was ich gedacht habe. Und dann hab' ich gekündigt. Die Frau hat es verstanden. Ich bin dann auf's Land zu meiner Schwester. Im April war die Geburt. (Wally S.)

- **Bewusstwerden der gesellschaftlichen, politischen und kulturellen Wurzeln**

- **Erzählen von Lebensgeschichten führt zu einem tieferen Verständnis der Verbindung des eigenen Lebens mit gesellschaftlichen, politischen und kulturellen Strömungen.**

Das Erzählen der Lebensgeschichte kann dem Erzähler klar machen, wie stark sein Leben in die großen Entwicklungsströme seiner Kultur, seiner Gegend, seiner sozialen Schicht eingebettet war und ist. Er kann mit einem Mal sehen, wie seine eigene Geschichte mit der Geschichte einer ganzen Generation verknüpft ist. Er kann vielleicht zum ersten Mal klar erkennen, dass bestimmte Entwicklungen seines Lebens nur so und nicht anders möglich waren, weil die politische oder soziale Lage seiner Zeit eben nichts anderes zuließ. Die eigenen Orientierungen, die Antworten auf das „Wohin soll ich mich wenden" können auf dem Hintergrund sozialpolitischer und kultureller Geschehnisse besser verstanden werden. Manchem Menschen wird noch während des Erzählens schlagartig klar, woher seine Wertestrukturen kommen, warum er da oder dort aneckte, wie sehr er mit oder gegen den Strom der Zeit kämpfte ... So kann die individuelle Geschichte rückblickend in ein großes Ganzes eingeordnet und mit sozialen, politischen und kulturellen Strömungen in Verbindung gebracht werden. Auch jene Mechanismen treten zu Tage, die die persönliche Entwicklung geprägt haben. Das kann im einen Fall entlastend sein, im anderen zu konfliktträchtigen Beurteilungen der eigenen Handlungen führen. In jedem Fall „erkennt" der Erzähler, er erkennt ein Stück seiner eigenen Lebensgeschichte in umfassender Weise und wird sich seiner gesellschaftlichen, politischen und kulturellen Heimat bewusst.

Beispiel: Jakobisonntag in Kaindorf

Warm ist es, schwül, die Hitze des Kornschneidens. In der Kirche drängen sich die Menschen. Ein feierliches Hochamt wird gelesen, die aus der Pfarre hervorgegangenen Priester sind heimgekommen und stehen am Altar, die Missa in honorem sancti nicolai von Joseph Haydn singt der Kirchenchor unterstützt von auswärtigen Musikern. Mögen die Solostimmen nicht dem gewohnten Standard der Konzertsäle und Compactdisks entsprechen, der Chor füllt den Kirchenraum, ein herzerfrischendes Jubilieren ist das, ein Lächeln gleitet über müde Gesichter, ein Paradieseshauch. Du aber siehst auf dem Kanzeldach den Weltenrichter mit dem Flammenschwert in Händen, sein Geschau drückt Barmherzigkeit aus und Hilflosigkeit auch, so, als ob er nicht sicher sei, jede geschwänzte Sonntagsmesse

mit dem Höllenfeuer ahnden zu müssen. Verlorenes Paradies.
Heimat.
Achtzehn Kinder stehen um den Altar, die Buben kurzgeschoren, die Mädchen mit wallenden Haaren gleichen den Engeln, Turnschuhe tragen die meisten und wohl auch Jeans unter den Kitteln. Auch das Volk wird beweihräuchert. Die Predigt des heimischen Prälaten ist würdig und recht. Wer in der Umgebung kann damit aufwarten?
Heimat.
Kirtag am Jakobisonntag. Die Musikkapelle hat sich eine Tracht schneidern lassen, die Grillhendln gehen weg mit den Semmeln, das Bier aus dem Fass wird mit viel Schaum serviert, die Kinder probieren ihre Trompeten und Spritzpistolen aus und kriegen ein paar Tetschen dafür, die Händler des Orients haben auch hier Einzug gehalten, zögernd erinnern sich die Kaindorfer ans Feilschen, die Kroaten ließen längst nicht mehr mit sich handeln.
Heimat.
Die Ungarn, die Türken und 1705 die Kuruzzen haben alles niedergebrannt. Kruzzitürkn. Die herrschaftliche Burg hat ein gnädiger Nebel verschont, die Dörfer mussten dran glauben. All das Leid der Geschundenen, nur nicht auffallen, sonst bekommst du was aufs Dach. Heimat ist was für die Reichen und Schlauen. Die Armen werden geduldet, den Alkoholikern wird der Schnaps verkauft, die Behinderten werden durchgefüttert, jeder Ackerrain ist ein Kriegsschauplatz, jeder Grenzstein eine Grabstätte nachbarlicher Freundschaft. (...)
Heimat ist die Sammlung der alten Geschichten, die immer wieder erzählt werden. Mit der Zeit weiß niemand mehr, was davon wirklich passiert ist und was erfunden wurde. Die Geschichten werden mit jeder Variante wahrer ... (K. Mittlinger)

■   **Zugang zu Verdrängtem**

❯ **Erzählen von Lebensgeschichten kann Unbewältigtes an die Oberfläche bringen.**

Im normalen Alltag werden heikle Themen, schuldhafte Verstrickungen, „dunkle" Flecken der eigenen Seelenlandschaft meist erfolgreich „weggesteckt", ausgeblendet oder bei Seite gestellt. Nicht nur aus therapeutischen Arbeiten weiß man, dass sich

Erlebtes nur bedingt beseitigen lässt. Irgendwann meldet sich das Verdrängte zu Wort, überschwemmt Denken und Fühlen und wirkt sich lähmend auf das Handeln des betreffenden Menschen aus. „Ich darf daran nicht mehr denken, ich darf daran nicht mehr denken … ". Dieser oder ähnliche Sätze werden solange wiederholt, bis man meint, tatsächlich vergessen zu haben. So werden die unliebsamen Gedanken, die verabscheuungswürdigen Handlungen, die schlimmen Erfahrungen langsam aus dem Bewusstsein hinaus gedrängt. Dabei handelt es sich weniger um einen gezielten Verschleierungsprozess als vielmehr um den krampfhaften Versuch, das, was nicht sein darf, gleichsam in Luft aufzulösen. Dieser Vorgang ist schwierig. Mühsam werden Ausweichstrategien entwickelt und Tabuthemen aufgebaut. An solche Tabus hält man sich nicht nur selbst, sondern sie legen sich allmählich wie ein schleichendes Gift über die nächste Umgebung, werden zu ungeschriebenen Gesetzen und ziehen oft ganze Generationen in Mitleidenschaft, wie man aus therapeutischen Arbeiten weiß (Hellinger 2006). Bedrückende Gefühle, unerklärbare Traurigkeit, Bekümmertheit oder psychosomatische Veränderungen können sichtbare Zeichen für solche Prozesse sein. Neben gezielten therapeutischen Interventionen ermöglichen auch lebensgeschichtliche Gespräche einen Zugang zu dem verschütteten Wissen und erleichtern eine Auflösung von Verstrickungen.

Beispiel: 1984. In den Krallen des Lebens

Beethoven-Klavierkonzert. Benebeln der Sinne oder Aufwühlen – was soll ich zulassen oder einfach nur fühlen?
Er liegt neben mir, sein Blick ins Nichts, aber auf keinen Fall in mein Gesicht, wenn wir uns sehen. Vage Antworten, nicht zu fassen, ferne. So weit wie Alaska und ich fische nach Deinen Gefühlen, werfe die Angel aus, aber Du bleibst ungefangen – frei. So willst du schon lange sein, meine Hand in Deiner Hand, warm und leblos und die Blicke in die Weite, dorthin, wo ich Dir nicht folgen kann. Du gibst mich nicht her, aber meine Zügeln halten ein Phantom alter Liebe in der Hand, ein Gespinnst des Nebels.
Immer will ich anfangen, zu schreiben, solange bis kein Gedanke mehr in die Feder fließt. Dann aber bin ich müde und leer, wie ein Krug leer ist, wenn man ihn austrinkt. Ich habe alles in die Liebe zu Dir verschenkt,

auch meine Haut, über die Du immer wieder leise gestrichen hast. Jeder Nerv nervte für Dich, jeder Herzschlag pulste für Dich. Keine Minuten ohne Gedanken an Dich. Ich bin nicht ich – bin Du und ihr Alle. Jeden Tag spüre ich, dass es mir nie mehr gelingen wird, zu entrinnen und panikartige Angst befällt mich. Ich habe mich verströmt … Vier Uhr früh, Ich schleiche hinaus. Kein Laut aus Deinem Zimmer. Soll ich mich um Deinen Atem kümmern oder wecke ich Dich aus Deinen Träumen? Ich nehme Nerventropfen – „Bleibe ruhig, mein Kind" – dann werde ich zu ihm gehen – „es säuselt der Wind" – ich halte es nicht mehr aus. Draußen graut der Morgen, die Luft wird kühler. Ich mache Programm. (G. R.)

- ■ **Erleben von Bedeutsamkeit und Wertschätzung**

> ❯ Erzählen von Lebensgeschichten macht es möglich, die schweren Momente im Leben zu würdigen und als bedeutsam zu erfahren. Der Erzähler kann sich seines Lebens vergewissern und erfährt durch einen aufmerksamen Zuhörer Wertschätzung.

Belastende Erlebnisse können nicht „ausgemistet" werden, ohne verarbeitet zu werden. In einer konkreten Krankheits- oder Krisensituation kann nicht nur das aktuelle Geschehen bearbeitet werden, sondern es bietet sich die Chance, auch die alten Narben anzusehen und ihnen einen würdigen Platz zu geben. Speziell im Alter wird Aussöhnung besonders wichtig. Es ist vielleicht die letzte Chance, seinen Frieden mit der Vergangenheit zu schließen, wenn man einen Menschen findet, der es aushält, wertfrei und verstehend die Reisen zu den Klippen der eigenen Biografie zu begleiten. Es liegt auf der Hand, dass in vielen Fällen ein einziges Gespräch für grundsätzliche Klärungen oder abschließende Bewertungen nicht ausreichen wird. Da braucht man beispielsweise nur an die Schuldfrage einer ganzen Kriegsgeneration zu denken oder an die Folgen politischer Verfolgung. Es wird viel von der Haltung des Zuhörers abhängen, ob ein Mensch in Zeiten von Krankheit und Leid oder am Ende seines Lebens noch einmal erfährt, was es heißt, geschätzt und angenommen zu werden – manchmal auch „trotz allem" (▶ Abschn. 2.2.3).

1

Beispiel: Später Abschied

Mein erst 12-jähriger Enkelsohn schied aus dem Leben. Das war an einem schönen Frühlingstag.
Die Vögel haben gesungen, die Blumen geblüht, in
der Luft lag Sonnenschein – in meinem Herzen war
es dunkel. Gedanken waren keine da. Nur ein dunk-
les, riesengroßes Etwas kroch in mir hoch. Ich wollte schreien, aber kein Laut kam über meine Lippen.
Vielleicht hat mich mein Mann gehalten, das weiß
ich nicht mehr … Wir sind dann zu Anna gefahren.
Es war ja ihr Sohn, mein jüngstes Enkelkind.
Wie ich in das Haus gekommen bin, weiß ich nicht
mehr. Aber dann war ich plötzlich in der kleinen Stube, Anton lag aufgebahrt vor mir, so friedlich, so ruhig
und schön. Der Atem stockte mir und mit einem Mal
sah ich meine kleine vierjährige Tochter Christina vor
mir. Sie weinte so herzzerreißend, als ich sie damals
allein im Krankenhaus zurücklassen musste. „Nein,
nein … !", es war, als hörte ich ihre kleine Stimme
wieder … Ich hielt mir die Ohren zu! Oh Gott, warum habe ich Christina nicht mit nach Hause nehmen
können? Warum haben sich weiße Türen für immer
hinter ihrem kleinen Körper verschlossen? Alles, was
ich jemals wiedersah, war ein kleiner Sarg.
Anton, Christina, Anton … alles wirbelte in meinem
Kopf herum. Wie lange ich weinend bei Anton saß,
weiß ich nicht. Ich streichelte seine kalte Hand, rede-
te mit ihm, erzählte dem toten Enkel von Christina,
meiner vor vielen Jahren verstorbenen Tochter, seiner Tante. In meine Tränen um Anton mischten sich
noch einmal all die geweinten und ungeweinten Tränen um Christina und den Abschied, der nie stattge-
funden hat. In Gedanken nahm ich mein totes Kind
in den Arm, wiegte sie noch einmal. strich Anton
über seinen blonden Haarschopf … kehrte wieder zu
Christina zurück … Bei all dem Schmerz und der Verzweiflung war ich doch unendlich dankbar, dass ich
die Zeit bekam, Abschied zu nehmen – von Anton
und von meiner kleinen Christina. Irgendwie habe
ich das Gefühl gehabt, etwas gut machen zu können,
eine alte Schuld auszugleichen … (Hannelore T.)

- **Bewusstwerden der einzelnen
  Lebensstationen**

❯ Erzählen von Lebensgeschichten bringt den
Erzähler mit den Stationen seines Lebens in
Kontakt und öffnet den Blick auf das gesamte
Lebenspanorama.

In lebensgeschichtlichen Erzählungen werden
ganz unterschiedliche Themen angesprochen. Der
eine breitet die ganze Fülle seiner Lebenserfahrungen aus, der andere nähert sich recht zaghaft
mal diesem, mal jenem Bild seiner Vergangenheit. Prinzipiell gibt es unendlich viele Themenbereiche. Der Bogen spannt sich von Kindheits-
erlebnissen bis zu den Ereignissen des eben erst
vergangenen Tages. Manche Themen spielen in
jeder Lebensphase eine Rolle, andere tauchen nur
hin und wieder auf und fließen in den gesamten
Erfahrungsstrom ein, der am Ende eines Lebens die
„Fülle" ausmacht. Vieles tritt zu einem bestimmten Zeitpunkt markant hervor, verändert und verwandelt sich aber laufend. Es ist, als würden die
Erzählungen an einzelnen Lebensphasen bild-
hauerische Arbeit leisten: Rohem Material wird
eine Form gegeben, es wird gemeißelt, geformt,
bearbeitet, geschliffen. Am Baustein „Identität",
einem Grundelement der menschlichen Existenz, kann man das besonders deutlich sehen. Die
Suche nach einer Antwort auf die Frage „Wer bin
ich?" steht denn auch bei vielen lebensgeschichtlichen Erzählungen im Mittelpunkt. Dabei nimmt
der Erzähler eine Gewichtung der Erlebnisse vor.
Kraft seiner Erinnerung und seiner Fantasie wird
er zum Baumeister, Architekt, Bildhauer und Maler
seiner Lebensgeschichte. Manchmal erinnert er
sich auch „nur" daran, in welchen „Schuhen" er
durchs Leben ging …

Beispiel: Auf dem Weg nach Santiago

Auf dem Weg nach Santiago holt ihn ein eiliger Wanderer ein, der ihn um einen Schluck Wasser bittet. Die
Rückgabe der Flasche und der Dank des überstürzt
Weitereilenden lassen ihn verwundert und nach-
denklich zurück auf diesem Weg, der sich erst im
Unendlichen, im Horizont zu verlieren scheint. Der
eilige Pilger rennt fast und wird vor seinen Augen
kleiner und kleiner, löst sich – er kann es nicht anders
bezeichnen – in Nichts auf, und das ist keineswegs
eine optische Täuschung, das weiß er. Und auch hell-
wach ist er und er kann ja die Fußabdrücke auf dem
schlammigen Boden sehen und er geht ihnen nach,
folgt den Spuren.
Die Schuhgröße verändert sich. Männerschuh. Frau-
enschuh. Kinderschuh. Auch noch vom Puppen-
schuh ist das kräftige Wanderschuhprofil zu sehen.
Auch die Tiefe des Abdrucks verringert sich.

Und vor dem letzten, kaum noch erkennbaren sinkt er nieder. Seine Fingerspitzen zeichnen vorsichtig die Umrisse nach. Und es ist ihm, als habe ihn ganz sacht eine Vogelfeder gestreift, ein Lufthauch, ein Lächeln. (K. Mittlinger)

Wirkweise lebensgeschichtlicher Erzählungen

- Lebendigwerden der inneren Bilderwelt vergangener Jahre
- Wiederbeleben vergangener Gefühlszustände
- Persönliche Akzentsetzung und Formgebung
- Akzentuierung von Gut und Böse
- Bewusstwerden der gesellschaftlichen, politischen und kulturellen Wurzeln
- Zugang zu Verdrängtem
- Erleben von Bedeutsamkeit und Wertschätzung
- Bewusstwerden der einzelnen Lebensstationen

Erzählen kann gelingen. Erzählen kann scheitern. Manchmal ist es hilfreich, von einfühlsamen Begleitern eine Unterstützung bei der Wegsuche durch das Land seiner Lebensgeschichten zu erhalten. Ob es sich ums Ordnen, Aussöhnung, Verzeihen oder Abrunden handelt, immer wird es vor allem darum gehen, „das Leben lebendig zu halten", der Sprachlosigkeit entgegen zu wirken und Schritte gegen eine drohende Vereinsamung zu setzen. Somit wird einmal mehr deutlich, wie wichtig Biografiearbeit in der Begleitung von Menschen in schwierigen Lebenssituationen ist.

▪▪ Zu Funktion und Wirkweise lebengeschichtlicher Gespräche lässt sich abschließend festhalten:
- Lebensgeschichtliche Gespräche sind die sprachliche Begleitung einzelner Lebens- und Entwicklungsstufen. Ohne sie ist eine gesunde Entwicklung und Identitätsfindung nur schwer möglich.
- Aufmerksamkeit erfährt dieser Akt der Lebensgestaltung dort, wo das Erzählen ganz offensichtlich misslingt oder wo es ganz gezielt

im Sinne der Biografiearbeit als Lebenshilfe eingesetzt wird.
- Die Funktionen lebensgeschichtlicher Gespräche reichen von der Verarbeitung von Alltagserfahrungen über unterschiedliche Anpassungsleistungen bis hin zu einer Lebensrückschau und Möglichkeiten der Sinnfindung.
- Die Besonderheit der Wirkung lebensgeschichtlicher Gespräche liegt in der Verbindung zu geistig-seelischen Prozessen, wie etwa dem Zugang zu verschütteten Erlebnissen, der Neubelebung alter Gefühle, der Anregung zu Akzentsetzungen oder persönlicher Gestaltungsweise.
- Durch die speziellen Funktionen und Wirkweisen lebensgeschichtlicher Gespräche wird der Zugang zur eigenen Biografie nachhaltig beeinflusst. Dies kann durch den systematischen Einsatz der Biografiearbeit im Bereich der Kranken- und Altenpflege professionell genützt werden.

1.3 Ins Gespräch kommen: Angewandte Kommunikation in der Biografiearbeit

» Ein gutes Gespräch kann ein Geschenk sein, kann wie ein rettender Strohhalm wirken, kann neue Perspektiven eröffnen und Ordnung in chaotische Seelenzustände bringen. (Virginia Satir)

1.3.1 Basisinformationen über Kommunikation

Bei der Pflege, Begleitung und Betreuung kranker, hilfsbedürftiger und alter Menschen spielen außer den fachlichen Kompetenzen auch die kommunikativen Fähigkeiten der Begleiter eine große Rolle. Es gibt eine Fülle von wissenschaftlichen und praxisorientierten Ausführungen, die sich dem Themenkomplex Kommunikation zuwenden – jenem Bereich, unter dem man allgemein gesprochen den Prozess der Übermittlung und Vermittlung von Informationen zwischen einem „Sender" und einem

„Empfänger" versteht (Schulz v. Thun 2008). Bevor in den nachfolgenden Ausführungen das Gespräch als eine spezielle Form angewandter Kommunikation beschrieben und in Bezug auf seine große Bedeutung in der Biografiearbeit beleuchtet wird, soll eine knappe Übersicht in Form von Merksätzen (Specht-Tomann u. Tropper 2011) der Wissensauffrischung in Sachen Kommunikation dienen. Es werden besonders jene Aspekte hervorheben, die für die Biografiearbeit von hoher Relevanz sind.

Merksätze zur Kommunikation
- Ohne Kommunikation ist Leben nicht möglich!
- Kommunikation ist das Senden und Empfangen von Botschaften
- Botschaften werden über „Kanäle" – den verbalen und den nonverbalen – gesendet. Gefühle, Einstellungen, unbewusste Werthaltungen u. Ä. werden meist über den nonverbalen Kanal gesendet
- Verbale und nonverbale Elemente stehen in einer bestimmten Beziehung zueinander. Wenn verbale und nonverbale Elemente übereinstimmen, spricht man von Kongruenz
- Das Ausmaß an Kongruenz ist der Dreh- und Angelpunkt einer guten Kommunikation. Nur wenn verbale und nonverbale Anteile übereinstimmen (kongruent sind), können Menschen überzeugend und glaubwürdig wirken
- Stimmen verbale und nonverbale Botschaften nicht überein, wird dem nonverbalen Anteil mehr Bedeutung beigemessen
- Bei einer Kommunikationssequenz entfällt nur rund 25% auf das gesprochene Wort (verbale Kommunikation) und rund 75% auf die nonverbale Kommunikation (Mimik, Gestik, Körpersprache …)
- Botschaften können auf ihrem Weg vom Sender zum Empfänger den einen oder anderen „Filter" (z. B. Tagesverfassung, Interesse, Vorinformation) passieren: aus einer „reinen" Botschaft wird eine spezifisch verzerrte Botschaft

- „Wahr" ist nicht, was der Sender sagt, sondern was der Empfänger versteht
- Die Kommunikationskanäle sind eng mit den Sinnesorganen verbunden: Augen, Ohren, Nase, Mund und Haut
- Menschen entwickeln „Lieblingskanäle", über die sie mit der Umwelt in Kontakt treten
- Die ersten Kommunikatonssequenzen im Laufe des menschlichen Lebens finden über die Berührung statt: ohne Berührung kein Leben
- Jede Kommunikation enthält emotionale und rationale Elemente. Eine gute Kommunikation ist durch die Ausgewogenheit zwischen rationalen („kopfigen") und emotionalen („bauchigen") Anteilen gekennzeichnet
- Jede Kommunikation enthält ein Paket von Botschaften, die verschiedene Aspekte repräsentieren: Sachaspekt, Appellaspekt, Beziehungsaspekt, Selbstoffenbarungsaspekt („vier Seiten einer Nachricht" auf Senderseite, denen auf Empfängerseite die „vier Ohren des Empfängers" entsprechen, Schulz v. Thuns)
- Jede Kommunikation hat einen Sach- und einen Beziehungsaspekt, wobei der Beziehungsaspekt die Aufnahme der Inhalte bestimmt
- Inhalte können nur dann voll aufgenommen werden, wenn der Beziehungsaspekt positiv oder neutral ist
- Bei jeder Kommunikationssequenz gilt: Störungen haben Vorrang! Erst nach Beseitigung der Störungen kann „echt" kommuniziert werden
- Es ist nicht möglich, nicht zu kommunizieren! Auch wenn man „nichts" tut oder sagt, ist das bereits eine Botschaft

Viele der genannten Punkte fließen wie selbstverständlich in die private wie berufliche Kommunikation ein. Einige andere müssen bewusst beachtet und für den professionellen Bereich geschult werden. Biografiearbeit bedeutet immer auch einen achtsamen und kontrollierten Umgang mit dem „Instrument Kommunikation"!

1.3.2 Gespräche führen

Im Laufe eines langen Lebens haben Menschen viele verschiedene Gesprächspartner und somit auch viele unterschiedliche Impulsgeber, die in den Prozess des Geschichtengestaltens direkt oder indirekt eingreifen. Durch ihre Anteilnahme oder ihr Desinteresse werden sie Einfluss auf die Art der Darstellung aber auch auf die Auswahl der Details nehmen. Diese Bedeutung der Gesprächspartner lässt sich aus der urmenschlichen Orientierung an einem Du erklären. Der Mensch braucht von Geburt an ein Gegenüber, das an der eigenen Existenz in umfassender Weise Anteil nimmt. Dies gilt für fast alle Lebensbereiche. Auch das Verfassen der persönlichen Lebensgeschichte wird stark davon beeinflusst, wer die Menschen sind, denen man im Laufe der vielen Jahre die großen und kleinen Geschichten seines Lebens anvertraut. Niemand ist ein „Einzelkämpfer", wenn es darum geht, ein Bild von sich selbst zu entwerfen! Jedes Erzählen braucht einen Zuhörer, ein Gegenüber – und sei es nur eine Fantasiegestalt, die man zum stummen Zuhörer auserkoren hat. Durch dieses Eintreten in ein wie auch immer geartetes Gespräch wird die individuelle Geschichte umgeformt, erhält neue Akzente, eine andere Farbgebung, andere Zusammenstellungen. Manchmal ändert sich die erzählte Geschichte auch je nachdem, wer der Gesprächspartner ist und in welcher Beziehung Erzähler und Begleiter stehen (▶ Abschn. 3.1.1). In gewissem Sinn kann aus dem „Erzählen – Zuhören – Reagieren" wiederum eine neue Geschichte werden …

Wie Menschen mit dem Erzählen ihrer Geschichten umgehen, ist unterschiedlich. Da gibt es welche, denen das „Herz auf der Zunge" liegt, die gern und leicht über ihre Erlebnisse berichten und sogar eine Freude daran haben, einen großen Kreis zu unterhalten und in ihr Erleben mit einzubeziehen. Dann gibt es wieder andere, die sich hin und wieder hinsetzen und einen Brief schreiben, ein Gedicht verfassen, ihre Eindrücke und Erfahrungen in Form kleiner Texte einem fiktiven Gegenüber mitteilen. Wieder andere brauchen den geschützten Rahmen einer intimen Beziehung, um über sich zu reden. In jedem Fall spielt die Rolle des Gegenübers eine große Rolle! So gesehen sind alle Menschen in mehrfacher Hinsicht am Entstehen und Aufrechterhalten von Lebens-Romanen beteiligt. In ganz besonderem Maße trifft dies für systematisch geführte Gespräche zu, wie sie im Rahmen der Biografiearbeit verwendet werden.

- **Die Rolle des Zuhörers in belastenden Situationen**

Im Alltag wird man sich selten die Frage stellen, was ein Freund, ein Kollege, der Partner oder ein flüchtiger Bekannter für Hilfestellungen braucht, damit er einem etwas erzählen kann. Anders ist das in „besonderen" Situationen, in denen dann plötzlich klar wird, dass die Rolle des Zuhörers eine besondere ist. Das können schon so banale Dinge sein, wie das Verlegen des Schlüssels, das Versäumen eines Busses oder das zufällige Wiedersehen mit einem alten Schulkollegen. Alles, was aus der „grauen Masse" des Alltäglichen herausragt, möchte mitgeteilt und erzählt werden! Und dafür braucht man einen Zuhörer, einen Menschen, der bereit ist, der persönlichen Mit-Teilung zu lauschen und damit das eigene Erlebnis zu teilen. Was bereits für den Alltag und die mehr oder weniger harmlosen Ereignisse des Lebens wichtig ist, erhält in kritischen Lebensphasen oder bei dramatischen Ereignissen eine besondere Bedeutung (▶ Abschn. 2.1.2).

> **Menschen in Krisensituationen bzw. in kritischen Lebensabschnitten brauchen ein „Gegenüber", das bereit ist, sie bei dem schweren Prozess der Auseinandersetzung mit ihren Erfahrungen zu stützen und die Inhalte ihrer Geschichten erträgt.**

Die Begleitung von kranken und/oder alten Menschen bedarf eines sehr sensiblen Umgangs mit dem Element Gespräch. Dies gilt besonders für jene Situationen, die den Rahmen eines routinemäßigen Abfragens oder diagnostischen Erfassens sprengen. Mit kranken und leidenden Menschen ins Gespräch zu kommen und ihnen so eine Möglichkeit zu geben, auch diese Erfahrungen in ihr Lebensbuch einzutragen (▶ Abschn. 2.1), kann ebenso schwer sein, wie alte Menschen auf ihre Reise in die Vergangenheit zu begleiten (▶ Abschn. 2.2). Auf der einen Seite steht die Notwendigkeit und in vielen Fällen auch das Bedürfnis, in einem Gespräch Klarheit über verschiedene Aspekte des eigenen Lebens, der Krankheit, des Leidens oder der Krise zu bekommen. Auf der anderen Seite fällt es vielen schwer, über das eigene Leben im Allgemeinen und über heikle Themen im Besonderen zu reden oder mit anderen ins Gespräch zu kommen. Hier können sensible Zuhörer und Gesprächspartner helfend eingreifen.

1

■ **Merkmale eines guten Gesprächspartners**

Was kann Begleitern helfen, „gute" Gesprächspartner zu sein? Welche Möglichkeiten der Kommunikation können den gestalterischen und heilsamen Prozess des Erzählens fördern? Jeder kennt Menschen, die rasch „ins Gespräch kommen", denen sich andere leicht öffnen und die viele Geschichten erzählt bekommen! Was unterscheidet diese von anderen, bei denen das Gegenüber kaum den Mund aufmacht, geschweige denn, etwas Wichtiges aus seinem Leben erzählt? Das wichtigste Merkmal eines guten Gesprächspartners ist wohl das echte und ehrliche Interesse an den Menschen und ihrem Leben. Das, was der andere sagt, ist dann nicht eine beiläufige Erzählung, keine Bemerkung „am Rande", sondern rückt in den Mittelpunkt der Aufmerksamkeit. Verbunden mit einem großen Respekt vor den jeweils sehr unterschiedlichen persönlichen Grenzen der Menschen, äußert sich dieses Interesse als eine Art „positive Neugierde". Im positiven Sinne neugierig sein bedeutet auch, dass Fragen gestellt werden. Damit sich Menschen öffnen und ihren eigenen Erzählrhythmus finden können, müssen sich die Fragen stark am Erzählten selbst orientieren und dürfen keinen „detektivischen" Charakter annehmen. Die sogenannten „W-Fragen" oder auch als Polizeifragen bekannte Fragen sollen – mit Ausnahme der Frage „Wie?" – in einem offenen Gespräch im Hintergrund bleiben, da man mit ihnen meist nur knappe und eingeschränkte Antworten erhält. Bei lebensgeschichtlichen Gesprächen liegt die mit der Fragestellung verbundene Erwartung jedoch meist nicht in einer klaren und eindeutigen Antwort, sondern die Frage selbst soll als Einladung zu weiterführenden Erzählungen dienen. Dies gelingt beispielsweise mit Nachfragen und Rückfragen gut, die sich auf das bereits Gehörte beziehen. Günstige Formulierungen sind z. B.: „Können Sie mir erzählen, wie es dazu kam?", oder „Wie sehen Sie diese Angelegenheit?", oder „Sie haben da sicher schon viel erlebt … ?" In der Praxis hat es sich bewährt, die oft bedrohlich wirkenden „Warum-Formulierungen" durch die sanfteren „Wie-Formulierungen" zu ersetzen, z. B.: „Wie kam es, dass Sie zu uns ins Pflegeheim gekommen sind?", statt: „Warum sind Sie zu uns ins Pflegeheim gekommen?"

> ❯ „Wie-Fragen" sind gesprächsfördernd und erhöhen die Bereitschaft zu erzählen. „Warum-Fragen" gilt es eher zu vermeiden, da sie häufig Schuldgefühle auslösen oder Rechtfertigungssätze nach sich ziehen.

Ein guter Gesprächspartner wird dem Gegenüber mit Offenheit begegnen und versuchen, sich dem Rhythmus des anderen anzupassen (▶ Abschn. 3.1.1). Dies alles hat nichts damit zu tun, dass man seine eigene Meinung ganz wegstecken muss und sich aus dem Gesprächsfeld vollkommen zurückzieht. Das richtige Maß zwischen „neugieriger Nähe" und „abgrenzender Distanz" muss bei jedem Gespräch aufs Neue gesucht werden. Das fällt oft schwer und macht deutlich, dass es in jedem Fall eine Gratwanderung ist, ein Gespräch ins Fließen zu bringen und jene Balance zu finden, die genügend Raum zur Entwicklung einer Geschichte lässt. Eine persönliche Zusammenfassung und die Wiedergabe des Gehörten zeigen dem Erzähler, dass man sich Mühe macht, seine Gedanken zu verstehen und seine Sprache anzunehmen. In der klientenzentrierten Gesprächstherapie (Rogers 2005) wurde für diese Fähigkeit der Begriff „aktives Zuhörens" eingeführt. Verschiedene Anmerkungen, Erweiterungen und persönliche Eindrücke des Erzählenden stellen weitere Schritte in der Gesprächsabfolge dar. So wird aus einem Monolog ein Dialog, ein gemeinsames Eintauchen in den Bericht über ein Lebens-Ereignis, an dessen Ende ein Gefühl der Vertrautheit steht. Aus einem „Ich" und „Du" kann in einem gelungenen Gespräch ein „Wir" entstehen, und sei es nur für ein paar kurze Augenblicke!

Merkmale eines guten Gesprächspartners
- Ehrliches Interesse
- Nötiger Respekt vor den Grenzen des Gesprächspartners
- Positive Neugierde
- Vorsichtig gestellte Fragen, die sich am Erzählten orientieren (Vermeiden von Polizeifragen)
- Offenheit
- Aktives Zuhören

■ **Wahrnehmen von Gesprächswünschen**

Lebensgeschichtliche Gespräche können einfach „passieren" oder gezielt herbeigeführt werden. Auch in der Begleitung von kranken und/oder alten Menschen wird es immer beide Formen geben. Oft sind es gerade die beiläufigen Bemerkungen oder auffallende Äußerungen, die der Begleitperson Hinweise geben, dass das Bedürfnis nach einem Gespräch besteht. Aber auch die immer wiederkehrenden, stereotyp erzählten Geschichten zeigen an, dass die Sehnsucht besteht, wirklich angehört und verstanden zu werden. Inhaltsleere Gesprächsfetzen, ritualisiertes Erkundigen nach Befindlichkeit, Therapiefortschritt u. Ä. können jene Begegnungen nicht ersetzen, in denen der Mensch mit all seinen Bedürfnissen, Ängsten, Freuden und seiner Lebensgeschichte angenommen wird. Im Gegenteil: Kann das Bedürfnis nach einem echten Dialog nicht erfüllt werden, ziehen sich viele Menschen zurück, verschließen ihre Gefühle vor dem Zugriff neugieriger „Frager", entziehen sich bald jeder Kommunikation und verstummen schließlich. Eine andere Art, das Fehlen echter Kommunikation zu überspielen, besteht darin, jede nur erdenkliche Möglichkeit zu ergreifen, um das innere Bilderchaos, die angestauten Erlebnisse, die unaufgearbeiteten Erfahrungen „herauszusprudeln". Beides – das Verschließen ebenso wie das ausufernde „Heraussprechen" – können als Hilferuf nach einem Zuhörer verstanden werden. Solche Signale können z. B. während der täglichen Pflegemaßnahmen vorkommen, beim Waschen, Essenausteilen, beim Anziehen, beim Gang zu einer Untersuchung, beim Aufräumen.

❯ Verstummen und kaum zu stoppender Redefluss sind häufig zwei Seiten derselben Medaille: der Sehnsucht nach einem Menschen, der sich auf ein echtes Gespräch einlässt.

Nicht immer wird es möglich sein, auf die direkte oder indirekte Bitte nach einem Gespräch gleich einzugehen. Doch oft genügt es schon, wenigstens wahrzunehmen, was sich in Worten und Gesten der Menschen ausdrückt. Es geht darum, die Signale zu erkennen, die anzeigen, dass ein Bedürfnis nach Mitteilung besteht. Fürs Erste genügt es dann schon, wenn man sich die Zeit nimmt, in wenigen Worten das auszudrücken, was man gespürt, gesehen, gehört hat. Dies wäre der erste Schritt hin zu einem Dialog und drückt ein Ernstnehmen der menschlichen Bedürfnisse sowie eine Wertschätzung des Menschen aus. Für die Betroffenen knüpft sich daran die Hoffnung, im Leben und Erleben als Person mit Geschichte gesehen und verstanden zu werden und in den Köpfen der Pflege- und Begleitpersonen nicht nur als Fall, Diagnose oder Belegzahl zu existieren. Virginia Satir, die große Therapeutin und Kommunikationsforscherin, drückt dies so aus:

Ich glaube, das größte Geschenk, das ich von jemandem bekommen kann, ist, dass er mich sieht, mir zuhört, mich versteht und mich berührt. Das größte Geschenk, das ich einem anderen Menschen machen kann, ist, ihn zu sehen, ihm zuzuhören und ihn zu berühren. Wenn das gelingt, habe ich das Gefühl, dass wir uns wirklich begegnet sind. (Satir 2017)

■ **Ziele lebensgeschichtlicher Gespräche**

Miteinander ins Gespräch kommen, bedeutet mehr als nur einfach reden. Miteinander ins Gespräch kommen bedeutet, sich gemeinsam einen Weg durch verschiedene Gesprächsthemen zu bahnen. Es ist ein Reagieren auf die Darstellung des anderen, ein gemeinsames Austauschen von Ideen, Erörtern wichtiger Fragen oder Mit-Teilen von Erinnerungen. Miteinander ins Gespräch kommen ist auch ein kreativer Prozess, bei dem neue Bedeutungen entdeckt werden können. Darin liegt die große Chance von lebensgeschichtlichen Gesprächen. Aus dem Bemühen um ein Verständnis des anderen kann Neues entstehen, werden bisher noch unbekannte Perspektiven sichtbar, lichten sich die Schleier des Vergessens, darf Nie-Gesagtes Gestalt annehmen. So wird Veränderung möglich (▶ Abschn. 1.2).

Mit einem Menschen in einen Dialog über sein Leben zu treten, kann mit einer gemeinsamen Bergwanderung verglichen werden, bei der die Bergroute nur vage festgelegt ist. Das Ziel ist eine „Geschichte". Doch der Weg zum Gipfel ist nicht immer geradlinig. Oft müssen Umwege in Kauf genommen, Klippen überwunden und Hindernisse beseitigt werden. Auch gibt es Orte des

1

Verweilens, des Kräftesammelns und der Neuorientierung. Manchmal ist es auch notwendig, ein Stück des Weges wieder zurückzugehen und einen Neuaufstieg zu wagen. So wie man den Berggipfel nur über bestimmte Stationen Schritt für Schritt erreichen kann, sind auch auf dem Weg zum großen Lebens-Buch viele kürzere oder längere Kapitel notwendig. Um „vollendet" vor dem geistigen Auge des Erzählers zu stehen, bedarf es eines längeren Prozesses. Oftmals werden Teil-Geschichten zu bestimmten Zeitpunkten an markanten Wendepunkten oder nach einschneidenden Erlebnissen umgeschrieben. Die Lebens-Geschichte wird manchmal erweitert, dann wiederum werden Abschnitte gestrichen oder neue hinzugefügt.

> **Über das eigene Leben zu sprechen, kann verschiedene Ziele verfolgen:**
> — Dem eigenen Leben ein Motto geben
> — Sich selbst ernst nehmen
> — Sich mit den Ecken und Kanten des Lebens beschäftigen
> — Das eigene Leben „bearbeiten" und Krisen verstehen lernen
> — Spuren suchen, die man hinterlassen hat
> — Sich aussöhnen
> — Sich annehmen, so wie man geworden ist

1.3.3 Gesprächsbedingungen

Wie gut oder wie schlecht es gelingt, mit anderen in Kontakt zu kommen, wird von vielen Faktoren abhängen. Nicht alles ist frei zu wählen und zu gestalten. Das fängt schon bei den äußeren Rahmenbedingungen an. Wo ein Gespräch stattfindet, lässt sich nicht immer planen. Man ist oftmals in den Möglichkeiten der Raumgestaltung eingeschränkt, muss improvisieren und in der Lage sein, durch kleine Gesten jenen intimen Rahmen zu schaffen, der Begegnung möglich macht. Aber auch innere Bedingungen der Gesprächspartner fließen in das Gespräch ein, z. B. die persönliche Lebensgeschichte, ein bestimmter sozialer Hintergrund, ein beruflicher Auftrag bzw. ein besonderes Anliegen,

Sympathien und Antipathien, unterschiedliche Persönlichkeitszüge.

 Das Gelingen eines Gesprächs hängt sowohl von äußern Rahmenbedingungen als auch von den persönlichen inneren Bedingungen der Gesprächspartner ab.

Um welche Bedingungen handelt es sich und worauf ist besonders in der Begleitung von belasteten Menschen zu achten? Was kann zum Gelingen eines lebensgeschichtlichen Gesprächs im Rahmen der Biografiearbeit beitragen?

▪ **Raumgestaltung**
Ein lebensgeschichtliches Gespräch braucht Raum. Damit sind einmal die äußeren Rahmenbedingungen gemeint. Der Gesprächspartner soll das Gefühl haben, er ist als „Gast" willkommen. Kleinigkeiten – etwa Blumen, gemütliche Sitzgelegenheiten, angenehme Raumatmosphäre, warmes Licht – können Anspannungen lösen und Wohlfühlen ermöglichen. Zum anderen geht es aber auch um einen inneren Raum, der zwischen den Partnern entstehen soll. Dies ist ein Ort der Fantasie, an dem die Gesetze von Raum und Zeit aufgehoben scheinen, und die Gedanken unsanktioniert jene Form annehmen können, die man ihnen schon immer geben wollte.

▪ **Zeit und Geduld**
Im Mittelpunkt eines lebensgeschichtlichen Gespräches steht weniger ein bestimmtes Thema als vielmehr das Bemühen, die Geschichte des anderen, seine Ansichten, seine Schlussfolgerungen, seine Wünsche, Urteile und Sehnsüchte zu verstehen. Dieses Suchen nach Verstehen entspricht dem „Zähmen", wie es Antoine de Saint-Exupéry in seiner Geschichte vom kleinen Prinzen so berührend beschrieben hat. Als der kleine Prinz einem Fuchs begegnete, bat ihn dieser: „Bitte zähme mich!" Doch der kleine Prinz wusste nicht, was „zähmen" bedeuten könnte. Der Fuchs versuchte es zu erklären und meinte, zähmen bedeute „vertraut machen" und es erfordere viel Zeit. Zeit und Geduld. Zuerst müsse sich der kleine Prinz ein wenig abseits ins Gras setzen, allmählich würde er sich ein bisschen näher setzen können ... (Saint-Exupéry 2000).

„Sich Zeit nehmen und Geduld haben" – ein zweiter wichtiger Merksatz für das Gelingen lebensgeschichtlicher Gespräche – kann dazu führen, dass sich unverständliche Lebenstexte entschlüsseln lassen. Freilich wird es wohl nie gelingen, jemanden anderen „ganz und gar" zu verstehen. Es wird sich immer nur um eine mehr oder weniger große Annäherung an die Welt des anderen handeln. Und manchmal wird es nur eine Ahnung sein. Verstehen darf auch nicht mit Einverstanden-Sein verwechselt werden. Man muss nicht derselben Meinung sein, um Erzähltes zu verstehen. Wohl aber sollte man die Bereitschaft aufbringen, dem Gegenüber seine Sicht der Dinge zu lassen.

- **Offenheit gegenüber kreativen Prozessen**

In einem lebensgeschichtlichen Gespräch geht es nicht um die Klärung einer historischen Wahrheit. Vielmehr geht es um die jeweils sehr persönliche Wahrheit, die sogenannte narrative Wahrheit. Durch das Eingehen auf die Sichtweise des anderen, durch die Offenheit und Toleranz gegenüber den bunten Formen, die eine Lebensgeschichte im Verlauf eines Gesprächs annehmen kann, wandeln sich auch Bedeutungen. Wenn Hans-Georg Gadamer (Gadamer 2007) von der „Unendlichkeit des Ungesagten" spricht, so rückt er die Fülle an potentiellen Ausformulierungen ins Blickfeld. Erlebtes, konkret Erfahrenes vermischt sich mit den geheimen inneren Gedanken und stillen Gesprächen. Unfertiges, sog. „Rohmaterial", nimmt in einem lebensgeschichtlichen Gespräch Gestalt an. Der Merksatz „offen sein für den kreativen Prozess" zielt auf die heilende Bedeutung eines echten Dialoges ab, in dem es möglich ist, aus sich herauszugehen und neue Interpretationen des eigenen Lebens zu wagen.

- **Echtheit und Ich-Botschaften**

In einem lebensgeschichtlichen Gespräch muss das Gefühl vorherrschen, gemeinsam „unterwegs" zu sein. Dieses Gefühl der Verbundenheit kann durch intensives Eingehen auf die Situation des Partners erreicht werden. Dabei spielen nicht nur die Worte eine große Rolle. Der gesamte Bereich der nonverbalen Kommunikation (▶ Abschn. 1.3.1) ist für das Gelingen oder Misslingen ausschlaggebend. Von der ersten Kontaktaufnahme, über den Blickkontakt bis hin zur Körperhaltung senden Menschen einander

Signale, die ein Akzeptieren andeuten oder Ablehnung spürbar machen. Ganz im Sinne des bekannt gewordenen Satzes von Paul Watzlawick (Watzlawick 2007) „Man kann nicht nicht kommunizieren" wird einfach „alles" Teil des Austausches, übt seine Wirkung aus und bestimmt den weiteren Verlauf der gemeinsamen Gesprächsgeschichte. Gerade bei kranken und/oder alten Menschen ist die „Haut" dünn geworden. Die Antennen für feine Abstufungen von Annahme oder Ablehnung, der Missbilligung oder Übereinstimmung sind besonders feinfühlig. „Echtheit und den Mut zu Ich- Botschaften" fügen sich in die Reihe der Merksätze für das Gelingen eines lebensgeschichtlichen Gespräches.

- **Sich ganz dem Gespräch zuwenden**

Nur durch das Eintreten in einen Dialog, in eine Begegnung von Mensch zu Mensch, kann „monologische Erstarrung" aufgelöst werden. Die besondere Situation von Menschen, die durch eine Krise bzw. Krankheit gezeichnet sind oder sich durch ihr Alter isoliert, unverstanden und einsam fühlen, bedarf ein besonders behutsames „Mitschwingen". Es ist schwer, einen über lange Zeit hin einsam geführten Monolog zu verändern. In den immer wiederkehrenden Wortschleifen schwindet allmählich die Aussicht auf Veränderung, Wandlung oder Neugestaltung. Der Blick auf ein „Du", einen Gesprächspartner, ist getrübt und kann nicht rasch auf einen gemeinsamen Weg gelenkt werden. Dafür ist viel Zeit und Geduld erforderlich. Ein lebensgeschichtliches Gespräch zu führen bedeutet auch, sich ohne „Sprungtuch" in eine Situation zu begeben, deren Ausgang ungewiss ist. Es gilt, gemeinsam den Schatz der Erinnerung zu heben, die Verletzungen der Gegenwart zu meistern und sich an die Zukunft – und sei es auch „nur" das letzte große Abschiednehmen – heranzutasten. Im Idealfall finden ein „Ich" und ein „Du" Schritt für Schritt gemeinsam heraus, aus welchem Stoff die Träume und die Wirklichkeiten sind, die erzählt werden möchten. Soll das Reden anders werden, soll aus einem Monolog ein Dialog werden, muss auch das Zuhören der Mitmenschen anders werden. „Mit Leib und Seele beim Gespräch sein" – ist jener Merksatz, der Begriffe wie „aktives Zuhören", „responsives Zuhören", „zuhörend Hören", „ganz Ohr sein" umfasst.

1

**Merksätze für das Gelingen eines lebens-
geschichtlichen Gesprächs**
- Raum gestalten und Freiraum schaffen
- Sich Zeit nehmen und Geduld haben
- Offensein für den kreativen Prozess
- Echtheit und den Mut zu Ich-Botschaften
  haben
- Mit Leib und Seele beim Gespräch sein

- **Fazit**
- **Die angewandte Kommunikation und ihre
  Bedeutung in der Biografiearbeit:**
- Der Mensch ist auf ein DU hin ausgerichtet
  und so nimmt das Gespräch im Leben jedes
  Menschen einen besonderen Platz ein.
- Signale für das drängende Bedürfnis nach
  einem Gespräch können in Situationen von
  Krankheit, Alter oder Hilfsbedürftigkeit
  sowohl ein auffallendes Verstummen sein, als
  auch ein unkontrollierter Redefluss.
- Lebensgeschichtliche Gespräche sind ein
  Instrument der Lebensgestaltung (Bewusst-
  werden der Individualität, Deutung der (Um)
  welt, Sinngebung) und Lebensbewältigung
  (Erleichterung notwendiger Neuanpassungen
  und Neuorientierungen, Bearbeiten von
  Ausnahmesituationen).
- In der Begleitung kranker, alter oder hilfs-
  bedürftiger Menschen ist ein achtsamer und
  kontrollierter Umgang mit dem „Instrument
  Kommunikation" wesentlich. Theoretisches
  Wissen und praktisches Einüben gezielter
  Kommunikationsbausteine sind wichtige
  Voraussetzungen.
- Die Qualität lebensgeschichtlicher Gespräche
  in professionellen Situationen wird beein-
  flusst durch: Raumgestaltung, Zeitstruktur,
  Geduld, Ich-Botschaften seitens des Begleiters,
  Offenheit, Echtheit und Interesse am
  Gesprächspartner und dessen Äußerungen.

Die Bedeutung des biografischen Ansatzes in der Kranken- und Altenpflege

© Springer-Verlag GmbH Deutschland 2018
M. Specht-Tomann, *Biografiearbeit*,
https://doi.org/10.1007/978-3-662-54393-1_2

Für den Pflege- und Begleitalltag ist es hilfreich, Informationen zu erhalten, die das übliche Maß an symptomorientiertem Wissen ergänzen und erweitern. Es erleichtert eine ganzheitliche Begleitung, wenn Pflegekräfte beispielsweise über den speziellen Umgang eines Patienten mit Schmerzsituationen Bescheid wissen, seine Essensgewohnheiten kennen oder sich mit seinen Glaubenssätzen hinsichtlich der Wirksamkeit therapeutischer Maßnahmen vertraut machen. Eine Möglichkeit, an diese sehr persönlichen Informationen zu kommen, stellt der biografische Ansatz in der Pflege und Begleitung dar. Dieser kann im Sinne einer Optimierung der Compliance genützt werden. In der Begleitung chronisch Kranker wird es möglich, den Patient durch das Angebot lebensgeschichtlicher Gespräche speziell bei der Suche nach geeigneten Bewältigungsstrategien wirkungsvoll zu unterstützen.

Das Eintreten in ein Gespräch über vielfältige Lebensbereiche entlastet auch die soziale Situation alter Menschen und setzt Akzente gegen die zunehmende Vereinsamung im fortgeschrittenen Alter. Biografische Methoden ermöglichen ein Abrunden der jeweiligen Lebensgeschichte im Sinne einer „Lebensrückschau" und „Lebensernte". Sie aktivieren Geist und Seele gleichermaßen und können als wichtige Instrumente einer aktivierenden Altenbegleitung angesehen werden. Ein behutsamer Einsatz biografischer Methoden erleichtert einen bedürfnisorientierten Begleitansatz im Bereich von Palliative Care ebenso wie in der Sterbebegleitung. Notwendige Prozesse des Abschiednehmens und Loslassens können so besonders wirkungsvoll unterstützt werden.

Biografiearbeit ist nicht nur für die Betroffenen eine wichtige Unterstützung auf ihrem Weg, Krankheit, Einschränkungen, Schmerz oder Angst zu bewältigen und in das Lebensganze einzufügen. Der lebensgeschichtliche Ansatz kann auch für die Begleiter durch ein umfassenderes Verstehen und die Möglichkeit, neue Perspektiven in die Begleitung einfließen zu lassen, Entlastung bringen. Dieser Aspekt sollte angesichts der drastischen Zunahme des Burnout-Syndroms in Sozial- und Pflegeberufen bedacht werden. Entsprechende Aus- und Weiterbildungsmaßnahmen könnten einen wichtigen Beitrag zu qualitätssichernden Maßnahmen in der Gesunden-, Kranken- und Altenpflege leisten.

2.1 Ausnahmesituation Krankheit: Die psychosoziale Situation kranker Menschen in ihrer Bedeutung für biografisches Arbeiten

» Ein Blinder und ein Lahmer wurden von einem Waldbrand überrascht. Die beiden gerieten in Angst. Der Blinde floh gerade auf das Feuer zu. „Flieh nicht dorthin!" rief der Lahme. Der Blinde fragte: „Wohin soll ich mich wenden?" – Der Lahme antwortete: „Ich könnte dir den Weg vorwärts zeigen, soweit du wolltest. Da ich aber lahm bin, so nimm mich auf deine Schultern, damit ich dir angebe, wie du dem Feuer, den Schlangen und Dornen aus dem Weg gehen kannst, und damit ich dich glücklich in die Stadt weisen kann! Der Blinde folgte dem Rat des Lahmen, und zusammen gelangten die beiden wohlbehalten in die Stadt.

(Alter Text aus Indien)

Kranksein bedeutet für alle Menschen Veränderung. Diese Veränderungen beziehen sich zum einen auf gewohnte Tagesabläufe, Verhaltensweisen, Verpflichtungen und Gewohnheiten. Zum anderen auf den körperlich-geistig-seelischen Gesamtzustand. Kranksein ist häufig verbunden mit Schmerzen, Einschränkungen, Ängsten und dem Gefühl der Hilflosigkeit und des Ausgeliefertseins. In vielen Fällen bedeutet es auch den zeitweiligen Verlust der gewohnten Umgebung und geliebter Menschen sowie die Unterbringung in einem Krankenhaus. Diese Fremdunterbringung dient zwar der Diagnose und Therapie von Beschwerden, bringt aber auf der anderen Seite eine Reihe seelischer und mitunter auch sozialer Belastungen mit sich. Die Trennung von vertrauten Menschen, der weitgehende Verlust der Privatsphäre, die An- und Einpassung an eine eingespielte Klinikroutine sowie die Begegnung mit vielen „fremden Gesichtern" stellen enorme Stressfaktoren dar und kosten den Patienten oft große seelische Kraft. Dadurch wächst das Bedürfnis nach Orientierung und dem einen oder anderen Anhaltspunkt im Zusammenhang mit dem meist schwer durchschaubaren Klinikalltag. Besonders bei Patienten mit einer generell negativen Erwartungshaltung, vielen negativen

Krankheitserinnerungen und belastenden Theorien über die eigene Person oder die Umwelt stellt jede Erkrankung einen schweren Lebensstress dar. Diese Situation kann durch den Einsatz biografiegeleiteter Elemente entschärft werden (▶ Abschn. 1.2.1).

2.1.1 Seelische Reaktionen auf Krankheit

Mag der primäre Zugang zu Krankheiten zwar auf der körperlichen Ebene liegen, verweist die Beobachtung erkrankter Menschen nur zu deutlich auf das Zusammenwirken von Körper, Seele und Geist. Krankheit ist nie nur eine körperliche Angelegenheit – sie trifft den Einzelnen mehr oder weniger deutlich in allen Dimensionen seines Lebens. Art und Ausmaß der die Krankheit begleitenden Reaktionen kann von Mensch zu Mensch sehr unterschiedlich sein. Für eine effiziente und an den Bedürfnissen der Patienten orientierte Begleitung ist es hilfreich, über einige der am häufigsten auftretenden Verhaltensweisen und Reaktionen Bescheid zu wissen. Der Einsatz biografischer Elemente kann oft zur Entschärfung der Situation am Krankenbett beitragen (▶ Abschn. 2.1.2).

▪ **Angst**

Wirft man einen Blick auf die seelische Situation von kranken Menschen, zeigt sich, dass Krankheit und die damit verbundenen Prozesse sehr oft als „Angriff" verstanden werden. Diese „feindliche Attacke" löst Angst aus. Grundsätzlich ist das ein normaler und sinnvoller Mechanismus, es ist ein Reaktionsmuster, das biologisch verankert ist. Angst ist ein biologisches, seelisches und soziales Warnsystem, das immer dann aktiviert wird, wenn der Körper, die Seele oder wichtige soziale Bezüge in Gefahr kommen. Dies trifft bei jeder Krankheitssituation mehr oder weniger zu. Der Ort, an dem diese Reaktionen ausgelöst und gesteuert werden, liegt im Hirnstamm, dem ältesten Teil des Gehirns (Morschitzky 2009). Hier ist gleichsam die Schaltzentrale für die Gefühlsregung Angst. Im Tierreich kann man beobachten, dass die Angstreaktionen instinktiv gesteuert werden. So entscheidet sich in Bruchteilen von Sekunden, ob beispielsweise der Gegner angegriffen werden soll oder ob die Flucht vorzuziehen ist. Diese Prozesse laufen beim Menschen viel differenzierter ab und sind nicht nur an instinktiv

abgesicherte Verhaltensmuster gebunden. Das ist ein ganz bedeutender Unterschied. Menschen können sich bis zu einem gewissen Grad entscheiden, ob sie Angst haben „wollen" oder nicht bzw. haben Möglichkeiten, mit diesem Gefühl umgehen zu lernen, wie im Abschnitt „Bewältigungsstrategien" weiter unten noch ausgeführt wird.

> **Krankheit löst in den meisten Fällen Angst aus, da sie als äußerlich einwirkende Bedrohung erlebt wird, die mit unterschiedlichen Veränderungen verbunden ist und häufig von bedrohlich wirkenden Vorstellungen, Fantasien und inneren Bildern begleitet wird.**

▪ **Ebenen der Angst**

In der Begleitung von Verletzten oder Kranken kann man immer wieder erleben, dass sich Angst auf ganz unterschiedlichen Ebenen zeigen kann. Von außen leicht zu bemerken sind die körperlichen Symptome wie Zittern, eine erhöhte Muskelspannung, Veränderungen des Atemrhythmus, Herzklopfen oder „kalter Schweiß". Auch mit den Auswirkungen auf der Verhaltensebene kommen Pflegekräfte und andere Fachkräfte oft in Berührung, nämlich dann, wenn Patienten ihre Angst durch heftige motorische Reaktionen, wie um sich schlagen oder „Fluchtversuche", bekämpfen wollen. Schwieriger ist es, Zugang zur kognitiven Ebene und zur Gefühlsebene der Angst zu bekommen. Welche angstbesetzten Gedanken Patienten durch den Kopf gehen, wie sie ihre Situation einschätzen und bewerten und welche Erwartungen sie nicht zuletzt an ihr neues Umfeld – Ärzte, Pflegekräfte, Fachkräfte – richten, kann nur indirekt erschlossen oder durch einfühlsame Gespräche herausgefunden werden. Dieser Bereich eignet sich gut als Ansatzpunkt biografischer Gespräche, die neben der Möglichkeit, Angst zu reduzieren, auch die Chance eröffnen, dem Patienten auf der Beziehungsebene Halt zu geben (▶ Abschn. 3.1).

> **Angst zeigt sich auf unterschiedlichen Ebenen: der körperlichen Ebene (z. B. Zittern), im Verhalten (z. B. um sich schlagen), im Bereich der Gedanken (z. B. Bewertung der Situation) und im Gefühlsbereich (z. B. Unsicherheit).**

■ ■ Angstinhalte

Welche Angstinhalte bestimmen Gedanken und Gefühle kranker Menschen? Viele ängstlich gefärbte Gedanken kreisen um die Frage, wie und ob die Krankheit überwunden werden kann. Nicht zuletzt von der persönlichen Einschätzung dieser Frage wird es abhängen, ob Angst vor Abhängigkeit, Unselbstständigkeit und Hilflosigkeit dominieren oder die Hoffnung, zur alten Lebensweise zurückkehren bzw. eine neue Perspektive entwickeln zu können. Häufig kann man in der Begleitung erleben, dass es nicht so sehr die tatsächlichen Fakten der Krankheit sind, die sich wie ein Angstschleier um den Erkrankten legen, als vielmehr die eigenen Gedanken und Vorstellungen. Die so entstehenden inneren Bilder können mindestens so bedrohlich erfahren werden, wie die reale Sorge um den körperlichen Zustand. Eine ängstlich getönte innere Erlebniswelt wird häufig in Angstfantasien oder Angstträumen zur subjektiven Wirklichkeit und stellt zusätzlich zum Krankheitsgeschehen eine enorme seelisch Beeinträchtigung dar.

Besonders anfällig für den eben geschilderten Ablauf sind jene Erkrankungen, die mit einem hohen Unsicherheitsfaktor verbunden sind. Immer dann, wenn eine Situation unklar und hinsichtlich ihrer Gefährlichkeit nicht eindeutig einzuschätzen ist, muss man mit heftigen Angstreaktionen rechnen. Häufig werden auch Gefühle aktiviert, die eng mit Angst verbunden sind. Zu nennen sind die Bereiche Angst-Zorn-Wut, Angst-Mut-Hoffnung und Angst-Scham-Schuld. Für Begleiter ist es hilfreich, diese Zusammenhänge zu kennen. In der Begleitung lassen sich dann beispielsweise jene hilfreichen Gefühle aktivieren, die Angst verwandeln können (Angst-Mut-Hoffnung) oder es kann durch Klärung einer tatsächlichen oder vermeintlichen Schuldfrage Angst reduziert werden (Angst-Scham-Schuld). Manchmal ist es für Patienten sehr hilfreich, ihre Wut und ihren Zorn zu benennen und zu den dahinter liegenden Gefühlen vorzustoßen (Angst-Zorn-Wut).

■ ■ Bewältigungsstrategien

Gleichsam als Erstmaßnahme im Umgang mit Angst gibt es eine Reihe von Bewältigungsstrategien, die Menschen einsetzen. Die einen schaffen eine gewisse innere Distanz zum Erlebten und versuchen so, die Angst in Schach zu halten ("Ich erledige zuerst noch

wichtige Dinge und versuche, ruhig zu bleiben."). Andere wiederum beschäftigen sich intensiv mit den Angstinhalten, sei es durch Analysieren ("Also wenn ich mir recht überlege, dann stellt sich die Situation so dar … ") oder Rationalisieren ("Das ist doch eigentlich alles nicht so tragisch!"). Andere Vorgehensweisen bestehen im Abspalten ("Also Angst habe ich nicht, aber der Druck in der Magengegend wird immer unangenehmer."), Projizieren ("Alle haben Angst, wenn sie ins Krankenhaus kommen!") oder Entwerten ("Soll die Schwester das nur so sehen, die hat ja keine Ahnung, wie das ist."). Bereits in der Kindheit wird die eine oder andere Strategien erlernt, mit Angst in unterschiedlichen Situationen – eben auch bei Krankheit – fertig zu werden. Diese Vorgehensweisen werden häufig ein Leben lang beibehalten und nach dem Motto: "Was einmal geholfen hat, kann wieder helfen!", in ähnlichen Situationen wieder eingesetzt. Auch hier liegt es auf der Hand, dass eine biografiegeleitete Herangehensweise entscheidend zur Entspannung der Lage beitragen kann. Wenn man herausgefunden hat, welche Bewältigungsstrategien ein Patient für sich als hilfreich empfindet, werden sein Verhalten und seine Aussagen leichter verständlich – auch und gerade dann, wenn man selbst eine andere Strategie für zielführend hält.

> ❯ **Zur Angstbewältigung werden häufig Abwehrmechanismen eingesetzt, wie das Distanzieren, Rationalisieren, Analysieren, Abspalten, Projizieren oder Entwerten.**

■ Andere verhaltensrelevante Reaktionen auf Krankheit

Neben Angst können im Zusammenhang mit dem Erleben von Krankheit noch eine Reihe weiterer Reaktionen auftreten, die aus dem Pflegealltag nur zu gut bekannt sind. Zu nennen sind das Klammern an vertraute Lebensgewohnheiten, regressives Verhalten, Verdrängen, Aggression, ein hohes Maß an Ich-Bezogenheit, große Beeinflussbarkeit und das Zurückgreifen auf entwicklungspsychologisch sehr früh anzusiedelnde Denkformen, wie etwa das magische Denken. Ob und in welchem Maße Patienten so reagieren wird von ihrer Persönlichkeit ebenso beeinflusst wie von ihrem geistig-seelischen Entwicklungsstand. Darüber hinaus gibt es auch krankheitstypische Reaktionen, die auf dem Hintergrund bekannter Krankheitsverläufe (z. B. Krebserkrankungen, Morbus Parkinson, Multiple Sklerose, Demenzerkrankungen) und den damit verbundenen Überlebenschancen zu verstehen sind.

> **Krankheiten werden besonders belastend erlebt, wenn die eigenen Gedanken und Wahrnehmungen rund um das Krankheitsgeschehen mit Bedrohung, Einschränkung, Schädigung oder Ungewissheit verknüpft sind.**

▪ **Muster der Krankheitsbewältigung**

Im Umgang mit kranken Menschen macht man oft die Erfahrung, dass es nicht immer das Ausmaß an Beeinträchtigung oder die Schwere der Erkrankung sind, die die Bewältigung der Situation bestimmen. Es gibt Patienten, die trotz krankheitsbedingten schwerwiegenden Einschränkungen gelassen und hoffnungsvoll in die Zukunft sehen. Andererseits gibt es Patienten, die sich trotz guter Aussicht auf Heilung kaum aus ihrem Tränental erheben können. Der Schlüssel zu einem Verständnis solcher Unterschiede liegt nicht nur im Beachten geschlechts- und alterstypischer Unterschiede, sondern vor allem im Wissen über sehr unterschiedliche Verarbeitungsmechanismen von Krankheiten. Zu nennen sind hier an erster Stelle die sogenannten individuellen Muster. Sie werden von der Persönlichkeit des Patienten (z. B. optimistisch versus pessimistisch, extravertiert versus introvertiert, innengelenkt versus außengesteuert), der konkreten Lebenssituation (z. B. Beziehungen, finanzielle Situation, berufliche Einbindung), der persönlichen Geschichte im Allgemeinen und der Krankengeschichte im Besonderen sowie von Einflüssen aus Kultur und Religion bestimmt.

Der Einfluss soziokultureller und religiöser Faktoren ist speziell im Umgang mit Schmerz (▶ Abschn. 2.2.4) zu beobachten. Dort, wo Schmerz noch immer als Strafe Gottes und das Erdulden von Schmerz als einzige Chance der Läuterung angesehen wird, kann beispielsweise eine Schmerztherapie nicht wirklich greifen. Zu groß sind in diesem Fall die inneren Widerstände, Linderung anzunehmen. Diese Hintergrundinformation lässt sich meist nur durch gezielte biografische Gespräche einholen, wobei auf unterschiedliche Methoden

zurückgegriffen werden kann (▶ Abschn. 3.2.1). Neben den genannten individuellen Mustern bei der Krankheitsbewältigung sind noch die sogenannten universellen Muster zu nennen, die beispielsweise mit einem krankheitstypischen Verlauf, mit dem Durchlaufen des Sterbeprozesses (▶ Abschn. 2.2.4) oder mit dem Erleben und Verarbeiten von Trauer zusammenhängen.

> **Bei den seelischen Verarbeitungsmechanismen von Krankheit unterscheidet man individuelle Muster und universelle Muster.**

▪▪ **Trauerarbeit**

Trauer ist nicht nur mit dem Erleben von Tod verbunden. Trauer zieht sich wie ein roter Faden durch das gesamte Leben. Sie ist ein Lebensgefühl und die natürliche Reaktion auf jede Form von Abschied und Verlust.

Stationen der Trauer
1. Station: Nicht-wahrhaben-Wollen (Schockphase)
2. Station: Aufbruch der Gefühle (Emotionsphase)
3. Station: Auseinandersetzung mit den Trauergefühlen (Ambivalenzphase)
4. Station: Annahme und Neuorientierung (Aussöhnungsphase)

Die Stationen der Trauer sind mit einer Berg- und Talfahrt zu vergleichen, mit einer Wanderung durch karge Wüsten und steinige Gebirge. Dieser Weg führt an ausbrechenden Vulkanen vorbei, konfrontiert Menschen mit „inneren Ungeheuern" und verlangt letztlich ein aktives Ringen um den Sinn des Lebens nach dem erlittenen Verlust (Kast 2006, Specht-Tomann u. Tropper 2013).

Viele schwere Erkrankungen stellen in gewissem Sinn Trauersituationen dar, so z. B. der Verlust von Gesundheit, Beweglichkeit oder Handlungsfähigkeit. Die Geschichte, die im Laufe einer Begleitung erzählt wird, ist demnach immer auch eine Trauergeschichte. So dramatisch diese auch ist – z. B. bei Krebserkrankungen, unheilbaren Immunerkrankungen,

2

bleibender Invalidität – wird sie sich dennoch immer in eine Reihe anderer Trauergeschichten und deren Bewältigung einreihen lassen. Patienten brauchen allerdings Zeit und eine liebevolle Begleitung, um dies so sehen zu können. In einem ersten Schritt geht es darum, im Sinne einer Kriseninterventio (Sonneck 2016, Müller u. Scheuermann 2010) jene Beziehungsarbeit zu leisten, die Voraussetzung für jede weitere Begleitung schafft. Wichtige Punkte sind in der nachfolgenden Übersicht zusammengestellt.

> **Aspekte der Beziehungsarbeit in der Trauerbegleitung**
> - Beziehung und Nähe statt Isolation
> - Sicherheit statt Angst
> - Kommunikation statt Schweigen
> - Wahrheit und Klarheit statt Phantasien
> - Alltägliche Normalität und Routine statt Chaos

2.1.2 Biografische Gespräche in der alltäglichen Krankenbetreuung

Bei der Bewältigung und Verarbeitung von Krankheit oder Behinderung spielen Gesprächsangebote eine wichtige Rolle. Im Sinne eines biografiegeleiteten Ansatzes geht es um das Angebot, durch lebensgeschichtliche Gespräche zu jenen Ressourcen zu gelangen, die ein seelisches Gesunden ermöglichen. Biografiearbeit am Krankenbett bedeutet, den Prozess der persönlichen Geschichtsschreibung angesichts krankheitsbedingter Einbrüche und Ereignisse zu unterstützen und Wege zu finden, den Zugang zu hilfreichen Erinnerungen frei zu legen. Prinzipiell muss man zwischen Gesprächen „rund um das Krankenbett", gezielten therapeutischen Interventionen jenseits der Biografiearbeit und im weitesten Sinn pädagogischen Ansätzen (edukativer Ansatz in der Pflege) unterscheiden. In der alltäglichen Arbeit am Krankenbett kann Biografiearbeit nicht nur die Qualität der pflegerischen Handlungen verbessern (edukativer Ansatz, Erhöhung der Compliance beim Patienten, höhere Berufszufriedenheit der Pflegekräfte, ▶ Abschn. 4.2), sondern trägt wesentlich zur Entlastung der oft angespannten psychischen und sozialen Situation des Patienten bei.

> **Entlastung durch Biografiearbeit**
> - Aufbau eines Vertrauensverhältnisses (personale Ebene)
> - Angebot von Orientierungshilfen (Anknüpfen an Vertrautes)
> - Eingehen auf Reaktionen (Bemühen um ein tieferes Verstehen)
> - Suche nach Ressourcen (Vergangenes für die Gegenwart nutzbar machen)
> - Bearbeiten des Lebenskapitels „Krankheit" (Arbeit an der Lebensgeschichte)

■ **Ausgangssituationen**

Die Begleitung von kranken Menschen nimmt in aller Regel bei der Krankheit, dem Unfall oder der Invalidität selbst ihren Ausgangspunkt. Erstes zentrales Thema eines lebensgeschichtlichen Gesprächs mit kranken Personen ist „der Einbruch" des normalen, gesunden Lebensweges. Dabei können die Ausgangssituationen der Patienten sehr unterschiedlich sein und je nach Situation werden andere Gesprächsschwerpunkte zu legen sein. Auch der Grad der Gesprächsintensität und die Art der Gesprächsangebote werden variieren und müssen bei der Wahl der Methoden berücksichtigt werden (▶ Abschn. 3.2).

Im günstigsten Fall handelt es sich um Erkrankungen, die nach einem ersten akuten Stadium echte Chancen einer Ausheilung und totalen Wiederherstellung des Gesundheitszustandes haben. Hier sind als Beispiele schwere Infektionserkrankungen zu nennen, Krebserkrankungen im Frühstadium oder lokale operative Eingriffe. Eine andere Ausgangslage liegt bei Erkrankungen oder Verletzungen vor, die zu irreparablen, also bleibenden Schäden oder Beeinträchtigungen führen, wie etwa Erblinden, Amputationen, Querschnittslähmungen. In diesen Fällen geht es nicht nur um die Bearbeitung eines schwierigen Kapitels des Lebensbuches, sondern um den Beginn eines völlig neuen Abschnittes. Verletzungen oder Erkrankungen, die einen chronischen Verlauf nach sich ziehen und wenig bis keine Hoffnung auf Heilung haben, wie beispielsweise Krebserkrankungen in späten Stadien, schwere Organstörungen, Multiple Sklerose, chronische Schmerzzustände oder Parkinson, verlangen eine besonders geduldige und stabile Begleitung. Schließlich sind noch jene Verletzungen oder Erkrankungen zu nennen, bei denen der Verlauf ungewiss und der Ausgang weitgehend offen bleibt, wie z. B. Autoimmunerkrankungen, bestimmte Krebserkrankungen oder Organdefekte. Die Ungewissheit, in der diese Patienten leben müssen, führt häufig zu großen emotionalen Schwankungen und einem sehr sprunghaften Umgang mit den unterschiedlichen Lebenskapiteln. Von Begleitern wird hier nicht nur Stabilität, sondern auch die Fähigkeit verlangt, einen gewissen Überblick zu bewahren und einmal gesponnene Erinnerungsfäden immer wieder neu anzubieten (▶ Abschn. 3.1.1).

> ❯ Eine lebensgeschichtliche Begleitung kann unterschiedliche Ausgangssituationen haben, die es zu berücksichtigen gilt: eine Verletzung oder Erkrankung mit Chance auf Ausheilung, mit irreparablen Schäden, mit einem ungewissen Verlauf oder mit einem chronischen Verlauf.

▪ **Situative Gesprächsgestaltung**

Je nach vorliegender Situation werden sich die lebensgeschichtlichen Gespräche sehr unterschiedlich gestalten. Von großer Bedeutung ist dabei die Frage, ob „Gesund-Werden" möglich ist oder nicht. Diese Frage wird die Biografiearbeit maßgeblich beeinflussen und Auswirkungen auf Methodenauswahl und Gesprächsverhalten haben.

▪▪ **„Gesund-Werden" ist möglich**

Ist ein Gesund-Werden im Prinzip möglich, wird es vor allem um das Bearbeiten des Schocks und das Einbauen der erschütternden Erfahrung in das Lebensganze gehen. Ein schwerer Unfall muss ebenso verkraftet werden, wie eine Operation mit anschließender Rekonvaleszenz. Sehr oft reden sich Patienten ihre Angst und die Unsicherheit im Umgang mit einem Krankenhausaufenthalt wieder und wieder von der Seele. Unwillkürlich ist man an die Funktion des Erzählens in der Entwicklung kleiner Kinder erinnert, die Unbekanntes durch ständig neues Erzählen zu begreifen suchen (▶ Abschn. 1.2.1). Dieses Muster bleibt ein Leben lang erhalten und in Ausnahmesituationen kann man darauf zurückgreifen. Viel wird allerdings von den Begleitern und ihrer Bereitschaft zu Gesprächsangeboten abhängen,

ob Kranke und Verletzte eine Chance bekommen, ihre ganz persönliche „Geschichte" zu erzählen (▶ Abschn. 3.1.1).

Sowohl in der Akutversorgung als auch in der präoperativen Begleitung wird es nicht möglich sein, tiefschürfende Gespräche anzuregen. Die Bedeutung von Fragen und Gesprächen dient in diesen Situationen dem raschen Sammeln von relevanten Fakten (hier sind W-Fragen angebracht, ▶ Abschn. 1.3.2), der Weitergabe von Information sowie dem Eingehen auf das Informationsbedürfnis des Patienten und dessen momentane Befindlichkeit. Doch auch wenn diese Gespräche meist an der Oberfläche bleiben, sind sie in der Lage, eine erste Vertrauensbasis zu schaffen. Wichtig ist dabei, mit Geduld und Anteil nehmendem Interesse den Patienten zuzuhören. Geschulte Zuhörer werden in der Lage sein, insbesondere den Selbstoffenbarungsaspekt (▶ Abschn. 1.3.1) von Patientenäußerungen Beachtung zu schenken. „Was will der Patient mir mit diesem Satz über sich selbst sagen?", wäre die leitende Fragestellung. Es wird viel von dieser Haltung der Begleiter abhängen, ob traumatische Eingriffe und schwere Gesundheitseinbrüche gut bewältigt werden können! Auch ein Nacharbeiten und Bewältigen der Situation wird durch einen achtsamen Umgang im Vorfeld erleichtert.

▪▪ **„Gesund-Werden" ist nicht möglich**

Sind die Verletzungen irreversibel, ist der Ausgang einer Erkrankung ungewiss oder verlaufen die Erkrankungen chronisch, kommt zur Schockbewältigung noch zusätzlich die notwendige Umstrukturierung des Lebens. Patienten müssen die veränderte Lebenssituation annehmen lernen. Das braucht Zeit und geduldige Begleiter, die auf die unterschiedlichen Bedürfnisse und Situationen eingehen können. Niemals wieder gehen zu können, schafft andere Fakten als beispielsweise der ungewisse Ausgang einer Krebserkrankung oder das Wissen um eine jahrelange Abhängigkeit von einem Dialysegerät. Einmal wird es eher um eine Neuordnung und Neuanpassung gehen, dann wieder um eine Suche nach verschütteten Ressourcen oder eine Art Lebensrückschau auf die Jahre der Gesundheit, auf die Stationen des gelebten Lebens. Auch die aktuelle Sinnsuche ist oft wiederkehrendes Thema. Was gestern dem Leben noch Sinn gegeben hat, mag heute bereits völlig unsinnig erscheinen. Die Ziele des Lebens können sich durch Krankheit oder Invalidität oft schlagartig

2

verändern. Erinnerungen an gestern helfen trotz aller seelischen Schmerzen, die damit verbunden sind, dennoch oft das Heute gestalten – in Anlehnung, Erweiterung oder Abgrenzung gemachter Erfahrungen vergangener Lebensphasen.

> **Basiselemente situativer Gesprächsgestaltung**
> - Kontaktbereitschaft signalisieren (Blickkontakt, Körperhaltung, verbale „Einladung")
> - Zuhören (Worte auf sich wirken lassen, besondere Beachtung des sogenannten Selbstoffenbarungsaspekts, Gehörtes wiederholen, Rückfragen)
> - Sich selbst zurücknehmen und keine Interpretationen des Gehörten vornehmen
> - Herstellen einer synchronen Kommunikationssituation (Zuhören und Erzählen sollen einander die Balance halten)
> - Wiederkehrende Erzählschleifen als notwendige Redundanz begreifen
> - Keine Wertungen der Geschichte vornehmen (dies ist nicht gleichbedeutend mit einem Einverständnis!)
> - Den Patienten in dem Bemühen unterstützen, alte Ressourcen zu nützen

2.1.3 Biografiearbeit in der Begleitung von Menschen, die unter Schmerzen leiden: Krankheitsbegleitende Schmerzen und Schmerzen als Krankheit

In den bisherigen Ausführungen über die Bedeutung des biografischen Gesprächs in der alltäglichen Krankenbetreuung und -begleitung wurde der Fokus auf die Frage gelegt, ob ein „Gesund-Werden" prinzipiell möglich ist oder nicht. Diese Dimension spielt nicht nur in Therapie und Pflege eine entscheidende Rolle (kurative vs. palliative Ansätze), sondern prägt die situative Gesprächsgestaltung maßgeblich (▶ Abschn. 2.1.2). Auch auf die seelischen Reaktionen auf Krankheit wurde bereits hingewiesen (▶ Abschn. 2.1.1).

Als weiterer wichtiger Aspekt sei im Folgenden auf den großen Bereich von Schmerzerfahrungen eingegangen, wobei neben einigen Grundsatzausführungen nur jene Aspekte schwerpunktartig behandelt werden, die von besonderer Relevanz für den Einsatz biografischer Methoden sind. Die Sonderstellung des Themas Schmerz liegt darin begründet, dass man prinzipiell zwischen jenen Schmerzen unterscheiden muss, die im Zusammenhang mit Verletzungen, Operationen und Krankheiten gleichsam als Begleiterscheinung auftreten (akute Schmerzen) und wichtige biologische Funktionen haben, sowie jenen, die man selbst als Krankheit begreifen muss (chronische Schmerzen).

> ❯ Bei Schmerzzuständen kann man zwischen akuten Schmerzen und chronischen Schmerzen unterscheiden. Als wichtiges Unterscheidungskriterium dient die Dauer des Schmerzzustandes. Halten Schmerzen länger als drei bis sechs Monate an und bleiben auch nach Wegfall des Auslösers bestehen, ist von chronischen Schmerzen oder dem sog. chronischen Schmerzsyndrom zu sprechen.

Jeder Mensch macht im Laufe des Lebens Erfahrungen, die mit Schmerzen verbunden sind. Ob es sich dabei um kleine Verletzungen oder wachstumsbedingte Veränderungen handelt, ob die Schmerzen als Folge von Operationen oder Erkrankungen auftreten: Schmerzen gehören zum Leben und werden auch als sog. „Elementarphänomen" bezeichnet. Die Internationale Schmerzgesellschaft (IASP) bezeichnet Schmerz als „unangenehmes Sinnes- und Gefühlserlebnis, das mit aktueller oder potenzieller Gewebeschädigung verknüpft ist oder mit Begriffen einer solchen Schädigung beschrieben wird". Je nach der Entstehung der Schmerzen spricht man von unterschiedlichen Schmerzformen. Dabei unterscheidet man den Oberflächenschmerz, den Nervenschmerz, den Eingeweideschmerz, den sympathisch vermittelten Schmerz und den psychogenen Schmerz. Diesen unterschiedlichen Schmerzformen liegen unterschiedliche biologische Vorgänge, körperliche Zustände und seelische Erlebensweisen zu Grunde. Auch die Wahl einer geeigneten Therapie hängt eng mit der Einschätzung zusammen, um welchen Schmerz es sich handelt (Baron et al. 2013, Specht-Tomann u. Sandner-Kiesling 2014, Zenz u. Schwarzer 2013).

■ **Funktionen von Schmerzen und unterschiedliche Schmerzaspekte**

Der Hinweischarakter („Da passiert etwas."), der Warncharakter („Pass auf!") und der Aufforderungs-charakter („Ändere etwas.") von Schmerzen unterstreichen, dass Schmerzen eine wichtige Schutzfunktion für den gesamten Organismus übernehmen und ihn vor weiteren Schäden bewahren wollen. Dies trifft für den akuten Schmerz zu. Anders ist es beim chronischen Schmerz, einer Schmerzsituation, die über Monate hin anhält und die auch nach Ausheilung der zu Grunde liegenden Schädigung bestehen bleibt. Hier laufen die wichtigen Schutzfunktionen gleichsam ins Leere. Von chronischem Schmerz oder auch chronischem Schmerzsyndrom spricht man dann, wenn die Schmerzzustände länger als drei bis sechs Monate anhalten. Von der Weltgesundheitsorganisation (WHO) wurden diese Schmerzzustände als eigene Krankheit definiert und in die internationale Klassifikation der Krankheiten (ICD) aufgenommen.

> **Schutzfunktionen des Schmerzes**
> ▬ Hinweischarakter („Da passiert etwas.")
> ▬ Warncharakter („Pass auf!)
> ▬ Aufforderungscharakter („Ändere etwas.")

Für die Begleitung von Menschen, die unter Schmerzen leiden, ist es hilfreich zu wissen, dass es sich bei jeder Schmerzerfahrung um das Zusammenspiel von sensorischen, emotionalen, kognitiven und verhaltensbezogenen Aspekten handelt. Beschreiben Patienten den Ort des Schmerzes, seine Dauer oder Intensität oder sprechen über die Art des Schmerzes, dann sprechen sie die sensorische Dimension an. Jede Schmerzerfahrung ist zudem mit einer Reihe begleitender Gefühle verbunden, beispielsweise mit Gefühlen der Hilflosigkeit, Panik, Angst oder Traurigkeit. Diese begleitenden Gefühle werden unter dem emotionalen Aspekt von Schmerzerfahrungen zusammengefasst, während die Bewertung der Schmerzsituation, die schmerzbegleitenden

Gedanken und Erinnerungen, zum kognitiven Aspekt zählen. Schließlich lösen Schmerzen immer auch ein bestimmtes Verhalten aus. Neben dem Ausdrucksverhalten – z. B. veränderte Körperhaltung, eingeschränkte Bewegungsabläufe, veränderte Mimik, Laute – sind darunter auch die Wahl eines bestimmten Medikamentes, die Entscheidung, einen bestimmten Arzt oder Therapeuten aufzusuchen, oder auch jene Aspekte gemeint, die Veränderungen im sozialen Umgang betreffen, z. B. sozialer Rückzug.

> **Schmerzaspekte**
> ▬ Sensorischer Aspekt: Unterscheidungsmöglichkeit nach z. B. Art, Dauer, Intensität, Ort
> ▬ Emotionaler Aspekt: Begleitende Gefühle wie z. B. Angst, Hilflosigkeit, Ärger, Niedergeschlagenheit, Aufgeregtheit
> ▬ Kognitiver Aspekt: Begleitende Gedanken wie z. B. Bewertung der Situation, Gedankenverbindungen, Erinnerungen
> ▬ Verhaltensbezogener Aspekt: Begleitende Handlungen wie z. B. sprachliches und nichtsprachliches Ausdrucksverhalten, Arztwahl, Medikamentenwahl, Therapiezugang

■ **Schmerzerleben**

Bei der Frage, wie Schmerzen erlebt werden, wird rasch deutlich, dass Schmerzen nicht nur auf einer objektiven Ebene zu betrachten sind. Schmerzen sind immer subjektiv. Viele unterschiedliche Bausteine tragen dazu bei, dass ähnliche Schmerzsituationen von verschiedenen Menschen oft sehr unterschiedlich erlebt werden. Selbst ein und derselbe Mensch kann vergleichbare Schmerzsituationen je nach seelischer Verfassung, spezifischen Umweltfaktoren oder sozialen Rahmenbedingungen sehr unterschiedlich erfahren. In der Begleitung von kranken Menschen ist es hilfreich, sich vor Augen zu halten, dass ein aktuelles Schmerzerleben immer eine ganz bestimmte Person mit der ihr eigenen Lern- und Lebensgeschichte trifft und gleichsam an der Schnittstelle zwischen der Vergangenheit mit allen gemachten Schmerzerfahrungen und der Zukunft mit konkreten Erwartungshaltungen und Voreinstellungen steht. So spielt es bei einem aktuellen Schmerzerleben beispielsweise eine Rolle, in welchem Alter und unter welchen konkreten Umständen jemand mit Schmerzen konfrontiert war, welche Gefühle und Gedanken in dieser Situation im Vordergrund standen, welche Möglichkeiten der Linderung angeboten wurden oder welche Auswirkungen es vielleicht gab. Mit anderen Worten: Die individuelle Schmerzgeschichte hat großen Einfluss auf das jeweils aktuelle Schmerzerleben.

> Schmerzen lassen sich nicht nur auf einer objektiven Ebene beschreiben. Schmerzen sind immer eine höchst subjektive Erfahrung. Eine objektive „Wahrheitsprüfung" durch Außenstehende ist nicht möglich. Dies bedeutet: „Wahr ist, was der Patient hinsichtlich seiner Schmerzen äußert."

Wie bei vielen anderen Lebensbereichen, so spielt auch beim Schmerzerleben die Lerngeschichte eine wesentliche Rolle. Diese Lerngeschichte reicht auch beim Thema Schmerz weit in die Kindheit zurück. Der Weg vom kleinen Kind hin zu einer erwachsenen Person wird von vielen kleinen und großen Schmerzerfahrungen begleitet. Blaue Flecke, aufgeschlagene Knie, Entzündungen, Kinderkrankheiten, Darmerkrankungen, Kopfschmerzen, Knochenbrüche oder kleinere Operationen gehören gleichsam zum Erwachsenwerden dazu. Bei den körperlichen Schmerzen der Kindheit und Jugend handelt es sich in den allermeisten Fällen um akute Schmerzen, die eine wichtige Schutzfunktion übernehmen. Je kleiner die Kinder sind, desto bedeutsamer wird die Art und Weise sein, mit der die Bezugspersonen auf das „Signal Schmerz" reagieren. Dabei lernen Kinder nicht nur einen bestimmten Umgang mit Schmerzen, sondern machen auch erste Schritt, eine für sie typisch werdende Copingstrategie zu entwickeln.

Im Zusammenhang mit Schmerzäußerungen bei Verletzungen oder Krankheiten können Kinder im wesentlichen drei unterschiedliche Muster im Verhalten ihrer Bezugspersonen erfahren. Eine Reaktionsmöglichkeit besteht in Zuwendung, fürsorglichem Verhalten und Anteilnahme bis hin zu einer übertriebenen Betreuung. Eine andere

Verhaltenspalette reicht vom Verharmlosen, Überspielen, Nicht-Ernstnehmen bis hin zum Bagatellisieren. Schließlich können die Reaktionen auch negativ ausfallen, wie etwa Schimpfen, Klagen, Schuldzuweisungen oder Drohungen.

> **Reaktionsweisen von Bezugspersonen auf Schmerzsituationen bei Kindern**
> - Zuwendung, fürsorgliches Verhalten und Anteilnahme – bis hin zu übertriebener Betreuung
> - Verharmlosen, Überspielen, Nicht-Ernstnehmen – bis hin zum Bagatellisieren
> - Schimpfen, Klagen, Schuldzuweisungen – bis hin zu Drohungen

Kinder entwickeln sehr rasch Antennen für die Gefühle und Gedanken ihrer Umgebung. Sie merken schnell, wann etwas „dramatisch" ist oder eher „harmlos". Sie spüren, ob Angst und Panik mitschwingt, wenn eine blutende Wunde versorgt wird, oder eher Ärger. Die vielfältigen Lernerfahrungen der Kindheit im Umgang mit Situationen, die mit Schmerzen verbunden sind, bilden den Grundstein für das Schmerzerleben von Erwachsenen.

Beispiele:
Marie, Alex, Filip, Anna sind aufgeweckte Kinder. Sie laufen, spielen und tollen herum. Dabei passieren manchmal auch kleinere Unfälle, die beispielsweise mit aufgeschlagenen Knien oder kleineren Wunden verbunden sind. Darauf reagieren die Mütter der Kinder sehr unterschiedlich:
- Marie läuft weinend zu ihrer Mutter, die das Kind in die Arme nimmt, ihm die Haare aus der Stirn streicht, es hin und her wiegt, ein paar Mal sanft an sich drückt und beruhigende Laute summt. Das Schluchzen der Kleinen wird leiser, bald schon hört sie auf zu weinen. Mit einem letzten tiefen Schluchzer entwindet sie sich den Armen der Mutter und läuft wieder zurück in den Garten.
- Filip läuft weinend zu seiner Mutter. Die schlägt entsetzt die Hände zusammen, trägt das Kind ins Haus und bettet es auf ein Sofa. Desinfektionsmittel, Salbe, Verbandszeug sind rasch zur Stelle. Filip schaut mit ängstlichem

Gesichtsausdruck dem Geschehen zu. Leise wimmert er vor sich hin. Die Mutter verordnet Ruhe. Heute wird nichts mehr mit dem lustigen Herumtollen im Garten.

- Alex läuft weinend zu seiner Mutter, die drückt das Kind kurz an sich, streicht ihm durchs Haar, wischt flüchtig über die Knie und meint: „Nicht so schlimm, komm´ wir holen ein Pflaster!" Der Junge wischt mit dem Ärmel über die tränennassen Wangen und drückt die Hand der Mutter. Mit einem pflastergeschmückten Knie hüpft er zurück zu seinen Freunden in den Garten.
- Anna läuft weinend zu ihrer Mutter. Diese fasst das Kind an den Schultern, hält es etwas auf Abstand und blickt prüfend auf die aufgeschlagenen Knie. „Nein, nicht schon wieder! Kannst Du nicht aufpassen!" Sie setzt das Mädchen auf einen Stuhl, dreht sich um und holt das Verbandszeug aus dem Badezimmerschrank. Das Weinen der Kleinen wird schriller, ungeduldig zappelt sie auf dem Stuhl hin und her. Erst als die Wunde versorgt ist, hört ihr Weinen auf. Die Mutter verlässt den Raum. Das Mädchen möchte nicht mehr hinaus und zieht sich mit einem Bilderbuch in ihr Zimmer zurück.

Die unterschiedlichen Verhaltensweisen der Mütter sind wichtige Lernerfahrungen für die Kinder. In den oben angeführten Beispielen lernt Marie, wie gut es tut, bei Schmerzen in den Arm genommen und getröstet zu werden. Das gelassene Verhalten der Mutter gibt ihr ebenso wie dem kleinen Alex die Sicherheit, dass alles nicht so schlimm ist. Filip macht andere Erfahrungen: Er lernt, dass die körperliche Verletzung und deren Versorgung im Mittelpunkt steht. Die leicht panische Reaktion der Mutter löst zusätzlich Ängste in dem kleinen Jungen aus, die durch das ausgesprochene Spielverbot noch verstärkt werden. Anna wiederum erlebt nicht nur die ausschließliche Konzentration auf die Verletzung, sondern sieht sich mit einer Reihe von Anschuldigungen konfrontiert. Erleben Kinder diesen Umgang mit Schmerzen immer wieder, so gräbt sich das als Erinnerungsspur ins Gedächtnis und wird im Erwachsenenalter den jeweils sehr persönlichen Umgang mit Schmerzsituationen, deren Interpretation und dem spezifischen Bedürfnis nach Schmerzlinderung beeinflussen. Und so ist es nicht verwunderlich, dass jeder

Mensch seinen sehr persönlichen Zugang im Umgang mit Schmerzen und Krankheiten hat. Für den einen ist es wichtig, jemanden an seiner Seite zu haben, der Trost und Zuwendung geben kann. Für den anderen wiederum ist ein nüchterner, neutraler Umgang hilfreich, bei dem eine gewisse emotionale Distanz gewahrt bleibt. Dritte wiederum verfallen anlässlich von Schmerzen in Grübeln, befürchten immer gleich das Schlimmste oder kommen nur schwer aus dem gedanklichen Hamsterrad „ich bin schuld" heraus. An dieser Stelle sei auf die sog. selbstdefinierenden Erinnerungen hingewiesen (▶ Abschn. 2.1.3). Im Rahmen einer breit angelegten Schmerztherapie kann das Herausfiltern positiver Erinnerungsmuster einen wichtigen Beitrag zur Schmerzbewältigung leisten.

> **Ein wichtiger Schlüssel zum besseren Verständnis des oft sehr unterschiedlichen Schmerzerlebens erwachsener Personen liegt in den Erfahrungen, die diese im Kindes- und Jugendalter gemacht haben. An den Reaktionen der Bezugspersonen wird sichtbar, welche Bedeutung dem Schmerz gegeben wird, welche Ausdrucks- und Verhaltensweisen im konkreten sozialen Umfeld akzeptiert sind und mit welchen Konsequenzen zu rechnen ist.**

Neben der sog. primären Umwelt – also den Menschen, die uns in der Kindheit und Jugend begleiten – spielen auch kulturelle Einflüsse eine Rolle, wie Schmerzen erlebt und ausgedrückt werden und welchen Weg der Schmerzlinderung man einschlägt. Bis in unsere heutige Zeit ist beispielsweise noch der Spruch: „Ein Junge weint nicht" zu hören oder: „Ein Indianer kennt keinen Schmerz". Aber auch ein: „Beiß die Zähne zusammen" oder: „Stell Dich nicht so an" können zu verhaltensbestimmenden „Schmerzbegleitern" werden. Es liegt auf der Hand, dass sich ein Patient, der mit dem Satz groß wurde: „Stell Dich nicht so an, hör auf zu jammern, Du bist ja selbst schuld" ganz anders mit seinen Schmerzen auseinandersetzten wird und auch entsprechend andere Linderungsmöglichkeiten ins Auge fasst als jemand, der mit dem Satz: „Nur heraus mit den Tränen, das tut gut" groß wurde. Auch religiöse Aspekte können das aktuelle Schmerzerleben und den Umgang mit schmerzlindernden Maßnahmen beeinflussen. Schließlich sei noch auf den Zusammenhang zwischen Gefühlen und Stimmungen mit dem individuellen Schmerzerleben hingewiesen. Zusammenfassend lässt sich festhalten, dass Angst, Unsicherheit, Trauer, Schlaflosigkeit, Sorgen, Verzweiflung, Einsamkeit, Misstrauen, Hoffnungslosigkeit, eine angespannte Atmosphäre und ein allgemein negatives Lebensgefühl Schmerzzustände im individuellen Erleben verstärken können. Andererseits können Freude, Hoffnung, Heiterkeit, Zuwendung, entspannte Atmosphäre, Anteilnahme, soziale Kontakte, Verständnis, Vorhersagbarkeit und ein allgemein positives Lebensgefühl dazu führen, dass Schmerzzustände individuell weniger stark und belastend erlebt werden. Das Wissen um diese Zusammenhänge ermöglicht einen leichteren Zugang zu einer bedürfnisorientierten Begleitung und gewinnt zunehmend auch im Bereich von Palliative Care an Bedeutung (▶ Abschn. 2.2.5).

Unterschiedliches Schmerzerleben: Schlüssel für ein besseres Verständnis

— Schmerzlerngeschichte: Erfahrungen aus frühen Kinder- und Jugendjahren mit den jeweils typischen Reaktionen der Umwelt, Bedeutungszuschreibungen und akzeptiertes vs. nicht akzeptiertes Ausdrucksverhalten

— Soziokulturelle Einflüsse: „Glaubenssätze", geschlechtstypische Zuschreibungen hinsichtlich akzeptierten vs. nicht akzeptierten Ausdrucksverhaltens, schichtspezifischer Umgang, Traditionen hinsichtlich schmerzlindernder Maßnahmen

— Religiöse Einflüsse: Interpretationsmuster (z. B. Schmerz und Schuld, Schmerz und Sühne), Bibelzitate, Gebetstraditionen

— Emotionale Einflüsse: Aktuelle Gefühle (z. B. Freude, Trauer, Furcht, Ärger) und länger anhaltende Stimmungslagen

---

■ **Schmerzerfassung**

In der Begleitung von Menschen, die unter Schmerzen leiden, ist es besonders wichtig, sich der Komplexität von Schmerzzuständen bewusst zu sein, die einzelnen Schmerzaspekte genauer anzuschauen und sich mit dem individuell unterschiedlichen Schmerzerleben vor dem Hintergrund der jeweils individuellen Lebensgeschichte zu befassen. Dies gilt bereits für den Bereich der akuten Schmerzen, die gleichsam zu einer Grunderkrankung gehören bzw. im Zusammenhang mit nötigen Eingriffen wie Operationen auftreten. Noch viel wichtiger ist dies jedoch bei Schmerzen, die sich verselbständigt haben und als eignes Krankheitsbild zu betrachten sind.

Eine der größten Schwierigkeiten im Zusammenhang mit der Erfassung, aber auch dem adäquaten Therapieangebot liegt darin, dass Schmerzen ein sehr subjektives Geschehen sind und von außen nicht „objektivierend" erfasst werden können. Dies verlangt auf Seite der Therapeuten und Begleiter eine hohe Bereitschaft, dem an Schmerzen Leidenden zu glauben (vgl. Subjektivität von Schmerzen). Doch auch auf Seite der Betroffenen muss eine Grundbereitschaft vorliegen, über den Schmerz zu sprechen, Auskunft über Intensität, Qualität, Dauer oder Lokalisation der Schmerzen zu geben und entsprechende Worte für das Schmerzgeschehen zu finden. Eine Art Übersetzung von individuellem Erleben in Zahlen oder Symbole stellen Messinstrumente dar. Sie dienen gleichsam als Brücken vom Schmerzpatienten zum Therapeuten. In der Praxis werden folgende sieben Leitfragen eingesetzt: Wo (Lokalisation)? Wie stark (Intensität)? Wie oft (Quantität)? Wie lang (Dauer)? Wie empfunden (Qualität)? Wie verlaufend (Variabilität)? Was kommt dazu (moderierende Faktoren)?

Leitfragen der Schmerzdiagnostik
— Wo (Lokalisation)?
— Wie stark (Intensität)?
— Wie oft (Quantität)?
— Wie empfunden (Qualität)?
— Wie lang (Dauer)?
— Wie verlaufend (Variabilität)?
— Was kommt dazu (moderierende Faktoren)?

Bei chronischen Schmerzzuständen werden noch weitere Bereiche hinzugezogen, die helfen sollen, dem Patienten nicht nur ein umfassendes Therapieangebot zu erstellen, sondern ihm auch die Möglichkeit zu eröffnen, die eigene Schmerzgeschichte zu verstehen und ggf. zu beeinflussen (Selbstwirksamkeit). Diese ausführlichen Schmerzanamnesen stehen im Zusammenhang mit der wissenschaftlichen Erkenntnis, dass es sich beim Schmerz um einen biopsychosozialen Prozess handelt. Sie umfassen zu den oben angeführten Leitfragen auch noch schmerzbezogene Kognitionen, das Schmerzverhalten, Bewältigungsmuster, schmerzbedingte Beeinträchtigungen oder Einschränkungen sowie soziale und seelische Aspekte, die mit der Schmerzsituation eng verbunden sind. Vor dem Hintergrund des Wissens, dass es sich bei Schmerzen um ein multidimensionales Geschehen handelt (Schiltenwolf u. Henningson 2017), sind diese umfangreichen Anamnesen wichtig und hilfreich. Für viele Schmerzpatienten jedoch macht es zunächst wenig Sinn, beispielsweise über ihr Freizeitverhalten, ihr Schlafverhalten, ihre sozialen Kontakte oder andere lebensgeschichtlichen Aspekte Auskunft zu geben. Hier ist es wichtig, den Patienten einfühlsam zu erklären, in welchem Zusammenhang diese Fragen stehen und welche Ziele mit diesen Fragen verfolgt werden. Vom Therapeuten verlangt dies hohe soziale Kompetenz und die Fähigkeit einer guten Gesprächsführung (▶ Abschn. 1.3.2).

> **Bereiche einer am biopsychosozialen Schmerzmodell orientierten Schmerzanamnese**
> - Kognitionen rund um das Schmerzgeschehen (z. B. subjektive Schmerztheorien, Einstellungen, Zuschreibungen, Erwartungen)
> - Verhalten rund um das Schmerzgeschehen (z. B. verbale, paraverbale und nonverbale Schmerzäußerungen, Zugang zu unterschiedlichen Therapieansätzen, Therapeutenwahl, Umgang mit Medikamenten)
> - Copingstrategien (z. B. Selbstwirksamkeit, Krankheitsverhalten, Schmerzverarbeitung, Katastrophisierung)

> - Beeinträchtigungen (z. B. allgemeine schmerzbedingte Einschränkungen, spezifische Beeinträchtigungen/ Behinderungen in unterschiedlichen Lebensbereichen)
> - Soziale Aspekte (z. B. Kommunikation über den Schmerz im familiären System, Selbst- und Fremdbeurteilung, Verhalten wichtiger Bezugspersonen)
> - Seelische Aspekte (z. B. Lebenszufriedenheit, Angst, Depression, psychosomatische Beschwerden)

- **Lebensgeschichtliche Gespräche: Schmerzpatienten gewähren Einblick in ihre Schmerzgeschichte**

Die Biografiearbeit stellt eine ganze Reihe von Methoden zur Verfügung, mit denen man die aktuelle Situation Betroffener vertiefend erfassen und ressourcenorientierte Hilfsangebote entwickeln kann. Das sog. lebensgeschichtliche Gespräch kann helfen, sich gleichsam mit dem Patienten auf die Suche nach Mustern, Einstellungen, Sichtweisen, Lernerfahrungen oder Glaubenssätzen zu begeben, die für die Bewältigung ihrer Schmerzsituation hilfreich sein können. Im „Rucksack" von Therapeuten und anderen Begleitern von Schmerzpatienten dürfen Kenntnisse über wesentliche Aspekte der Kommunikation (▶ Abschn. 1.3) ebenso wenig fehlen wie das Wissen um die Verschränkung zwischen Schmerz und Trauer (▶ Abschn. 2.1.1) und konkrete methodische Angebote (▶ Abschn. 3.2).

Im Folgenden sollen Menschen zu Wort kommen, die sich im Rahmen einer Begleitung sehr intensiv mit ihrer Situation und dem jeweils für sie typischen Schmerzerleben auseinandergesetzt haben. Konkrete Impulse, eine wertschätzende Gesprächsführung und der geschützte Rahmen, in dem die Gespräche stattfanden, erleichterte den Betroffenen, sich auf die Suche nach Erklärungsmöglichkeiten, aber auch Bewältigungsstrategien zu begeben.

Beispiel: Der Versuch, alte Familienmuster im Umgang mit Schmerz hinter sich zu lassen
Frau Susanne G. wuchs in einer Großfamilie am Land auf. Der Großvater litt unter den Spätfolgen einer

Kriegsverletzung und bestimmte mit seinen Klagen und Suizidgedanken die Atmosphäre im Haus. Dieses Modell wurde auch von Susannes Mutter übernommen. Die kleineren und größeren Schmerzen im Laufe der Kinder- und Jugendjahre, mit denen Susanne sich an die Mutter oder andere Familienmitglieder wandte, wurden nie wirklich ernst genommen. Eine spezielle Gedankenverbindungen setzte sich nach und nach in ihrem Kopf fest: Schmerz und Schuld. Mit der Grundeinstellung „Ich bin selber schuld" schlug sie sich so recht und schlecht durch ihre Schmerzerfahrungen. Oft fühlte sie sich deprimiert und hilflos. Die gründliche Auseinandersetzung mit den generellen Lern- und Erfahrungsmustern ihrer Kindheit führte im Erwachsenenalter schließlich dazu, auch ihren Umgang mit Schmerzsituationen zu überdenken. Ihr wurde bewusst, dass sie einen anderen Weg einschlagen wollte. Eine wichtige Rolle im Prozess der Umgestaltung gelernter Muster spielte ihr Hausarzt, zu dem sie bei jeder Schmerzsituation ging, um sich „Klarheit" zu verschaffen. Er unterstützte sie auch dabei herauszufinden, wie sie ihre Schmerzen beeinflussen kann und welche Verhaltensweisen dabei hilfreich sind. Nicht immer konnte Frau Susanne sich von den Gespenstern der Vergangenheit lösen. Alte Angst- und Schuldgefühle machten sich in Schmerzsituationen immer wieder bemerkbar. Der Besuch bei ihrem Hausarzt und das Gespräch mit Freunden halfen ihr jedoch meist, aus dem Tief herauszukommen und ihren Weg der Schmerzbewältigung konsequent weiterzugehen.

„Ich möchte mit den Schmerzsituationen in meinem Leben anders umgehen als es in meiner Familie üblich war! Mein Großvater hat an einer alten Kriegsverletzung gelitten. Sein „offener Fuß" bestimmte das Familienklima, weil er bei starken Schmerzen immer von Selbstmord sprach. Oft blieb der Großvater tagelang verschwunden und die Familienmitglieder machten sich auf die Suche nach ihm. Sie durchkämmten Wiesen und Wälder, immer in Furcht und Panik, ihn tatsächlich tot aufzufinden. Selbstmord als äußerstes und letztes „Heilmittel" gegen unerträglich werdende Schmerzen stand wie ein drohendes Damoklesschwert über meiner Großmutter und ihren acht Kindern.

Auch meine Mutter hat bei Schmerzen immer von Selbstmord geredet und mir den Ort gezeigt, wo sie sich aufhängen wollte. Als Kind hatte ich beim Nachhausekommen oft Angst, meine Mutter tot aufzufinden. Heute ist sie eine alte Frau, die organisch weitgehend gesund ist. Das Jammern und Klagen über Schmerzen aber ist ihr zur zweiten Natur geworden, und die Drohung „Selbstmord" steht weiterhin im Raum. Heute wirkt das eher wie ein kleines Ritual auf mich als eine reale Möglichkeit. Ich kann jetzt gelassen darauf reagieren. Nur selten kommen die Panikgefühle der Kindheit wieder hoch.

Und meine eigenen Schmerzen? In der Großfamilie auf dem Land, in der ich aufgewachsen bin, hat man die kleinen und größeren Schmerzen der Kinder nicht besonders ernst genommen. Wenn ein Kind geweint hat, dann wurde es gefragt: „Wo tut´ s denn weh?" Und wenn das Kind dann auf die schmerzende Stelle zeigte, dann deutete man woanders hin und gab zur Antwort: „Dann geh´ da drüber!" Das war in unserer Gegend eine altbekannte „Volksweisheit". Ich fand das immer schrecklich, ich fühlte mich nie wirklich verstanden. Meine Schmerzen wurden immer ins Lächerliche gezogen. Besonders schlimm war es, wenn bei einer Verletzung etwas kaputt ging – aufgerissene Hosen, zerbrochenes Geschirr … Dann waren die Schmerzen wie eine gerechte Strafe. In jedem Fall aber waren Schmerzen immer etwas, an dem man selbst schuld war. Schmerz und Schuld – diese Verbindung hat sich tief eingeprägt. Manchmal habe ich das Gefühl, dass mich alle diese Erlebnisse auch heute noch sehr beeinflussen. Noch immer steht Schmerz in meiner Vorstellung eng mit Angst, Tod und Sterben in Verbindung und drängt alles andere in den Hintergrund: Angesichts von Schmerzen wird alles andere unwichtig. Manchmal denke ich aber auch, dass der Schmerz auch eine Herausforderung sein kann, dem Lebenssinn nachzuspüren und sich dem eigenen Körper auf ganz bewusste Weise zu nähern. Der erste geglückte Versuch, meinen eigenen Weg im Umgang mit Schmerzen zu finden, waren die Kopfwehattacken im frühen Erwachsenenalter. Ich habe herausgefunden, dass Liegen auf keinen Fall gut für mich ist, und entdeckt, dass kühlende Wickel und Bewegung an der frischen Luft Linderung bringen. Leider klappt das nicht immer. Seit ein paar Jahren passiert es immer wieder, dass sich meine Kopfschmerzen „auf Wanderschaft" begeben und einmal als Magenschmerzen auftauchen, als Halsschmerzen, als Zahnschmerzen … um dann wieder als Kopfschmerzen zurückzukehren. Wenn das geschieht, kommt auch die Angst wieder, todkrank zu sein und macht den Schmerz noch intensiver. Dann steht der Schmerz wieder im Mittelpunkt meines Denkens und beherrscht schließlich mein ganze Leben. So eine Situation möchte ich unbedingt vermeiden! Aus diesem Grund gehe ich bei Schmerzen gleich zum Arzt. Eine rasche medizinische Abklärung der Schmerzursachen ist für mich sehr wichtig. Das lässt meine Angst kleiner werden – auch wenn mir bewusst ist, dass viele Schmerzen keine rein körperlichen Gründe haben, sondern auch Ausdruck von Unzufriedenheit, Ohnmacht oder Fremdbestimmung sein können.

> **Methoden (▶ Abschn. 3.2.1) aus dem Bereich der Biografiearbeit, die in der Begleitung von Frau Susanne hilfreich waren**
> - Schreibkommunikation mit dem Zentrumswort SCHMERZ
> - Ausführliches und wiederholtes Eingehen auf die Familiengeschichte (Bezug zu den Dimensionen der Schmerzanamnese wie beispielsweise subjektive Schmerztheorien, Attributionen, Schmerzverhalten, Copingstrategien, soziale und seelische Aspekte)
> - Grafisches Gestalten eines sozialen Netzes unter dem Aspekt: „Zu welchen Menschen haben sie in Schmerzsituationen Vertrauen?"
> - Schriftliches Festhalten: „Was mir bei Schmerzen hilft" und „Was ich bei Schmerzen vermeiden sollte"

Beispiel: Vom Wechselspiel zwischen Körper und Seele

Herr Thomas ist ein Mann im mittleren Alter, sportlich, handwerklich sehr geschickt, sozial engagiert und an seiner Arbeitsstelle gut integriert. Er hatte zwar immer wieder „Probleme mit dem Kreuz", doch maß er diesen Schmerzen keine große Bedeutung zu, vielmehr machte er dann und wann Witze über „das Kreuz mit dem Kreuz" und ging

zur Tagesordnung über. Doch dann kam eine sehr harte Zeit auf Herrn Thomas zu. Am Arbeitsplatz wurde er in eine andere Abteilung versetzt, in der er sich nicht wohl fühlte und auch wenig sozialen Anschluss hatte. In der Familie sah er sich mit einer massiven Ehekrise konfrontiert, die mit dem Auszug seiner Frau und der Scheidung endete. „Und ausgerechnet jetzt", so dachte Herr Thomas, „macht sich mein Kreuz so stark bemerkbar!" Er hatte nicht nur sehr starke Kreuzschmerzen, sondern hatte – bildlich gesprochen – das Gefühl, „überhaupt keinen Schritt mehr gehen zu können". Auch sein seelischer Zustand verschlechterte sich von Tag zu Tag. Er mied soziale Kontakte so gut es ging, litt aber gleichzeitig unter großer Einsamkeit. Seine Gedanken kreisten rund um die Uhr um seine Schmerzen und das Scheitern seiner Beziehung. In dieser Situation beschloss er, professionelle Hilfe in Anspruch zu nehmen.

Im Rahmen einer intensiven Begleitung konnte Herr Thomas langsam den Zusammenhang zwischen seinem seelischen Zustand und den körperlichen Beschwerden erkennen. Es wurde ihm auch bewusst, wie wichtig ihm der Kontakt zu anderen Menschen und ein „Sich-Aussprechen" ist. Und es wurde ihm auch bewusst, dass weder im seelischen noch im körperlichen Bereich ein Bagatellisieren angebracht ist. Statt sozialem Rückzug und „Stillstand" fand er wieder Zugang zu Kollegen und brachte Bewegung in seine angeschlagene Wirbelsäule.

„Es war wahrscheinlich das Zusammentreffen meiner schwierigen Situation am Arbeitsplatz und die Scheidung vor einem Jahr, die mein Körper und meine Seele nicht verkraften konnten. Meine Kreuzschmerzen wurden immer unerträglicher und es gelang mir immer seltener, diesen körperlich belastenden Zustand wegzuschieben. Ich manövrierte mich nach und nach in eine Bewegungslosigkeit hinein, in der ich das Gefühl hatte, keinen Schritt mehr machen zu können, ohne unerträgliche Schmerzen zu haben. Ich verlor das Interesse an sozialen Kontakten und igelte mich ein. Äußerlich sichtbare Folgen waren eine drastische Gewichtszunahme, Bluthochdruck und starke Gereiztheit. Hilfsangebote von Freunden lehnte ich ab. Statt mich mit meiner Situation auseinander zusetzten und mich auf die Suche nach wirksamen Therapien oder Unterstützungsangeboten zu begeben, schloss ich mich in

2

meiner Wohnung ein. Meine Gedanken kreisen um all die negativen Ereignisse der letzten Monate. Ich grübelte über meine gescheiterte Ehe nach und hatte das Gefühl, in einen dunklen Abgrund zu schauen. Meine Motivation, in der Früh aufzustehen und zur Arbeit zu gehen, schwand von Tag zu Tag. Ein Krankenstand folgte dem anderen. Ich fühlte mich auf allen Ebenen schlecht und sah keine Möglichkeit, diesem Zustand ein Ende zu machen. Schließlich nahmen die körperlichen Beschwerden und Schmerzen ein Ausmaß an, das mir Angst machte, und nun war ich auch bereit, die Vorschläge meines Arztes anzunehmen und mich in eine umfassende Behandlung zu begeben.

Zunächst war ich verwundert bis verärgert, als ich bei den Gesprächen in der Ambulanz über so viele Details meines Lebens Auskunft geben sollte. Ich hatte starke Schmerzen im Rücken und Kreuzbereich – und das seit Jahren. Ich wünschte mir eine Therapie, die diese Schmerzen einfach ausschaltete. Meine gescheiterte Ehe? Mein „Frustessen"? Meine Schwierigkeiten am Arbeitsplatz? Was sollte denn das alles mit meinen Schmerzen zu tun haben? Ehrlich gesagt: ich fand das überflüssig, unwichtig und manches auch zu persönlich. Andererseits war meine Situation so belastend, dass ich auch bereit war, über aus meiner Sicht Nebensächliches Auskunft zu geben. Nach einigen Gesprächen und zahlreichen Untersuchungen wurde für mich ein Therapieplan erstellt, der neben Medikamenten, physiotherapeutischen Übungen und Unterwassertherapie auch psychologische Gespräche enthielt. Langsam wurde mir klar, wie eng Körper und Gefühle zusammenhängen. Ich konnte erkennen, dass das Scheitern meiner Ehe nicht nur einen gewaltigen seelischen Schock auslöste, sondern meinen Körper und mein ganzes Leben destabilisierte. Und das machte sich natürlich an meiner körperlichen Schwachstelle, meiner Lendenwirbelsäule, bemerkbar. Während ich in guten Zeiten mit den Kreuzbeschwerden relativ locker umgehen konnte, gelang mir das in der chaotischen Zeit meiner Trennung nicht mehr. Die körperlichen Schmerzen trafen mich mit voller Wucht und verstärkten das Gefühl von Hilflosigkeit und Einsamkeit. Und schon begann sich ein Teufelskreis in Bewegung zu setzten. Ich erstarrte gleichsam in den körperlichen Schmerzen und fühlte mich einsam, verletzt und isoliert. In mir war

das Wort „Rückzug" großgeschrieben – Rückzug auf allen Ebenen. Dass dies nicht der richtige Weg ist, lernte ich langsam. Es tut gut, wenn ich über das Belastende der letzten Zeit reden kann, wenn ich über meine zerbrochene Ehe sprechen kann und über die Einschätzung meiner beruflichen Situation. Noch besser tut es mir aber, wenn ich gemeinsam mit meiner Therapeutin Möglichkeiten erarbeite, selbst Einfluss auf meine Schmerzen nehmen zu können. Dabei spielen nicht nur körperliche Übungen und Hinweise auf Verhaltensänderungen eine Rolle, sondern auch eine aktive Auseinandersetzung mit belastenden Gefühlen und Situationen. Hilfe anzunehmen war nicht leicht für mich und ich ertappe mich immer wieder dabei, in das alte Muster, Schmerzen nicht ernst zu nehmen und über seelische Kränkungen hinwegzusehen, zurückzufallen. Aber alles in allem geht es mir heute wieder gut und ich habe gelernt, Warnsignale ernst zu nehmen."

Methoden (▶ Abschn. 3.2.1) aus dem Bereich der Biografiearbeit, die in der Begleitung von Herrn Thomas hilfreich waren

— Zeitleisten bezogen (a) auf die Schmerzerfahrung „Kreuz" und (b) seelische/soziale Probleme
— Anleitung, ein Schmerztagebuch anzulegen
— Arbeit mit Prioritätenlisten und dem sog. Energiekuchen
— Balance-Viereck
— Ressourcenarbeit: Erweiterung der persönlichen Copingstrategien

---

2.1.4 Auf der Suche nach einer neuen Identität: Hilfestellungen durch Biografiearbeit

Das Bedürfnis der Menschen nach einer stimmigen Lebensgeschichte ist sehr groß. Drastische Einbrüche, wie schwere Erkrankungen, Unfälle oder Verletzungen mit bleibenden Einschränkungen, müssen in die bereits existierende Geschichte des Lebens eingebaut werden. Wie kompliziert das sein kann, ist vor allem aus der Arbeit mit schwer traumatisierten

Menschen bekannt, bei denen allerdings gezielte therapeutische Maßnahmen notwendig sind (Pieper u. Bengel 2007). Doch auch bei weniger dramatischen Vorfällen ist das Aufrechterhalten oder Wiedererlangen der Identität enorm wichtig. Für kranke Menschen ist es bedeutsam, als ganze Person angesprochen zu werden und nicht nur als Diagnoseträger. „Ich bin mehr als mein Krebs!", klagt eine Frau im Rahmen einer Begleitung und erzählt:

Beispiel:
„Ich habe doch auch schon vor meiner Erkrankung gelebt! Ich möchte lernen, meine Krankengeschichte als Teil meiner Lebensgeschichte zu betrachten. Ich hasse es, mich und mein Leben nur durch die Brille einer Diagnose anzuschauen. Es ist nicht so, dass es hier mich gibt und dort meine Erkrankung. Alles zusammen bin ICH." (Frau I., 50 Jahre)

Lebensgeschichtliche Gespräche können dem Bemühen nach Aufrechterhaltung der persönlichen Identität entgegenkommen. Durch die Möglichkeit, Geschichte in gewissem Sinn auch umzuschreiben, neu zu schreiben, zu ergänzen oder zu erweitern, kann eine Reparatur verwundeter Lebensabschnitte gelingen (▶ Abschn. 1.2.1). Nicht immer wird es möglich sein, die Wunden, die Krankheit und Leid schlagen, ganz zu schließen, nicht immer können Bruchstellen im Lebensganzen ausgeglichen werden. Manchmal ist es zur Steigerung der Lebensqualität schon hilfreich, wenn die Geschichte der Krankheit oder Verletzung als Nebenerzählung an den Hauptstrang der Lebensgeschichte angeschlossen werden kann (▶ Abschn. 3.1.2). Und ganz im Sinne des Sprichwortes: „Die Zeit heilt alle Wunden", ist in solch einem Fall zu hoffen, dass im Laufe vieler Gespräche die verschiedenen Äste des Erzählbaumes zu einem einzigen starken Stamm zusammenfinden.

■ **Krankheit und die Bedeutung von Erinnern: Das autobiografische Gedächtnis**
Für die persönliche Geschichtsschreibung gibt es im menschlichen Körper bestimmte Hirnregionen und Nervenverbindungen, deren Arbeit darin besteht, die Daten der persönlichen Entwicklungsgeschichte in Form eines chronologisch geführten Archivs zu verwalten (Markowitsch u. Welzer 2005). Hier wird „richtig" von „falsch" getrennt, Realität von Fantasie.

Darüber hinaus ist das autobiografische Gedächtnis auch jener Ort in uns, der nicht nur die „historischen Wahrheiten", die harten Fakten speichert und bewahrt. Es ist auch der Ort, an dem persönliche Mythen entstehen. Diese Form von Geschichten über die eigene Person hilft dem einzelnen, das Leben zu meistern. Wichtige Funktion des „Märchenerzählers" im Menschen ist es, sich selbst gleichsam als Hauptdarsteller auf der Bühne des Lebens ernst zu nehmen. Bei der Bewältigung von schweren Erkrankungen, die als Krise erlebt werden, hilft dieser Märchenerzähler, die „passende" Geschichte zu finden, um auch diese Wunden annehmen zu lernen. Die Aufgabe von Begleitern könnte sein, dem kranken Menschen zu helfen, aus Bruchstücken und Scherben, die oft die Folge dramatischer Ereignisse sind, eine neue ganze Gestalt zu formen (▶ Abschn. 3.2.1).

❯ Das autobiografische Gedächtnis speichert Fakten und verwahrt persönliche Mythen. In der letztgenannten Funktion tritt es als „Märchenerzähler" auf und ermöglicht Neugestaltungen einzelner Lebensabschnitte.

■ ■ **Selbstdefinierende Erinnerungen**
Ein Leben lang suchen Menschen die Frage zu beantworten, wer sie eigentlich sind. Dabei spielt der gesamte Bereich der sogenannten selbstdefinierenden Erinnerungen („instrumentelles Erinnern", „transmissive Erinnerungen") eine große Rolle, die bei lebensgeschichtlichen Gesprächen im Mittelpunkt stehen und viel dazu beitragen, dass man seine Identität auch über die Jahre hin erhalten kann (▶ Abschn. 2.2.2). Geprägt werden sie von den vielen großen und kleinen Ereignissen des Lebens und geben diesem gleichzeitig Form und Farbe. „Wer bin ich?", diese Frage kann mit einer Fülle von Erinnerungen beantwortet werden, die aus der Vergangenheit stammen, in die Gegenwart münden und in die Zukunft weisen. Es sind Berichte von „stolzen" Daten, Siegen und Niederlagen, von Liebe, Leidenschaft, Enttäuschung, von Macht und Ohnmacht … Menschen wählen ihre Erinnerungen ganz gezielt aus, die sie zur Zeichnung ihrer Person verwenden. Dabei werden jene Lebensthemen aufgegriffen, in denen der „eigentliche" Mensch aufleuchtet, jener

Mensch, der man ist, sein könnte oder vielleicht auch nur manchmal sein möchte. Durch die Auswahl der Erinnerungen, die als „zu meiner Person gehörend" betrachtet werden, eröffnen sich zahlreiche „heilende" Möglichkeiten (Lukas 2003).

Die Tatsache, dass ein Auswählen der selbstdefinierenden Erinnerungen möglich ist, lässt ein aktives Gestalten der eigenen „Person" zu. Auswählen heißt immer auch, dass man sich für etwas Bestimmtes entscheidet und etwas Anderes „liegen lässt". Das „Ja" für eine Erinnerung bedeutet gleichzeitig immer auch ein „Nein" für eine andere Schreibweise dieser Erinnerung. Bei der Bewältigung von schwierigen Situationen kann dies genützt werden im Sinne einer „Reparatur". Behutsames Hinführen zur Fülle nicht ausgesprochener Erinnerungen (▶ Abschn. 2.2.3) und ein geduldiges Zuhören unterstützt die Suche nach der „heilsamen" Erinnerung. Es ist die Suche nach jener Schreibweise, die vielleicht mehr Platz für traumatische Ereignisse lässt, die andere Sichtweisen ermöglicht und andere Akzente setzt. Altes in neuem Licht zu sehen, wird nicht nur von vielen Therapeuten als wichtiges Ziel betrachtet – wichtiger als immer nur nach „Neuem" zu suchen! Ein Perspektivenwechsel ist in diesem Zusammenhang besonders hilfreich. So kann beispielsweise die Verwandlung der Aussage: „Das Glas ist halbleer", zur Aussage: „Das Glas ist halbvoll", Raum für ressourcenorientierte Erinnerungen schaffen, die sich weniger an den Defiziten als vielmehr an positiven Lebensaspekten orientieren (▶ Abschn. 3.2.1).

> ❯ Selbstdefinierende Erinnerungen machen es möglich, auszuwählen und jene Erinnerungen zusammenzufügen, die für die jeweilige Situation hilfreich sind.

▪ ▪ Lebensgeschichten umgestalten
Die prinzipielle Veränderbarkeit von Erinnerung durch neue Akzentsetzungen (▶ Abschn. 2.2.1) und die Möglichkeit, die vorhandenen Freiräume der Erinnerungslandschaft mit neuen Elementen aufzufüllen, machen es möglich, die Lebensgeschichte bis zu einem gewissen Grad umzuschreiben. Man könnte auch sagen, Erinnerungen können der Gegenwart angepasst und je nach Lebenssituation ausgetauscht werden. Das heißt nicht, dass sie beliebig sind! Doch im Laufe des Lebens ereignet sich so

viel, dass im Inneren jedes Menschen eine enorme Fülle an Erinnerungen ruht. Als hohe Erinnerungsberge, tiefe Erinnerungsseen und weite Erinnerungsfelder bleiben sie bis zu einem gewissen Grad ein Leben lang erhalten und sind das Ausgangsmaterial für die Gestaltung und Umgestaltung von Lebensgeschichten.

Bleibende Veränderungen, die nicht alle Menschen einer sozialen Gemeinschaft erleben und bewältigen müssen, sind für Betroffene eine besondere Herausforderung. Selten können Patienten auf eigene Erfahrungswerte oder auf soziale Modelle und Vorbilder zurückgreifen. Das erschwert den Prozess der Neuorientierung und Neugestaltung. Es gibt beispielsweise keine sozial verbindlichen Anhaltspunkte, wie man sich als Querschnittgelähmter mit seinem Schicksal aussöhnen kann. Es gibt keine Normen dafür, was Krebskranke tun und lassen sollen. Und so kann es im Fall schwerer Krankheit oder bleibender Behinderung sehr hilfreich sein, den Geschichtenerzähler im Patienten anzusprechen und nach Möglichkeiten zu suchen, eine Brücke zu „Bewältigungserinnerungen" zu bauen: Erinnerungen an Situationen, in denen Schlimmes überstanden wurde, in denen man Zeuge von „Heldentaten" wurde, in denen man sich vorgestellt hatte, wie es wäre, wenn … Das Hinführen zu den Erinnerungslandschaften in den Patienten stellt eine enorme positive Kraft und ein selbstheilendes Potential dar. Im Mittelpunkt biografischer Arbeit stehen hier Bemühungen, die Erinnerung von Gestern für das Heute relevant zu machen und zu nutzen.

> ❯ Das Material der neu zu schreibenden Lebensgeschichte setzt sich aus vielen Facetten der Vergangenheit, den Gegebenheiten der Gegenwart und den Hoffnungen und Erwartungen für die Zukunft zusammen.

2.1.5 Beispiele aus der Praxis: Biografiearbeit als Bewältigungshilfe

Bevor an ein Eintauchen in ein lebensgeschichtliches Gespräch zu denken ist, geht es bei der Begleitung kranker Menschen zunächst um das Erfassen der Situation. Dabei ist es wichtig, das Gegenüber mit allen Sinnen wahrzunehmen und sich nicht nur auf das gesprochene Wort zu verlassen. Im zwischenmenschlichen Miteinander spielt das gesprochene Wort nur scheinbar die wichtigste Rolle. Zwei Drittel aller Signale kommen aus dem nichtsprachlichen Bereich (▶ Abschn. 1.3.1). Es sind Faktoren wie die Mimik des Kranken, seine Gesten, seine Körperhaltung und vieles andere mehr, die wichtige Hinweise auf das Befinden und die subjektive Situation des Betroffenen geben können. Oft ist es ein intensiver Blickkontakt, der das Bedürfnis nach einem Gespräch ausdrückt. Die Antwort auf solch ein Signal kann z. B. in einer Frage bestehen, wie etwa: „Darf ich mich zu Ihnen setzen?", „Haben Sie die Untersuchungen für heute schon hinter sich?" oder in einer Geste, wie einem verständnisvollen Lächeln oder einer behutsamen Berührung.

Die Bewältigung belastender, traumatischer und oftmals Leben verändernder Ereignisse wird bis zu einem gewissen Grad davon abhängen, wie gut es gelingt, Verbindungen zum Lebensganzen herzustellen und einzelne Fäden zurück in die Vergangenheit zu knüpfen, die das Gefühl von „Ich habe schon vieles bewältigt!" vermitteln. Auf diesen dünnen „historischen Sträßchen" können Botschaften aus alten Erfahrungen in die Gegenwart gelangen. Alles, was bei der Bewältigung von Krankheit, Leid, Verletzung, Schmerz und anderen Negativ-Erfahrungen zu einem früheren Zeitpunkt schon einmal geholfen hat, kann als „Strategie", als Kraftquelle wieder aktualisiert werden. Allmählich wird dann aus dem Sträßchen eine Straße. Auch die Erfahrungen anderer Menschen, Vorbilder, Modelle und die Erinnerung, wie andere Menschen in ähnlichen Situationen ihr Leben bewältigten, fließen in die Erinnerungsstraßen ein und können zum Ausgangspunkt eines neuen Lebensentwurfs werden, wie im folgenden Beispiel.

Beispiel: Alexanders Geschichte

Alexander, 26 Jahre, saß mit Freunden zusammen. Sie hatten einander schon lange nicht mehr gesehen und wollten ihr Wiedersehen feiern. Es war spät geworden, draußen dämmerte der Morgen. Alexander fuhr mit seinem Auto nach Hause. Doch er kam nicht weit. In einer Rechtskurve rutschte das Auto weg, stürzte über die Böschung und prallte gegen einen Baum. Als Alexander im Krankenhaus wieder aufwachte, teilten ihm die Ärzte mit, dass er querschnittgelähmt sei. Nach Operationen und ersten Mobilisierungsversuchen kam Alexander in ein Rehabilitationszentrum. Dort sollte er lernen, mit seiner Behinderung umzugehen. Alexander wurde mein Patient.

Im Laufe der vielen Stunden, die wir gemeinsam versuchten, Möglichkeiten der Lebensgestaltung für Alexander zu finden, merkte ich, wie sich langsam Veränderungen in seinen Erzählungen vollzogen. Zuerst war Alexander stumm. Er hatte sich vollkommen in sein Schneckenhaus zurückgezogen. Fragen nach seinem Befinden beantwortete er prinzipiell nicht. Er schien überhaupt kein Interesse an seiner Umwelt zu haben. Ich ging dazu über, keine Fragen mehr zu stellen, sondern neben den physiotherapeutischen Übungen etwas von mir zu erzählen, von meinem Arbeitstag, von kleinen alltäglichen Banalitäten. Eines Tages erkundigte ich mich, ob er mir nicht etwas von sich erzählen wolle. Ein langer Blick war die einzige Antwort. Auch meine Antwort war ein „stummer" Blick. Aber irgendetwas hatte sich verändert.

Alexander begann in den nächsten Tagen, das eine oder andere aus seinem Leben zu berichten. Es waren zuerst nur kleine Episoden aus seinem Patientenalltag. Doch schon bald nahm er seinen Heimatort mit in die Erzählungen, später seine Familie, seine Freunde. Dann stoppte er wieder. Verstummte. Kehrte wieder zum Anfang zurück. Schaute mich lange an. Verstummte wieder, um sich nach einer Pause abermals nach meinem Alltag zu erkundigen. Ich hatte das Gefühl, für Alexander war es zum einen wichtig, dass er etwas von mir erfuhr und zum anderen, dass er selbst Thema und Tempo seiner Erzählungen bestimmen konnte. Es ging ihm um die Balance zwischen mir als Zuhörer und ihm als Erzähler und um seine Autonomie im Erzählvorgang selbst. Dies war angesichts seiner eingeschränkten Bewegungsmöglichkeiten doppelt bedeutsam.

Eines Tages, es waren schon einige Wochen vergangen, brach seine Unfallgeschichte aus ihm heraus. Es war wie ein Aufschrei nach all dem Schweigen und den Versuchen, sich „im Reden zu üben", wie er es nannte. Ab diesem Moment erzählte mir Alexander Tag für Tag immer wieder die „gleiche" Geschichte, eine Geschichte in der Geschichte … Einmal war sie wie ein Skelett, er nannte nur die wichtigsten Fakten. Dann wieder holte Alexander weit aus und schilderte alles, was vorher passierte, an was er sich alles erinnerte, wie er auf die Ärzte reagierte, was er dachte, fühlte. Manchmal erstarrte er schier in seiner Panik. Dann wurde er wieder ganz weich und konnte sein Schicksal beweinen. Einmal erzählte er, „wie es wirklich war", dann wieder „wie es hätte sein können".

Nach und nach tauchte er in seine Vergangenheit ein und holte viele Erinnerungen heraus. Er sah sich als kleinen Jungen, der von einem Kirschbaum stürzte und sich einen Arm brach … Er sah sich als Kind eine steile Straße hinunterlaufen und fallen … Er erinnerte sich an Träume, in denen er vor einem großen Mann weglaufen wollte, doch seine Beine versagten … Er sah sich gefangen im Schwitzkasten seines großen Bruders … Alexander suchte in seinen Erinnerungen nach Erlebnissen, die eine ähnliche seelische Qualität hatten wie seine Unfallgeschichte. Und er suchte nach Erinnerungen über Ereignisse, bei denen er Schwierigkeiten gemeistert hatte. Er dachte darüber nach, wie er bisher auf „nein, das geht nicht" oder „das ist nicht möglich" reagiert hatte.

Dann machte er sich auf die Suche nach Möglichkeiten, dem Leben einen Sinn abzuringen – trotz allem, was geschehen war. Alexander fand eine „Schlüsselerinnerung", die dieses „trotzdem" zum Thema hatte. Es war nicht die Erinnerung an ein bestimmtes Erlebnis aus seinem eigenen Leben.

Es war die Erinnerung an seinen Großvater. Er sah seinen Großvater im Rollstuhl in der Sonne sitzen. Er sah ihn schmunzeln und das Leben genießen. Er sah ihn vor sich: lachend, stöhnend, fluchend, tatkräftig, voll Leben. Und er liebte diesen Großvater. Er stellte Ähnlichkeiten zwischen sich und dem Großvater fest und erzählte viele Geschichten von dem alten behinderten Mann. Diese Erinnerungsketten halfen Alexander, ganz langsam auch sein eigenes Schicksal anzunehmen.

Begleiter können sich ihre Arbeit dadurch erleichtern, indem sie für jede Gesprächssituation Verlaufsprotokolle anlegen und Gesprächsanalysen vornehmen. Dadurch wird es beispielsweise rascher möglich, einen roten Faden zu erkennen oder durch

die spezielle Wortwahl Auskünfte über den sozialen Hintergrund, persönliche Deutungsmuster oder den jeweils bevorzugten Sinneskanal zu erhalten. Dies kann auch zu wichtigen Wegweisern für den weiteren Verlauf des lebensgeschichtlichen Gesprächs werden. Darüber hinaus wird es leichter möglich, einzelne Bausteine zu erkennen und hervorzuheben, die auch in anderen Begleitsituationen eingesetzt werden können.

In der Begleitung von Alexander ist es relativ rasch gelungen, Brücken in die Vergangenheit zu bauen und die Erinnerungen für die Bewältigung der Gegenwart zugänglich zu machen. Das ist nicht immer der Fall. Bei manchen Patienten geht das leichter, dann wieder dauert es länger, bis jene Orte in der eigenen Geschichte gefunden werden, die als heilsame Erinnerungsplätze ausgewählt werden können.

Schritte in der lebensgeschichtlichen Begleitung von Alexander, die auch auf andere Situationen übertragbar sind

- Akzeptieren des Verstummens angesichts der dramatischen Lebensveränderung bei gleichzeitigen Angeboten, etwas aus dem Alltag und dem Leben der Begleitperson zu erfahren (Vertrauensvorschuss)
- Blickkontakt herstellen und nonverbale „Gespräche" führen
- Sprechansätze verstärken, die angesprochenen Themen aufgreifen und durch interessierte Fragen erweitern (z. B. „Sie haben mir gestern von Ihrem Bruder erzählt. Haben Sie noch andere Geschwister?" „Die kleinen und großen Unfälle der Kindheit bleiben doch gut in Erinnerung! Was hat Sie denn trösten können?")
- Dem Patienten die Zeit und die Freiheit lassen, seinem eigenen Erzählrhythmus und Erzähltempo zu folgen
- Erneutes Verstummen weniger als „Rückschritt", sondern eher als Atempause verstehen; neutrale Gesprächsangebote machen

- Geduldig den Nebenerzählungen (Geschichten aus der Vergangenheit) lauschen, die belastende Haupterzählung (Geschichte des Unfalls) und damit verbundene Gefühlsschwankungen aushalten
- „An der Seite" des Patienten bleiben (nicht vorauseilen oder drängen), wenn er sich auf die Suche nach einer heilsamen Schlüsselerinnerung begibt

In der sprachlichen Auseinandersetzung mit ihrer Erkrankung kann man bei vielen Menschen ein Ringen um passende Worte und ein Suchen nach der „richtigen" Geschichte bemerken. Sehr oft wird auch versucht, eine „Chronologie des Schreckens" zu erstellen. Dabei können Patienten pedantisch genau nach Fakten und Daten suchen und sie in Beziehung zueinander setzen. Dies scheint ein Versuch zu sein, dem inneren Chaos zu entrinnen und wieder Ordnung in das eigene Leben zu bringen. Er sollte in jedem Fall ernst genommen und zurückhaltend unterstützt werden. Die aktive Suche nach „wann", „wo", „wer" oder „was" muss der Patient selbst leisten – andernfalls könnte der Erzählfluss leicht gestoppt werden (▶ Abschn. 1.3.2). Oft muss diese Chronologie umgeschrieben, ergänzt oder erweitert werden. Die Aufgabe der Begleiter besteht in dem Angebot, den Patienten bei seiner Faktensuche zu einem „lauten Nachdenken" anzuregen und dadurch erste Schritte des Aussprechens möglich zu machen.

In der biografiegeleiteten Begleitung akut Erkrankter oder chronisch Kranker besteht der erste Schritt hinein in den Bereich lebensgeschichtlicher Gespräche demnach in der Unterstützung der Betroffenen, überhaupt Worte für ihre Situation zu finden. Erst wenn Menschen in der Lage sind, ihr Entsetzen, ihren Schrecken, ihre Wut und Verzweiflung auszudrücken, können sie damit beginnen, die Geschehnisse in ihr Lebensgefüge einzubauen. Ziel eines Dialogs ist es, die traumatischen Erfahrungen nicht als Fremdkörper „draußen vor der Tür" zu lassen, sondern als Teil der eigenen Lebensgeschichte zu begreifen. Irgendwann können die harten Fakten dann durch persönliche Impressionen, Stimmungsbilder, wichtige „Leitsätze" oder

erzählerische Elemente ergänzt, ausgebaut und erweitert werden. Dies alles kann auch als „Trauerarbeit" (▶ Abschn. 2.1.1) verstanden werden.

Beispiel: Marias Geschichte

Maria war 45 Jahre alt, als sie von ihrer Erkrankung erfuhr. Brustkrebs. Sie stand lange Zeit unter einem schweren Schock und war sprachlos. Ihre Familie konnte nicht verstehen, dass die sonst so redegewandte Frau, die der lebendige Mittelpunkt einer 5-köpfigen Familie war, unter dem Eindruck ihrer Diagnose verstummte. In diesem Zustand der ohnmächtigen Verzweiflung und Sprachlosigkeit traf ich Maria. Es war der Beginn einer intensiven Begleitung. Der Aspekt der lebensgeschichtlichen Gespräche stand immer im Vordergrund, auch wenn er sich zunächst nur auf stumme Dialoge bezog: Gemeinsamer Gang zu den Untersuchungen, gemeinsames Warten in diversen Wartezimmern ... Durch dieses wortlose „Da-Sein" konnte ich mich gut auf Maria einstellen. Ich erlebte die Atmosphäre in der Klinik mit und spürte die Anspannung auf dem Weg zum Behandlungsraum.

Maria setzte dann den ersten Schritt zu einer Gesprächssequenz, die im Wesentlichen aus dem Faktensammeln über ihre Krankheit und möglichen Behandlungsmethoden bestand. Sie trat ein in das Karussell von Fragen, das sich letztlich für alle Patienten irgendwann im Krankheitsverlauf zu drehen beginnt. Bereits bei den ersten Ordnungsversuchen brachte Maria viele autobiografische Elemente ein und begann an jenen Fäden zu weben, die schließlich ihren „Hoffnungsteppich" bildeten.

Nach und nach trat ihre Sprachlosigkeit zurück und das Bedürfnis der Umgestaltung wichtiger Aspekte ihres Lebens trat in den Vordergrund. Sie versuchte, ihre eigene Vergangenheit in Bezug zu setzen zu ihrer Gegenwart. Schon rasch tauchten die Fragen auf: „War ich immer auch schon die kranke Maria?" bzw. „Bin ich auch heute noch die gesunde Maria?" Schließlich drehten sich viele Gespräche darum, ob man nicht immer in gewissem Sinn ein bisschen krank **und** gesund zu gleich sei. Maria vertrat einmal diesen Standpunkt, dann wieder den anderen. Sie schwankte hin und her, sie rang mit beiden Vorstellungen und brachte viele Beispiele aus ihrer eigenen Geschichte und aus der ihrer Freunde und

Bekannten. Immer deutlicher setzte sich schließlich die Überzeugung durch, dass es „gesund" nicht wirklich gibt. Jeder sei in gewissem Sinn immer auch ein bisschen krank.

Und dass jeder Kranke auch immer noch einen Rest an Gesundheit hat, dieser Glaube gab ihr die Kraft, an die Zukunft zu denken. Sie versuchte, diesen Gedanken auch aufs Papier zu bringen. Etwas verlegen lächelnd zeigte Maria mir ihre Bilder. Es waren bunte Farbkompositionen, in denen hell und dunkel, rot und grün, gelb und schwarz mit einander zu kämpfen schienen. Maria hatte an eine liebe Gewohnheit aus Jugendtagen anknüpfen können, in denen sie nach eigenen Aussagen „eine leidenschaftliche Farbenkleckserin" war.

Bei einem unserer letzten Gespräche im Rahmen der Begleitung konnte Maria auf die in den vielen Gesprächen geleistete Arbeit stolz zurückschauen. Sie sagte: „Ich habe das Gefühl, ich habe mein ganzes Haus umbauen müssen! Jetzt kann ich wieder in ihm leben!"

Auch aus der biografiegeleiteten Arbeit mit Maria lassen sich einige Bausteine herausgreifen, die für die Begleitung anderer Patienten hilfreich sein kann.

> **Schritte in der lebensgeschichtlichen Begleitung von Maria, die auch auf andere Situationen übertragbar sind**
> ▬ Akzeptieren der Sprachlosigkeit und Einstimmen auf die Erlebniswelt der Patientin
> ▬ Unterstützung des großen Bedürfnisses, Fakten zu sammeln, z. B. Hilfestellung bei der Erstellung von Zeitrastern (Geschichte der Erkrankung, Therapiekalender mit persönlichen Anmerkungen)
> ▬ Anregung, ein Tagebuch anzulegen
> ▬ Anregung, die eingeholten Informationen, Zeitungsartikel über Therapiealternativen u. Ä. mit Datum zu versehen und in einem Ordner zu sammeln
> ▬ Genaues Zuhören; mit eigenen Worten wiederholen und zusammenfassen, was die Patientin mitteilt („aktives Zuhören")

> ▬ Wahrnehmen von Veränderungen im Erzählverhalten und Unterstützung bei der Suche nach Ressourcen aus positiv bewältigen Lebenserfahrungen der Patientin
> ▬ Impuls, den eigenen Lebensweg zu malen, unterstützen
> ▬ Die in den Erzählungen gewählten Worte aufgreifen und gedankliche Assoziationen anregen (z. B. „ … gesund – krank? Können Sie mir das genauer beschreiben, was Ihnen da durch den Kopf geht?", „Sie haben von einem Umbau gesprochen. Wie meinen Sie das?")
> ▬ Aufmerksames Beachten, welche Spuren aus der Vergangenheit zurückverfolgt werden, und sanftes Unterstützen positiver Aspekte

Das Eintauchen in biografisches Arbeiten erleichtert vielen Patienten notwendige Anpassungen an ihre neue Lebenssituation, an ein Leben mit einer Krankheit oder einer Behinderung und den damit verbundenen Einschränkungen. Die Schatzkammer der Erinnerungen, die jeder Mensch im Laufe seines Lebens in seinem Inneren angelegt hat, hält immer auch Hilfreiches bereit, an dem man sein Leben neu orientieren und neue Kapitel seiner Lebensgeschichte gestalten und ausformulieren kann.

> **Bedeutung der Erinnerungsarbeit in der Begleitung von kranken Menschen**
> ▬ Bewältigung traumatischer Ereignisse durch erzählendes Verarbeiten
> ▬ Integrieren von Krankheit, Verletzung oder Behinderung in die Lebensgeschichte
> ▬ Möglichkeit, verletzende Erfahrungsbereiche zu reparieren
> ▬ Vorstoßen zu vergessenen Ressourcen
> ▬ Finden hilfreicher persönlicher Mythen und heilsamer Geschichten über sich selbst

Der Weg zu einem inneren Heilwerden ist für den Patienten oft ein langer und mühsamer. Doch nicht nur für ihn. Dieser Weg kann auch für die Begleiter lang und beschwerlich sein. In der Begleitung von Menschen mit schweren Schicksalsschlägen, wie sie etwa die Erkrankung an Krebs, schwere chronische Leiden oder bleibende Behinderungen darstellen, muss man den Satz von Karl Rogers für sich selbst bedenken: „Man kann niemandem helfen, wenn man sich nicht selbst aufs Spiel setzt." (Rogers 2005). Dieses „Aufs-Spiel-Setzen" bedeutet, sich selbst als „Mensch" und nicht nur als Fachmann/- frau einzubringen, ein „Miteinander" zu wagen, die Grenzen fließend zu gestalten und zu riskieren, dass man selbst ganz tief berührt wird. Sich selbst „aufs Spiel setzen" bedeutet auch, mit allen Sinnen zuzuhören, den anderen ernst und in seinem Leid anzunehmen. Ernst Strohal drückt das so aus:

▪▪ Ernstnehmen

> Ernstnehmen heißt zuerst: hören.
  Sich Zeit und Kraft nehmen
  für eine möglicherweise
  lange Geschichte.
  Sie beginnt vielleicht
  in glanzvoller Zeit
  und führt in ungeahnte Tiefe.
  Ernstnehmen heißt:
  verzichten auf schnelle Urteile, auf einfache Schablonen.
  Ernstnehmen heißt:
  dem anderen Denk-
  und Gefühlsverläufe zugestehen,
  die mir vielleicht fremd
  oder unheimlich sind.
  Ich lasse mich auf ein Wagnis ein,
  wenn ich einen Schlafenden wecke,
  der nicht mehr geweckt werden wollte.
  (Strohal 1990)

▪ Fazit

- Krankheit wird als „Angriff" auf „Leib und Leben" erlebt – dies löst Angst aus. Angst zeigt sich auf der körperlichen (z. B. Zittern), verhaltensbezogenen (z. B. aggressives Agieren), kognitiven (z. B. negative Erwartungshaltung) und emotionalen (z. B. Gefühl der Hilflosigkeit) Ebene.

- Je unklarer der Ausgang der Erkrankung oder die Folgen einer Verletzung sind, desto belastender wird die Situation erlebt und desto wichtiger werden stabilisierende Gesprächsangebote (Aufbau einer Vertrauensbasis durch Interesse am Menschen und nicht nur an seiner Krankheit!).

- Bei der Bewältigung von Krankheit, Behinderung und den Folgen von Verletzungen spielen individuelle Faktoren wie die Persönlichkeit des Patienten, seine private und berufliche Situation und sein Wertesystem ebenso eine Rolle wie universelle Muster (Durchlaufen eines Trauerprozesses, Sterbephasen, krankheitstypische Muster).

- Bei Schmerzzuständen kann man zwischen akuten Schmerzen und chronischen Schmerzen unterscheiden. Als wichtiges Unterscheidungskriterium dient die Dauer des Schmerzzustandes. Halten Schmerzen länger als drei bis sechs Monate an und bleiben auch nach Wegfall des Auslösers bestehen, ist von chronischen Schmerzen oder dem sog. chronischen Schmerzsyndrom zu sprechen. Starke Gefühle der Freude beispielsweise sind durchaus in der Lage, Schmerzen für eine gewisse Zeit in den Hintergrund zu drängen. Andererseits können soziale Isolation, Einsamkeit, Furcht, Angst oder Trauer dazu führen, dass Schmerzen sehr intensiv und belastend erlebt werden.

- Biografiegeleitetes Arbeiten nimmt seinen Ausgangspunkt bei der genauen Beobachtung und Wahrnehmung des Patienten in seiner Gesamtheit mit allen für ihn typischen Reaktionsweisen (Patienten dort abholen, wo sie gerade stehen).

- Ziel der Biografiearbeit in der Begleitung kranker Menschen ist es, eine Vertrauensbasis zu schaffen („Ich interessiere mich für Sie."), den Patienten emotional zu stabilisieren („Ich bin für Sie da."), Orientierungshilfen anzubieten („Ich nehme mir Zeit für Ihre Fragen.") und die Suche nach Ressourcen zur Krankheitsbewältigung einzuleiten („Ich begleite Sie ein Stück Ihres Weges.").

2.2 Alt-Sein: Die psychosoziale Situation alter Menschen als Ausgangpunkt biografischer Ansätze in der Begleitung

» Älterwerden heißt selbst ein neues Geschäft antreten; alle Verhältnisse verändern sich und man muss entweder ganz zu handeln aufhören oder mit Willen und Bewusstsein das neue Rollenfach übernehmen.
(Johann Wolfgang von Goethe)

Das Thema „Alter" spielt nicht nur für jeden Einzelnen im Laufe seines Lebens eine wichtige Rolle, sondern berührt viele Bereiche der Gesellschaft. Unterschiedliche Berufsgruppen und Wissenschaftszweige setzen sich mit der Lebensspanne jenseits der Lebensmitte auseinander und zeigen vielfältige Handlungsmöglichkeiten auf. Je nach persönlichem Standpunkt, individuellen Erfahrungen, wissenschaftlicher Fachrichtung oder gesellschaftspolitischer Sichtweise stehen andere Aspekte im Vordergrund. Zu nennen sind der biopsychosoziale Bereich (individuelle Entwicklungsprozesse), der demografische Bereich (Entwicklung der Bevölkerungsstruktur) und der gesellschaftspolitische Bereich (Entwicklung von Vor- und Versorgungsstrukturen). In der konkreten Begleitung alter Menschen werden Fachkräfte immer wieder mit Aspekten der genannten Bereiche konfrontiert. Sie erleben beispielsweise, welche körperlichen und seelischen Veränderungen alte Menschen erfahren. Statistische Zahlen und demografische Hochrechnungen wiederum bestimmen u. a. den Personalschlüssel innerhalb der Institution, in der sie beschäftigt sind, oder nehmen Einfluss auf geplante Neubauten.

Erkenntnisse aus Wissenschaft und Forschung ermöglichen ein tieferes Verstehen der spezifischen Situation alter Menschen. Darüber hinaus leisten sie wichtige Beiträge für die Entwicklung praxisrelevanter Begleit- und Pflegemaßnahmen. Im Folgenden wird versucht, einzelne Sichtweisen und wissenschaftliche Herangehensweisen darzustellen und hinsichtlich ihrer Bedeutung für den Einsatz biografieorientierter Methoden zu diskutieren. Die Entwicklung der letzten Jahre hat gezeigt, dass der biografische Ansatz bei Überlegungen zu qualitätssichernden Maßnahmen in der Begleitung und Pflege alter Menschen eine zunehmend wichtige Rolle spielt. Dies umso mehr als der Einsatz biografischer Methoden nicht nur den alten Menschen ein Mehr an Lebensqualität bringt, sondern auch zur Entlastung der oft angespannten psychischen Situation von Pflegekräften beitragen kann. Biografiearbeit ermöglicht echte Begegnung und sinnerfüllte Kommunikation zwischen Betreuern und Betreuten und kann damit einem vorzeitigen Ausbrennen („Burnout-Syndrom") gegensteuern (▶ Abschn. 4.2).

2.2.1 Lebensphase Alter

■ **Demografisch-gesellschaftlicher Zugang**
Die vergangenen Jahre und Jahrzehnte brachten eine drastische Veränderung der Altersstruktur mit sich und löste dadurch auf allen Ebenen der Gesellschaft viele Debatten aus. Angefangen von jedem Einzelnen, der sich bewusst wird, dass er mit hoher Wahrscheinlichkeit viele Jahre seines Lebens als „alter Mensch" verbringen wird, über Politiker, die an neuen Renten- und Pflegemodellen arbeiten, bis hin zu Fachkräften, die sich in ihrem Berufsalltag speziell „den Alten" widmen.

Blickt man zurück in die Geschichte, wird deutlich, dass das Alter als eigenständige und gesellschaftlich diskutierte Lebensphase für eine große Anzahl von Menschen erst seit relativ kurzer Zeit in den Blickpunkt gerückt ist. Dies hängt mit der Entstehung moderner Industriestaaten zusammen, in denen das Pensions- und Rentenwesen eingeführt wurde und gesetzlich bestimmte Altersgrenzen für die Erwerbstätigkeit. Durch diesen gesellschaftlich festgelegten Bereich von „Alter" treten viele Aspekte deutlicher ins Bewusstsein als dies vorher geschah. Alt wurde man in jeder Generation. Doch die Bedeutung, die diesem Lebensabschnitt beigemessen wurde, war sowohl individuell als auch gesellschaftlich recht unterschiedlich. Heutzutage greifen politische Entscheidungen massiv in persönliche Möglichkeiten und persönliches Erleben der Lebensphase ein, die jenseits der Lebensmitte liegt.

Niemand kann sich ganz der von außen auferlegten Altersdefinition verschließen. Auf allen Ebenen des Lebens wirken – auch und gerade bei alten Menschen – äußere Wertvorstellungen und Bilder auf die Lebensgestaltung ein, sei dies durch die medial verbreiteten Botschaften, die vielfältigen sozialen, kulturellen und freizeitorientierten Angebote oder die vorgegebenen Fristen für den Ausstieg aus der Erwerbstätigkeit. Ob man sich dabei persönlich jung oder alt oder „noch nicht **so** alt" definiert oder fühlt, ist unbedeutend. Der gesellschaftlich geregelte Ausstieg aus der Erwerbstätigkeit durch Renten- und Pensionsmaßnahmen bringt in der heutigen Zeit eben **die** entscheidende Zäsur mit sich. Ab diesem Zeitpunkt beginnt in der Selbst- und Fremdeinschätzung das Alter oder zumindest wichtige Aspekte des Alters. Die Menschen scheiden aus einem Prozess aus, in dem sie die Gebenden, Tatkräftigen, Aufbauenden waren. Manche sprechen vom „wohlverdienten Ruhestand", andere von den „geschenkten Jahren" ...

Demografische Daten zeigen, wie sich die Altersverteilung in der Gesamtbevölkerung westlicher Industriestaaten über die Jahre von der Form einer Pyramide, deren breite Basis einen hohen Anteil an jungen Menschen symbolisiert, verändert hat. Prognosen für die Zukunft weisen auf einen weiteren Gestaltwandel hin, was durch eine weiterhin schwindende Geburtenrate bei gleichzeitigem Anstieg der Lebenserwartung zu erklären ist. Was bedeutet das nun konkret? Zum einen heißt dies, dass immer mehr Menschen immer älter werden. Durch die Verknüpfung von Alter mit dem Ausstieg aus dem Berufsleben bedeutet es aber auch, dass der Abschnitt Alter im Leben jedes Einzelnen an Bedeutung zunimmt. Ergebnisse demografischer Arbeiten belegen, dass bei Männern die sogenannte Altenphase im Durchschnitt bei einem Viertel der gesamten Lebenszeit liegt, bei Frauen handelt es sich um ein Drittel. In Jahren ausgedrückt – gemessen an der durchschnittlichen Lebenserwartung – sind das 20 bzw. 26 Jahre! Tendenz steigend. Es liegt auf der Hand, dass eine so große Zeitspanne ein wichtiger Bestandteil der Gesamtbiografie ist und nach Strukturierung und Gestaltung verlangt. In jedem Fall gilt es, eine Lebensspanne inhaltlich zu füllen, die die Generationen vor uns nur in seltenen Fällen erreichten (Kruse 2007, Oswald et al. 2008, Zeyfang et al. 2012).

> **Das Ende der Berufstätigkeit wird aus sozialpolitischer Sicht in westlichen Industriestaaten mit dem Eintritt in den Lebensabschnitt Alter gleichgesetzt.**

Auf die Frage, wann ein Mensch alt ist, gibt es jenseits der eben angeführten Verbindung zwischen Alter und dem Ende der Erwerbstätigkeit viele unterschiedliche Antworten. „Alter ist keine Frage von Jahren", sagt Frau M., „Alter beginnt in der Jugend", meint Herr F., „Alter muss als soziale Dimension der Gesellschaftsstruktur und zugleich als normative und symbolische Dimension verstanden werden" heißt es in einer wissenschaftlichen Definition (Amann u. Kolland 2007, S. 39). Um einen gemeinsamen Sprachgebrauch bemüht, entwickelte die Weltgesundheitsorganisation (WHO) ein Kategoriensystem, in dem die zweite Lebenshälfte in die Bereiche ältere, alte, hochbetagte und langlebige Menschen eingeteilt wird. Ein gröberes Raster bietet die Unterscheidung zwischen „junge Alte" und „alte Alte" an, was sich in der Praxis stärker durchgesetzt hat.

Altersgliederung (WHO)
- Ältere Menschen: 60–75 Jahre
- Alte Menschen: 75–90 Jahre
- Hochbetagte: älter als 90 Jahre
- Langlebige: älter als 100

Für die Begleitung von alten Menschen sind die eben erwähnten Fakten relevantes Hintergrundwissen. Darüber hinaus stellt sich jedoch die Frage, wie Alter auf der persönlichen Ebene erlebt wird, welche Bedürfnisse alte Menschen haben und welche Möglichkeiten der Unterstützung sich anbieten.

■ **Entwicklungspsychologischer Zugang**

Für ein tieferes Verständnis der Lebensspanne Alter ist die Arbeit von Erik Erikson (Erikson 2008) besonders hilfreich. Exakte numerische Angaben zu den einzelnen Phasen fehlen in diesem Modell – ebenso wie in dem vergleichbaren Ansatz von Romano Guardini (Guardini 2008), der die einzelnen Lebensstationen auch als Lebensalter bezeichnet. Im Mittelpunkt der Ausführungen stehen Entwicklungsprozesse, die das Heute eines Menschen auf dem Hintergrund seiner Vergangenheit und in Hinblick auf seine Zukunft beschreiben.

In seinem Modell der psychosozialen Entwicklung spannt Erikson einen großen Bogen von der

2

Geburt bis hin zum Tod. Das Leben jedes Einzelnen durchläuft demnach verschiedene Stationen, die mit tief greifenden Wandlungen verbunden sind, angefangen von den biologischen Grundlagen über das Auftreten alterstypischer psychosozialer Krisen bis hin zum Ausmaß vorhandener Energie.

Lebensbegleitende Veränderungen
- Formen der sozialen Kontakte
- Beziehung zu Raum und Zeit
- Umgang mit den eigenen Kräften
- Art und Weise des Empfindens
- Vorhandene Energie

Die einzelnen Stationen lassen sich zu einem Lebensbogen (◘ Abb. 2.1) zusammenfügen, der mit der Geburt beginnt und mit dem Tod endet. Nach und nach werden die einzelnen Lebensabschnitte mit ihren spezifischen Aufgaben, Herausforderungen und Chancen durchlaufen, wobei ein hohes Maß an Anpassungsleistungen zu erbringen ist. Johann Wolfgang von Goethe spricht in diesem Zusammenhang von Verwandlung:

„Der Mensch hat verschiedene Stufen, die er durchlaufen muss, und jede Stufe führt ihre besonderen Tugenden und Fehler mit sich, die in der Epoche, wo sie vorkommen, durchaus als naturgemäß zu betrachten und gewissermaßen recht sind. Auf der folgenden Stufe ist er wieder ein anderer, von den früheren Tugenden und Fehlern ist keine Spur mehr, aber andere Arten und Unarten sind an deren Stelle getreten. Und so geht es fort, bis zu der letzten Verwandlung, von der wir noch nicht wissen, wie wir sein werden." (Goethe)

Stationen auf dem Lebensweg zwischen Geburt und Tod
1. Die Geburt stellt den Ausgangspunkt dar
2. Hierauf folgt die Kindheit mit dem so wichtigen ersten Lebensjahr, dem Kleinkindalter, dem Spielalter und dem Schulalter
3. Daran schließt die Pubertät und die Welt des jungen Menschen
4. Die Zeit der Erfahrungen mit der Wirklichkeit ist mit dem frühen Erwachsenenalter verknüpft, das den mündigen Menschen als Idealbild zeigt
5. Dann folgt das mittlere Erwachsenenalter, dem eine intensive Auseinandersetzung mit der Begrenztheit menschlicher Kräfte und Möglichkeiten vorausgeht
6. Die Station des alten Menschen kann auch als Phase des reifen Erwachsenenalters bezeichnet werden
7. Der Eintritt in das Greisenalter und in die Senilität sind die letzten Stationen auf dem Lebensweg
8. Der Tod setzt der irdischen Existenz ein Ende

Jene Lebensphasen, die sich auf den Abschnitt Alter beziehen, werden von Erikson mit „spätes Erwachsenenalter" und „hohes Greisenalter" umschrieben. Auf beide wird im Folgenden etwas genauer eingegangen, um Begleitern und Begleiterinnen einen tieferen Einblick in die psychosoziale Situation der ihnen anvertrauten Menschen und Hinweise für Ansatzpunkte biografischer Gespräche zu geben.

◘ **Abb. 2.1**   Lebensbogen mit den Stationen psychosozialer Entwicklung

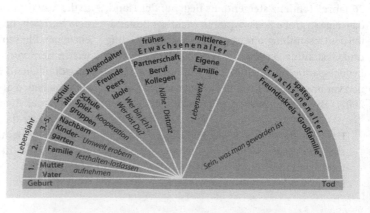

▪▪ Spätes Erwachsenenalter: „Sein, was man geworden ist"

Das späte Erwachsenenalter wird als jene Zeit dargestellt, in der Beziehungen grundsätzlich andere Aufgaben und Qualitäten bekommen. Dies trifft vor allem für die Partnerschaft zu, die in ihre „postgenerative" Phase tritt, d. h. in jenen Abschnitt, in der die Zeugung und das Aufziehen von Nachkommen kein Thema mehr ist. Sofern Kinder vorhanden sind, haben diese längst das Haus verlassen, aus der kleinen Kernfamilie ist eine große Familie geworden. Änderungen betreffen aber auch andere Kontakte. Berufsbeziehungen lösen sich auf und man hat schon bald die „freie Wahl" des Kreises von Menschen, mit denen man sich umgeben möchte. Die sozialen Kontakte spielen sich in erster Linie mit gleich gesinnten Menschen ab, die ähnliche Vorstellungen und Interessen haben. In aller Regel suchen sich Menschen in diesem Lebensabschnitt „Menschen nach ihrer Art".

Das körperliche und seelische Erleben wird von Prozessen des Alterns und dem Nahen des Lebensendes beherrscht. Die Vergänglichkeit wird fühlbar und es gilt, die „Ernte" eines Lebens einzufahren (▸ Abschn. 3.2.2). In der Rückschau auf das gelebte Leben kann Zufriedenheit und Dankbarkeit im Vordergrund stehen – oder auch Verzweiflung über all das, was nie mehr möglich sein wird. Hier kann Biografiearbeit zu einem ganz wesentlichen Instrument werden und einen Beitrag für gelingendes Altern leisten!

Typische Merkmale des späten Erwachsenenalters

- ▬ Psychosoziale Krise: Ich-Integrität (Lebenserfülltheit) gegen Verzweiflung
- ▬ Personaler Umkreis: postgenerative Ehe, Familie, Freundeskreis, „Menschen meiner Art"
- ▬ Sozialordnung: persönliche Lebensweisheiten
- ▬ Erlebnisform: sein, was man geworden ist
- ▬ Durch Überwinden der Krise erworbene Grundhaltung: Weisheit

---

▪▪ Hohes Greisenalter: „Sich erinnern"

Als abschließende Station wird das hohe Greisenalter genannt, in dem sich der Lebensbogen neigt

und der Mensch in seine letzte Lebensphase eintritt. In diesem Lebensabschnitt sind in der heutigen Zeit viele Menschen allein. Der persönliche Umkreis, in dem sich soziale Kontakte abspielen, bleibt oft auf diejenigen beschränkt, die als Betreuer, Pfleger und Begleiter tätig sind. Der hochbetagte alte Mensch muss vieles an andere abgeben, was er bisher selbst erledigen konnte – das fällt oftmals schwer. Ob diese letzten Lebensmomente zum bitteren Kampf oder zum versöhnlichen Ausklang werden, hängt nicht zuletzt auch davon ab, ob der alte Mensch sich seinen Begleitern anvertrauen kann oder nicht.

Nach und nach setzen deutliche Zeichen der Erstarrung, der Leere, der abnehmenden Körperfunktionen und Koordinationsfähigkeiten ein. Bei vielen Menschen dieser Lebensepoche werden typische Wesensmerkmale, wie sie sich im Laufe des ganzen Lebens herausgeformt haben, vollendet und treten gleichsam verdichtet, in „Reinform", zu Tage. Im bewussten Zugehen auf den Tod kann ein wesentlicher Sinn und Wert dieser Lebensphase liegen. Gelingt die Aussöhnung mit dem Leben, kann sich eine eigene innere Stille bemerkbar machen, wie sie von Pflegekräften immer wieder beschrieben wird. Viel wird vom Umgang mit der eigenen gelebten Geschichte abhängen, von dem „erinnernden Erleben" der Höhen und Tiefen des vergangenen Lebens, ob das Leben sich vollendet oder zugrunde geht! Da der senile alte Mensch weitgehend von seiner sozialen Umwelt abhängt, wird es auch von der Geduld und Fürsorge der Pflegenden abhängen, ob der Übergang vom Hier zum Dort, vom Leben in den Tod, ein sanfter sein kann!

Die Schwächen des Alters drücken sich in erster Linie in Hilflosigkeit und der Unfähigkeit aus, sich selbst zu versorgen – manchmal führen sie auch zu Misstrauen, Heimlichkeit und übergroßer Empfindlichkeit. Eine aktive Auseinandersetzung mit der Umwelt passiert nur mehr sehr eingeschränkt bis gar nicht. Die Menschen ziehen sich mehr und mehr in ihre eigene Bilderwelt zurück und leben in der Erinnerung. Alles, was weit, weit zurückliegt, steht sonnenklar vor dem inneren Auge, doch das, was soeben passiert, fällt gleichsam sofort aus der Schale der Erinnerung. Das macht den Umgang mit Menschen dieser Lebensphase besonders schwierig und stellt hohe Anforderungen an die fachliche Kompetenz und das Einfühlungsvermögen der Begleiter (Köther et al. 2007, Stanjek 2013).

2

> **Typische Merkmale des hohen Greisen-alters**
> — Psychosoziale Krise: Zufriedenheit gegen Verbitterung
> — Personaler Umkreis: „die Menschheit", Betreuer, Begleiter
> — Sozialordnung: sich anvertrauen können
> — Erlebnisform: sich erinnern; wissen, dass man einmal nicht sein wird
> — Durch Überwinden der Krise erworbene Grundhaltung: Versöhnung

■ **Soziologisch-psychologischer Zugang**

■■ **Alter und Kränkungen**

Ab der Lebensmitte werden Veränderungen meist nicht mehr als Entfaltung und Verbesserung erfahren und erlebt, sondern eher als Verschlechterung und Einschränkung. Die sogenannten Säulen der Identität – Leiblichkeit, soziale Bezüge, Arbeit und Leistung, materielle Sicherheit und Werte – wie sie Petzold in seinem Ansatz zur integrativen Psychotherapie beschreibt (Petzold 2004), werden nach und nach brüchig. Das Bewusstsein der eigenen Endlichkeit ist ein Aspekt, der zwar bereits im Kindesalter entwickelt, jedoch erst im reiferen Alter in aller Klarheit erfasst wird. Wenn die Vergänglichkeit deutlicher am eigenen Leib fühlbar wird, stoßen Menschen immer häufiger an ihre Grenzen. Diese Erfahrungen lösen unterschiedliche Gefühle aus. „Ich bin unerwünscht", „Ich bin nutzlos", „Ich bin eingeschränkt", „Ich komme mit den Veränderungen nicht zurecht", „Ich muss sterben" – diese Sätze geben wieder, was auf der seelischen Ebene als Kränkung erlebt wird.

Bleiben Menschen mit diesen Gefühlen und Gedanken allein, stellt sich rasch eine resignierte, gereizte oder mürrische Stimmung ein und eine negative Spirale von Abkapselung, Rückzug, ablehnendem Verhalten gegenüber Änderungsvorschlägen und Misstrauen setzt sich in Gang. Wenngleich der Ausgangspunkt das seelische Empfinden war – die Kränkung – sind auch soziale und schließlich körperliche Auswirkungen die Folge. Leistungsstörungen, Arbeitsprobleme, funktionelle und vegetative Beschwerden, Affektreaktionen,

wie Depression und Angst, ergänzen das traurige Bild eines Menschen, der im Erleben von „Alter als Kränkung" stecken bleibt und keine Hilfe bekommt oder annehmen kann. Ein behutsames Heranführen an die „Sonnenseiten" des Lebens im Allgemeinen und die des Alters im Speziellen, ein Gesprächsangebot, Orientierungshilfen und Anregungen zur Lebensbilanz sind Angebote aus der Biografiearbeit, die einer drohenden Vereinsamung derart gekränkter Menschen entgegenwirken kann (▶ Abschn. 3.2.2).

> **Kränkungen im Alter**
> — Einsamkeit, soziale Isolation: „Ich bin unerwünscht"
> — Langeweile, Ziellosigkeit: „Ich bin nutzlos"
> — Körperliche Gebrechlichkeit: „Ich bin eingeschränkt"
> — Plötzliche Veränderungen der Lebensumstände: „Ich kann mich nicht gewöhnen"
> — Näherkommen des eigenen Todes: „Ich muss sterben"

■■ **Alter und Lebenszufriedenheit**

Nicht in jedem Fall und nicht für jeden Menschen bedeutet der Eintritt in die zweite Lebenshälfte ausschließlich Verlust und Kränkung. Sowohl aus wissenschaftlichen Arbeiten als auch aus der Praxis ist bekannt, dass alte Menschen durchaus zufrieden durchs Leben gehen können – trotz Einschränkungen und der oben erwähnten Kränkungen. Was macht es diesen Menschen möglich, konstruktiv mit dem Alterungsprozess umzugehen? Was macht sie zu zufriedenen Alten? Zufriedenheit kann sich dort leichter einstellen, wo es gelingt, sich als Gestalter und Planer seiner eigenen Lebensgeschichte zu erleben. Subjektives Wohlbefinden hängt demnach entscheidend davon ab, ob konkrete Pläne geschmiedet und Aktivitäten geplant werden können.

Die Arbeiten von Leopold Rosenmayr (Rosenmayr 2006, 2007) haben gezeigt, dass die Akzeptanz des Älterwerdens und das Annehmen der eigenen Endlichkeit durch die Vorwegnahme der Zukunft erleichtert werden. Das setzt ein bewusstes

Hinschauen auf die kleinen und großen Veränderungen, die das Alter mit sich bringt, voraus. Was hat sich verändert? Wie wird sich das auswirken? Kann ich selbst Maßnahmen setzen, die mir die Zukunft erleichtern? In diesem Zusammenhang werden oft die Bereiche gesundheitliche Vorsorge und finanzielle Regelungen genannt. Doch auch beizeiten daran zu denken, soziale Kontakte zu pflegen oder neu aufzubauen, gehört zu jenen Zukunftsbemühungen, die alte Menschen zufriedener machen können. Auch das Sprechen über die eigenen Erfahrungen und Empfindungen erleichtert in vielen Fällen die Situation, in der man vieles umgestalten muss.

Arbeiten von Paul Baltes (Baltes u. Eckensberger 1997) und Vertretern der „lifespan"-Psychologie (Lindenberger u. Brandstädter 2007) verweisen auf den lebenslangen dynamischen Prozess, sich durch Selektion, Optimierung und Kompensation (SOK) auf die jeweiligen Lebensherausforderungen einzustellen. Wo dies gelingt, tritt eine hohe subjektive Zufriedenheit ein. Bezogen auf das Alter würde dieser Ansatz nahe legen, das Verhalten auf wenige, aber wichtige Ziele hin auszurichten, diese optimal zu verfolgen und dabei immer mehr kompensatorische Maßnahmen einzusetzen. In der Tat konnte festgestellt werden, dass alte Menschen, die in der Lage sind, das eigene Anspruchsniveau an die jeweiligen Veränderungen anzupassen, zufriedener sind. Das Zurückstellen oder „Zurückschrauben" eigener Ansprüche und Bedürfnisse hebt demnach das Wohlbefinden – vorausgesetzt, die Menschen tun dies aus eigenem Antrieb oder eigener Einsicht. Ebenso wirkt sich das Akzeptieren nicht reversibler Situationen positiv aus, wobei auch hier die Betonung auf Akzeptieren und nicht auf Akzeptieren-Müssen liegt. Dahinter verbirgt sich die tiefe Einsicht, dass nur das eigene Verhalten, die eigenen Wünsche und Erwartungen verändert werden können, nicht jedoch die äußeren Umstände. Wo dies nicht gelingt, erlebt man alte Menschen, die die Realität – ihre Lebensrealität – verweigern oder sich trotz vorhandener Möglichkeiten dem Lebensprozess entziehen und sich in einer Art „Sinnarmut" einigeln.

Beispiel:
Dem zum Zeitpunkt des Interviews 80-jährigen Pianisten Rubinstein wurde die Frage gestellt, wie er es im hohen Alter immer noch schafft, sich so

hervorragend konzentrieren zu können. Rubinstein antwortete, dass er weniger Stücke spiele als früher (Selektion) und diese auch häufiger übe als früher (Optimierung). Schließlich versuche er, die Kontraste zwischen schnellen und langsamen Passagen im Stück zu verstärken, um sein langsamer gewordenes Spiel „abzufangen"
(Kompensation).

Schließlich ist noch darauf hinzuweisen, dass die Möglichkeit, eine positive Lebensbilanz ziehen zu können, ein weiterer wichtiger Aspekt ist, seinen Lebensweg zufrieden zu Ende zu gehen. Dies bedeutet nicht, dass nur Menschen, die „es leicht gehabt haben" zu einer höheren Lebenszufriedenheit im Alter gelangen. Vielmehr geht es um die Fähigkeit, den Blick auf Gelungenes zu lenken und die Edelsteine der persönlichen Lebensgeschichte zum Glänzen zu bringen. Biografiearbeit kann hier ganz entscheidende Hilfestellungen anbieten, in dem der alte Mensch beispielsweise angeregt wird, von den Schätzen seines Lebens zu berichten (▶ Abschn. 3.2.2).

> **Lebenszufriedenheit bis ins hohe Alter hängt wesentlich von der Fähigkeit ab, Veränderungen wahrzunehmen und darauf zu reagieren (Anpassung), die eigene Endlichkeit anzunehmen (Rückschau, Lebensbilanz) und die eigene Zukunft in gewisser Weise planen und gestalten zu können (z. B. Vorsorgeregelungen treffen, Kontakte pflegen, aktiv bleiben).**

■ **Defizit- und Aktivitätsmodelle**

Im Alltagsverständnis der meisten Menschen wird „alt" mit „am Ende des Lebens" gleich gesetzt und meint jene Lebensspanne, die mit dem Tod ihr Ende findet. Assoziativ verbunden sind mit dem Alter gemeinhin eine schlechte Gesundheit, die Abnahme der Beweglichkeit, die Abnahme geistiger Fähigkeiten, häufiges Auftreten von Behinderung, die Abnahme der Leistungsfähigkeit und letztendlich die Pflegebedürftigkeit. In diesem Zusammenhang ist auch von einem defizitären Altenmodell die Rede. Begriffe wie „roleless role" oder „disengagement theorie" aus der Altensoziologie (Baltes et al. 1994) gehen speziell auf die vielen unterschiedlichen Verlustsituationen ein, z. B. der Auszug der Kinder,

2

der Wegfall beruflicher Kontakte, der Verlust von Freunden und Verwandten, des Partners und vieler Menschen der eigenen Generation. Setzt man die Brille des Defizitmodells auf, steht Inaktivität statt Aktivität, Defizit statt Kompetenz, Sinnlosigkeit statt Perspektiven und Rückzug statt Engagement im Vordergrund subjektiven Empfindens alternder Menschen. Die oft gehörte Aussage: „Schließlich bin ich jetzt in meinem wohlverdienten Ruhestand!" unterstreicht die passive Herangehensweise an das eigene Alter.

Natürlich entsprechen viele Elemente des Defizitmodells der Realität alternder und alter Menschen. Es ist Faktum, dass körperliche Einschränkungen auftreten, die Leistungskraft sinkt oder die innere Spannkraft nachlässt. Es ist auch Faktum, dass das Wegsterben liebgewordener Weggefährten nicht nur die eigenen sozialen Bezüge verändert, sondern auch die eigene Endlichkeit deutlicher vor Augen führt. Viele kleine und größere Trauerprozesse (▶ Abschn. 2.1.1) begleiten alternde Menschen – unabhängig, welchem theoretischen Modell man folgt! Diese zu würdigen, auf sie einzugehen und durch biografische Elemente im Gespräch zu begleiten, ist eine wichtige Aufgabe der Altenbegleitung.

> ❯ **Defizitmodelle orientieren sich in ihrem Praxisbezug an den negativen Seiten von Altwerden und Altsein. Auffang- und Kompensationssysteme stehen im Mittelpunkt der Betreuung und Begleitung.**

In den letzten Jahren ist ein Trend zu beobachten, der sich weniger an den Defiziten der Lebensspanne Alter und möglichen Auffangsystemen orientiert, sondern vielmehr jene Bedingungen erforscht, die es möglichen machen, die kognitiven Reserven und Potenziale im Alter effizient zu nützen. Man spricht auch von Aktivitätsmodellen. Im Mittelpunkt dieser Modelle stehen Bemühungen, Fähigkeiten und Fertigkeiten alter Menschen so zu schulen, dass ein selbstständiges, selbstverantwortliches und intellektuelles Lebens in einer anregenden und unterstützenden sozio-ökonomischen Umwelt möglichst lang aufrecht erhalten werden kann. Aus einem „wohlverdienten Ruhestand in Passivität" können so vielleicht „gewonnene Jahre oder sogar noch goldene Jahre" werden.

> ❯ **Aktivitätsmodelle knüpfen an den bestehenden Fähigkeiten und Fertigkeiten alter Menschen an. Anregung, Förderung und Unterstützung stehen im Mittelpunkt der Betreuung und Begleitung.**

Mit dem Schlagwort „Freiheit statt Fürsorge" weisen Altenforscher und Altenorganisationen auf die Bedeutung selbst bestimmter Lebensgestaltung bis zum Lebensende hin. Im Fall von Hilfs- und Pflegebedürftigkeit geht es dann in der Begleitung darum, sich Strategien zu überlegen, die die Selbstständigkeit bis zuletzt unterstützen, und den jeweils sichtbaren oder berichteten Veränderungen anzupassen. Hier ist Biografiearbeit von großem Nutzen. Zum einen schaffen „Gespräche über das Leben" Nähe und tragen zum Aufbau eines Vertrauensverhältnisses bei, was speziell bei Fremdunterbringung wichtig ist. Zum anderen kann man sich gemeinsam auf die Suche nach Ressourcen aus der Vergangenheit machen, die man für die Gegenwart nutzen oder adaptieren kann (▶ Abschn. 2.2.3).

Der Satz „Vom Ruhestand zur späten Freiheit" charakterisiert recht gut das Anliegen des Aktivitätsmodells. Wissenschaftliche und praxisorientierte Arbeiten (Amann u. Kolland 2007, Aner et al. 2007, Backes u. Clemens 2008) beschäftigen sich mit Fragen nach inhaltlicher Füllung der genannten Schlagworte, erforschen Bedingungen für eine positive „Alterskultur" und verweisen auf Möglichkeiten der konkreten Umsetzung auch für Pflegebedürftige (Korecic 2011, Völkel u. Ehmann 2006, Menche 2007 und 2015). Auf der persönlichen Ebene geht es darum, Menschen in der zweiten Lebenshälfte für die Möglichkeiten der „Selbstgestaltung bis zum Ende" zu sensibilisieren – ohne sie zu überfordern und dem durch Medien und Umwelt propagierten „Jugendwahn" Vorschub zu leisten. Auf der gesellschaftlichen und institutionellen Ebene müssen entsprechende Impulse und Angebote in Begleitung, Betreuung und Pflege stärker berücksichtigt und eingebaut werden. Konkret könnte dies beispielsweise innerhalb von Pflegeeinrichtungen in der Organisation von gezielten Angeboten – angefangen von Bewegungsangeboten über Gedächtnistraining bis hin zum Aufbau von Gesprächsrunden oder Erzählkaffees – umgesetzt werden. Nachstehende Übersicht zeigt einige Schwerpunkte auf.

> **Alterskultur als individuelle Selbstgestaltung und gesellschaftliche Aufgabe: Organisation von Impulsen und Angeboten**
> - Bewahrung und Förderung geistiger, körperlicher, psychischer und sozialer Kompetenz durch konkrete Anregungen und „dosierten Stress"
> - Trainingsprozesse und begleitete Übungen im Sinne stimulierenden Lernens sollen dazu beitragen, den Horizont zu erweitern und die Lebensfreude zu steigern
> - Förderung und Stützung der Gesundheit durch Anleitung zur Selbstsorge
> - Förderung von Unternehmungsgeist und dem Willen nach Erweiterung und Veränderung gewohnter Abläufe
> - Einüben in neue Technologien zur Verbesserung des Zugangs zur Kultur der Gegenwart

Modelle dienen der Orientierung und Strukturierung. In ihnen wird auf einer abstrakten Ebene aufgezeigt, was in der Praxis oft nicht so deutlich gesehen wird. Gelingt der Transfer von der Forschung zur Anwendung, können wissenschaftliche Erkenntnisse hilfreich in den Pflegealltag einfließen und für Pflegende wie Betreute neue Perspektiven öffnen. Gerade im Bereich der oben angesprochenen Förderung geistiger, psychischer und sozialer Kompetenz sowie der Horizonterweiterung alter Menschen lassen sich Methoden der Biografiearbeit gut einsetzten – hier sei vor allem auf die Bedeutung des Erinnerns (▶ Abschn. 2.2.2) und der Zusammenschau (▶ Abschn. 3.2.2) einzelner Lebensabschnitte hingewiesen.

■ **Relevante Berufsfelder**

Viele verschiedene Berufsfelder beschäftigen sich mit dem Lebensabschnitt Alter. Zu nennen sind zwei große Bereiche: die Gerontologie und die Geriatrie.

Unter **Gerontologie** versteht man die Wissenschaft vom Altern (Alterswissenschaft). Sie ist prinzipiell interdisziplinär ausgerichtet und führt Arbeiten aus unterschiedlichen Fachdisziplinen unter dem Fokus Alter zusammen. So befasst sich etwa die Alterssoziologie mit der sozialen Lage älterer Menschen in der Gesellschaft, die Demografie liefert

wichtige Informationen über die Entwicklung der Altersstruktur einer Gesellschaft und die Biogerontologen beschäftigen sich mit biologischen Prozessen des Alterns und forschen nach Ursachen rascher Alterung bzw. suchen nach Bedingungen, diese Prozesse anzuhalten oder zu verzögern. Neben diesen stark wissenschaftlich orientierten Fachgebieten sind noch praxisausgerichtete Berufsfelder zu nennen, wie z. B. die Altenhilfe und das Seniorenmanagement, die einerseits auf die Ergebnisse aus der Gerontologie zurückgreifen, andererseits ihr Wissen und ihre Erfahrungen in die Forschungspraxis rückfließen lassen. Eine Zwischenstellung zwischen Wissenschaft und Praxis nimmt die von Hilariod Petzold 1965 begründete Geragogik ein, die auch unter dem Begriff Alterspädagogik bekannt ist. Schwerpunkt der Arbeit liegt hier in der Erarbeitung von Methoden und Lerninhalten, die sich speziell für ältere Menschen eignen, sowie in der Beschäftigung mit sozialen und gesellschaftlichen Fragen, die sich alten Menschen stellen.

Im Gegensatz zur Gerontologie (Oswald et al. 2005) wendet sich die **Geriatrie** der Erforschung, Diagnose, Therapie und Rehabilitation von Krankheiten zu, die im Alter auftreten oder durch altersbedingte Prozesse beschleunigt werden. Für den großen Bereich psychischer Erkrankungen im Alter steht die Gerontopsychiatrie (Perrar et al. 2011) mit ihren Möglichkeiten zur Verfügung.

■■ **Aufgaben der Gerontologie**

Die Aufgaben der Gerontologie reichen von der Forschung bis hin zur konkreten Umsetzung von Forschungsergebnissen in die Praxis der Begleitung und Versorgung alter Menschen. Ausgehend von der Erforschung biologischer Grundlagen des Alterns sollen im Rahmen interdisziplinärer Arbeiten Beiträge zur Lebensforschung („life science") geliefert werden. Die Erkenntnisse gerontologischer Arbeiten fließen in unterschiedliche Bereiche ein. Zu nennen sind politische Entscheidungen für konkrete finanzielle und soziale Vorsorgemodelle, die aufgrund demografischer Prognosen und Bedarfsanalysen getroffen werden. Im Bereich Öffentlichkeitsarbeit sollen vielfältige Aktivitäten Bewusstsein bildend wirken und die Bevölkerung für die Lage und die Bedürfnisse ihrer alten Mitmenschen sensibilisieren. Schließlich sind noch Bestrebungen zu erwähnen,

2

Wissen und Erkenntnisse für Präventivmaßnahmen bereitzuhalten, sowie die Entwicklung von angemessenen Pflegemodellen, sei dies im ambulanten oder stationären Bereich.

Aufgaben der Gerontologie
- Aufklärung und Information
- Forschung
- Prävention
- Entwicklung von Versorgungsmodellen

2.2.2 Biografiearbeit als Erinnerungsarbeit: Erinnern möglich machen

In vielen Begleitmodellen spielen biografische Aspekte eine wichtige Rolle, wobei der Schwerpunkt einmal eher in einer Außenansicht, dann wieder eher in einer Innenansicht liegt (▶ Abschn. 1.1.3). Dem Erfassen objektiver Lebensdaten und dem Eingehen auf Beobachtbares stehen Elemente gegenüber, die sich an den subjektiven Berichten der Betroffenen orientieren. Beide Ansätze nehmen in der Biografiearbeit einen wichtigen Platz ein, ergänzen einander und sind in der Lage, Menschen zu bestimmten Stationen ihres Lebens zurückzuführen und einen Zugang zu vielfältigen Erinnerungen zu ermöglichen. Die Auseinandersetzung mit den individuellen Erinnerungslandschaften ist Kern der Biografiearbeit mit Menschen, deren Lebensbogen sich senkt und die in ihren letzten Lebensabschnitt eintreten. Der Psychologe John Kotre (Kotre 1998) verweist auf die Bedeutung der Erinnerungspflege speziell im Alter und schreibt:

» Wenn die Verluste zum Lebensende hin zunehmen, müssen wir die verbleibenden Erinnerungen hegen und pflegen, um unser altersloses Selbst zu bewahren, um bis zu unserem allerletzten Atemzug sagen zu können: ich bin noch immer ich – noch immer dasselbe Selbst, das einst am Anfang stand.

In der Begleitung von alten Menschen geht es meist nicht wie im Fall schwerer Krankheit und anderer Einbrüche darum, einzelne tragische Ereignisse in die Lebensgeschichte einzubauen. Vielmehr geht es um ein umfassendes Bilanzieren, bei dem das ganze gelebte Leben noch einmal Revue passiert (▶ Abschn. 3.2.2). Vieles steht klar und deutlich vor dem geistigen Auge, anderes ist nur mehr schemenhaft zu erkennen. Bildhaft gesprochen kann man sagen, dass sich die Erinnerungen eines alten Menschen wie eine große Landschaft vor den Augen und Ohren eines Anteil nehmenden Zuhörers ausbreiten. Da gibt es Täler und Berge, Schluchten, reißende Fluten, einsturzgefährdete Brücken, sanfte Hügel und tiefe stille Seen. Ein Großteil der Erzählungen führt in „Landschaften", die dem Zuhörer unbekannt und nur dem Erzähler vertraut sind. Man hört von weit Zurückliegendem, den berühmten „ersten Malen", von Erfahrungen mit großen und weitreichenden Folgen und den Erlebnissen des Hier und Heute. All dies wird besser erinnert als die Fülle von Eindrücken der mittleren Lebensspanne. In der Mitte der Erinnerungslandschaft türmen sich dicht gedrängt „Berge" auf, deren Konturen in allen Einzelheiten nur verschwommen auftauchen. Zu viel „Ähnliches" legt sich Schicht auf Schicht über diese Lebensphase (▶ Abschn. 2.2.1) und lässt Einzelheiten verschwimmen. Hie und da leuchtet ein besonderer „Edelstein" der Erinnerungen auf und bringt noch einmal Leben und Farbe in die Erzählung aus vergangenen Tagen.

Am Ende des Lebens bietet sich prinzipiell noch einmal die Gelegenheit, etwas in Ordnung zu bringen, zu reparieren und sich auszusöhnen (▶ Abschn. 1.2.1). In der Zusammenschau von vergangenen und gegenwärtigen Ereignissen wird auch noch einmal eine Wandlung in Hinblick auf die Zukunft möglich, was für die persönliche Zufriedenheit maßgeblich ist (▶ Abschn. 2.2.1). Bei diesem Akt der Gestaltung spielen Erinnerungs- und Vergessensrituale eine wichtige Rolle. Manches kann erst „endgültig" bei Seite gelegt werden, wenn es noch einmal ins Bewusstsein geholt wird. Manchmal treten bisher verborgen gebliebene Wahrheiten zu Tage, werden kleine, nie eingestandene Zu- und Abneigungen erkannt und benannt oder verhärtete Sichtweisen gelockert und einem lebbaren Standpunkt zugeführt. Gelingt diese Lebensrevision, kann eine heitere Gelassenheit einkehren, Zufriedenheit mit dem Leben, so wie es geworden ist. Dieses „Gelingen" ist natürlich nichts Objektives! Für den einen bedeutet es, die Teile des Lebens so zusammengestellt zu haben, dass er das Gefühl hat, das Beste daraus gemacht zu haben. Ein anderer wird zum Schluss kommen, dass er doch von Glück reden kann, überhaupt überlebt zu haben.

> Das Gelingen einer Lebensrückschau, bei der einzelne Lebensstationen erinnernd neu belebt, bearbeitet, in einem neuen Licht gesehen oder einfach chronologisch zusammengefügt werden, trägt wesentlich zur inneren Gelassenheit alter Menschen bei.

■ Alter und autobiografisches Gedächtnis

Im Zentrum einer persönlichen Lebensrückschau steht der Vergleich zu jeweils anderen Lebensepochen, anderen Erfahrungen, anderen Einschätzungen. Zum einen kann der Ausgangspunkt im Hier und Heute liegen, und die konkreten Erfahrungen der Gegenwart werden mit dem Erfahrungsschatz vergangener Jahre verglichen, z. B.: „Immer wenn ich auf den Baum vor dem Fenster in meinem neuen Zimmer im Heim schaue, muss ich an zu Hause denken. Vor dem Küchenfenster stand genauso ein Baum – groß, stark und wunderschön!" Zum anderen kann der Ausgangspunkt im Gestern liegen und die Vergangenheit wird zur Basis von Vergleichsprozessen mit der Gegenwart, z. B.: „Vor dem Essen haben wir immer die Hände gefaltet und Vaters Segensspruch gelauscht. Hier sagt man nicht einmal 'Mahlzeit' zueinander … !" Einmal helfen die Erinnerungen, um sich in neue Lebenssituationen einzufinden, dann wieder macht es deutlich, welche Bedürfnisse vorhanden sind, welche Defizite wahrgenommen werden und was für den jeweiligen Menschen wichtig ist. Dabei werden Lebensgeschichten konstruiert und rekonstruiert und Identität immer wieder neu entworfen. Eine zentrale Rolle spielt dabei das autobiografische Gedächtnis, welches nicht nur Fakten der eigenen Lebensgeschichte bereithält, sondern auch jene Erinnerungen, die Menschen heranziehen, um sich selbst zu beschreiben und zu definieren.

Das autobiografische Gedächtnis (► Abschn. 2.1.5) hält viele Erinnerungen bereit, die gerade im Alter für eine positive Lebensgestaltung enorm wichtig werden. Die sogenannten instrumentellen Erinnerungen knüpfen an ein erfolgreiches Gestern an und bilden die Basis für den Glauben, die aktuelle Situation bewältigen zu können. Instrumentelle Erinnerungen ermöglichen dem alten Menschen beispielsweise, mit Zuversicht nach vorne zu schauen: „Du bist so kompetent, erfolgreich, lebenstüchtig, einfühlsam … gewesen – also kannst du das heute auch noch sein!" Eng damit verbunden sind alle Erinnerungen, die in einer Art Bestandsaufnahme zu einer Lebensrevision zusammengetragen werden. Relativ unabhängig davon, wie das Leben im Detail auch verlaufen sein mag, entsteht im Alter das Bedürfnis nach Abrundung – manche würden es auch als Schönung bezeichnen. Menschen suchen nach Erklärungen, warum ihr Leben so und nicht anders verlaufen konnte und entwickeln oft geradezu kühne Theorien. Die subjektive Sicht der Dinge („narrative Wahrheit") steht hier im Vordergrund und trägt wesentlich zu einer Aussöhnung mit „Gott und der Welt" und den eigenen Ansprüchen bei. Auf diesem Weg der Aussöhnung helfen sogenannte transmissive Erinnerungen die Frage zu klären, welchen Auftrag, welche „Lebensmission" es zu erfüllen gab und in welchem Maße dies gelingen ist. Der Blick zurück führt alte Menschen jedoch nicht nur in ihre eigene Lebensgeschichte, sondern immer auch in eine ganz bestimmte historische und politisch geprägte Epoche. Als Träger eines ganz bestimmten kulturellen Erbes können sie die eigenen Erfahrungen an die jüngere Generation als Zeitzeugen (► Abschn. 3.2.2) weitergeben und wichtige Beiträge zum Verständnis der Zeitgeschichte liefern.

Rückblicke stellen sich gerade bei alten Menschen nicht immer leicht und wie selbstverständlich ein. Je älter Menschen werden, desto klarer rückt zwar das Ende näher. Doch bedeutet dieses Näherkommen des Todes nicht gleichzeitig auch eine höhere Bereitschaft, sich nochmals den eigenen Lebenserinnerungen zu stellen (► Abschn. 2.2.3). Angst vor den Gespenstern der Vergangenheit mag dabei eine ebenso große Rolle spielen, wie das häufige Fehlen eines „Erinnerungsbegleiters". Für eine kompetente Begleitung alter Menschen ist es wichtig, sich auch theoretisch mit dem Thema Erinnern auseinanderzusetzen bevor man in eine intensive Erinnerungsarbeit im Sinne der Biografiearbeit eintaucht.

Selbstdefinierende Erinnerungen ermöglichen:
- ein Vergewissern eigener Stärken oder Schwächen (instrumentelle Erinnerungen),
- ein Aussöhnen mit dem persönlichen Schicksal (Lebensrevision) und
- einen Zugang zu soziokulturellen Fakten (transmissive Erinnerungen)

■ **Erinnern und Vergessen: Ein ungleiches Geschwisterpaar**

Erinnern hat viel mit dem Bewusstsein eines Menschen von sich selbst, also mit seiner Identität zu tun. Provokant formuliert könnte man auch sagen, dass nur derjenige weiß, wer er ist, der sich erinnern kann. Dieser Prozess des Erinnerns, der ein Gefühl von der eigenen Person und ihrer ganz speziellen Umwelt vermittelt, begleitet jeden vom Beginn seines Lebens bis ins Alter. Mögen sich die Bedingungen, unter denen Erinnern geschieht, auch ändern, so wird das Leben dennoch immer mit Hilfe der Erinnerungen gestaltet, verarbeitet, interpretiert und zu jenem Ganzen geformt, das auch als „die Summe eines Lebens" bezeichnet wird. Eine wichtige Rolle spielt bei dieser Identitätsfindung neben dem Erinnern das Vergessen. Ohne Vergessen kann niemand mit der Fülle an Erfahrungen, Eindrücken und Erlebnissen zurechtkommen. Vergessen ist die Kehrseite des Erinnerns und macht ein Modellieren an den individuellen Lebensgeschichten erst möglich. Vergessen schafft Raum für Neues.

Dem Erinnern wird im Zusammenhang mit Kulturleistungen ein hoher Stellenwert eingeräumt. Es steht im Dienste der Wiederholung, Verstärkung und Erhaltung sozialer Regeln und dient der Aufrechterhaltung eines sogenannten „sozialisierten Ichs". Wer „Anstand und Pflicht" vergisst, der wird rasch zur Gefahr für eine Gesellschaft oder zu einem Außenseiter. Erinnerungs- und Vergessensrituale gehören zum festen Bestandteil jeder Kultur (Kotre 2004). Welche Inhalte jeweils erinnert werden sollen und vergessen werden müssen, unterliegt sozialen Regeln. Besonders deutlich wird das dort, wo Vergessen mit einem Ausblenden von Schuld gleichgesetzt wird – wie das besonders die Diskussion um die

Ereignisse des zweiten Weltkriegs zeigt. In jedem Fall stellt Vergessen auch eine Möglichkeit dar, sich von belastenden Erlebnissen zu befreien und Bedrückendes hinter sich zu lassen. Eine respektvolle Grundhaltung der Begleiter (▶ Abschn. 3.1.1) lässt den Erzählern die Freiheit, ob und in welchem Ausmaß bzw. Tempo sie sich den Schattenseiten ihrer Lebensgeschichte nähern und längst Vergessenes an die Oberfläche bringen wollen, sofern dies noch möglich ist.

■ ■ **Entstehen von Erinnerungen**

Wie kommt es dazu, dass Ereignisse nicht mehr erinnert und Informationen im Gedächtnis nicht mehr gefunden werden? Vielleicht ist dieser Umstand leichter zu verstehen, wenn man sich anschaut, wie die Informationen den Weg in das Gedächtnis gefunden haben. Möglicherweise kann man bei diesem Weg zurück auch Möglichkeiten entdecken, Erinnerungen dem Strom des Vergessens zu entziehen, dort wo sie helfen können, ein Leben abzurunden (▶ Abschn. 1.2.1).

Alle Informationen aus der Umwelt müssen aufgenommen, verinnerlicht und ins Gedächtnis übertragen (enkodiert) werden. Man kann sich das wie das Verfassen eines geistigen Protokolls vorstellen. Etwas technischer ausgedrückt könnte man sagen, es geht darum, eine Repräsentation des Reizes im Gehirn zu erzeugen, die man auch wieder aus dem Gedächtnis abrufen kann. Dieser Vorgang geschieht z. B. beim Lernen eines Textes, beim Betrachten eines Bildes, beim Hören eines Musikstückes. Das Enkodieren, dieses „Einschreiben" ins Gedächtnis, ist mit einem „Spurenlegen" zu vergleichen. Manche Spuren werden leicht und vergänglich – wie „in den Wind geschrieben" – angelegt, andere werden mit der Umgebung fest verbunden. Damit etwas dauerhaft in Erinnerung bleibt, müssen die verschiedenen Eindrücke so bearbeitet werden, dass sie sich gut im Langzeitgedächtnis, dem permanenten Wissensspeicher, „einnisten" können. Dafür stehen zwei Einübungsprozesse zur Verfügung: die wiederholende Einübung und das modifizierende Einüben.

Wie der Name „wiederholende Einübung" bereits andeutet, geht es in diesem Fall darum, den zu merkenden Inhalt häufig genug zu wiederholen, um zu verhindern, dass er aus dem Kurzzeitgedächtnis (Merkmal: kurzlebig, extrem begrenzte Kapazität) verschwindet. Bei diesem Wiederholen wird er nicht verändert, sondern lediglich solange wie nötig am Leben gehalten. Um einen Inhalt aber wirklich gut im Langzeitgedächtnis (Merkmal: langlebig, fast unbegrenzte Kapazität) zu behalten, ist es notwendig, den neuen Inhalt mit dem bereits im Langzeitgedächtnis gespeicherten Wissen zu verbinden. Es stehen dabei verschiedene Verknüpfungsmöglichkeiten zur Verfügung, die nachstehend angeführt werden.

> **Verknüpfungsmöglichkeiten neuer Gedächtnisinhalte**
> Neues kann verknüpft werden mit:
> - dem vorhandenen Wissen
> - Kategorien ähnlicher bereits abgespeicherter Inhalte
> - bildhaften Vorstellungen, die zum neuen Inhalt passen

In der Art und Weise, wie Informationen verarbeitet werden, gibt es große Unterschiede. Es gibt Menschen, die „gründliche Verarbeiter" sind, andere verarbeiten nicht so gründlich. Auch wird es Situationen geben, in denen ein Verarbeiten leichter oder schwerer möglich ist. „Gründliches Verarbeiten" bedeutet beispielsweise, dass sich jemand nicht nur dem Klang eines Wortes zuwendet oder versucht, allein die Größe eines Gemäldes oder den Rhythmus einer Melodie zu behalten (sensorische Aspekte eines Inhaltes). Er wird vielmehr versuchen, gleichsam einen Schritt tiefer in die Materie einzudringen. Er wird sich mit der Bedeutung der Information auseinandersetzen (semantische Aspekte eines Inhaltes). Bei solch einer tief gehenden Verarbeitung geht es nicht darum, nur eine Verbindung zwischen dem Neuen und dem bereits gespeicherten Wissen herzustellen. Es geht darum, eine ganze Palette an Assoziationen herzustellen und viele Merkmale aus dem Umfeld mit einzubeziehen! Wenn das erreicht wird, können Inhalte um vieles leichter aus dem Langzeitgedächtnis abgerufen werden: Erinnern wird leichter möglich (Roth 2003, Markowitsch u. Welzer 2005, Welzer et al. 2006).

> ❯ Neues kann umso besser gespeichert und infolge erinnert werden, je mehr Verbindungen zum bereits gespeicherten Wissen hergestellt werden können.

Für ein besseres Verständnis dieser Prozesse kann vielleicht das Bild einer Spurenlegung hilfreich sein. Es liegt auf der Hand, dass es ein Stück weit von der Art der Spur abhängen wird, wie gut sie wieder abgerufen werden kann. Vergleichbar ist dies z. B. mit einem frisch angelegten Wanderpfad und der Chance, ihn auch nach Jahren aufzufinden. Nur wenn der Weg gut und „solide" angelegt und wiederholt befahren oder begangen wurde, lässt er sich leicht wieder finden. Wege müssen gepflegt und benützt werden, Pfade müssen markiert und begangen werden. Wo das nicht geschieht, brechen Wegdecken ein, werden Begrenzungen unsichtbar, legen sich Unkraut, Moos und Gras über Weg und Pfad: Der Weg verfällt, der Pfad wird unauffindbar. Auch die Wege in unserem Gedächtnis brauchen eine „ungestörte Bauphase" und müssen dann „befahren" und gepflegt werden, sonst verfallen sie. Wege können ebenso wie die Spuren unseres Gedächtnisses jedoch nicht nur schwächer werden, bis sie schließlich verfallen, sie können sich im Laufe der Zeit auch vielfältig verändern. Sie erfahren Neu- und Umgestaltungen, werden ausgebaut, erweitert, ergänzt oder zusammengeführt. Im Zusammenhang mit dem Vergessen, hat man herausgefunden, dass Details der Spuren verschwinden können, bestimmte Spurmerkmale im Laufe der Jahre eine besondere Bedeutung erhalten oder dass eine neue Spur so lange an die bekannten Spuren angeglichen wird, dass einzelne neue Merkmale verschwinden (Kotre 1998).

> **Prozesse, die Gedächtnisspuren verändern**
> - Details der Spuren werden verwischt (Glättung oder leveling)
> - Bestimmte Merkmale werden betont (Akzentuierung oder sharpening)
> - Spuren werden einander angeglichen (Angleichung oder Assimilation)

▪ ▪ Verschiedene Formen von Vergessen

Veränderungen in den Gedächtnisspuren führen zu Vergessen. Nicht alles, was man vergessen hat, muss jedoch für „immer und ewig" vergessen bleiben. Prinzipiell unterscheidet man zwischen einem spurabhängigen und einem hinweisabhängen Vergessen. Viele Prozesse, die Gedächtnisspuren verändern, können dazu führen, dass sich die Spuren im Gedächtnis im Laufe der Jahre verändern. Manche Spuren werden dabei verstärkt und prägen sich tiefer ein. Über andere Spuren weht gleichsam der Wind der Zeit, er lässt sie schwächer werden und verwischt sie schließlich. Und so kann es passieren, dass die ursprüngliche Spur einfach nicht mehr vorhanden ist, man spricht von einem spurabhängigen Vergessen. Hier wird es auch durch intensive Biografiearbeit kaum möglich sein, Erinnerungen neu zu beleben.

Anders ist dies im Fall vom sogenannten hinweisabhängigen Vergessen. Hier kommt zum Tragen, dass Erinnern bzw. Vergessen nicht nur von der Spurlegung allein abhängt, sondern in Zusammenhang mit der konkreten Situation steht, in der die Spuren gelegt wurden. Greift man wiederum auf das Bild eines Weges oder Pfades zurück, so kann man sich vorstellen, wie schwer es ist, einen Bergpfad wieder zu finden, wenn aus dem einst bewaldeten Hang plötzlich ein Kahlschlag geworden ist. Da gibt es plötzlich keinen Baum mehr, an dem man sich orientieren kann, keine markante Wegbiegung. Durch diese Veränderungen in der Umwelt ist der alte Pfad oft nicht mehr zu finden – auch wenn es ihn im Prinzip noch gibt. Ganz Ähnliches geschieht im menschlichen Gedächtnis. Manche Spuren werden in einer ganz bestimmten, sehr ausgeprägten und typischen Situation angelegt und bleiben bis zu einem gewissen Grad mit diesen äußeren Umständen verbunden. In diesem Fall wird bei dem Versuch, sich zu erinnern, viel darauf ankommen, ob es Hinweise aus dieser „alten" Umwelt gibt. In der Biografiearbeit greift man gerne auf sogenannte autobiografische Gegenstände oder autobiografische Orte (▶ Abschn. 3.2.2) zurück, um dem hinweisabhängigen Vergessen entgegen zu steuern.

> ❯ Ob Erinnerungen wieder belebt werden können, hängt auch davon ab, ob es sich um ein spurenabhängiges oder hinweisabhängiges Vergessen handelt. Ist die Spur nicht mehr vorhanden, gelingt Erinnern nicht. Ist die Spur prinzipiell vorhanden, kann sie durch gezielte Impulse wieder belebt werden.

▪ ▪ Voraussetzungen für gutes Erinnern

Beim Abrufen von Erinnerungen, dem Dekodieren, ist es hilfreich, sich die verschiedenen Möglichkeiten vor Augen zu halten, wie sich Erfahrungen, Erlebnisse, Wahrnehmungen ihren Weg ins Gedächtnis bahnen und eine Spur hinterlassen. Erinnern und seine Kehrseite, das Vergessen, unterliegen einer großen Bandbreite von Einflüssen. Jeder Mensch findet eigene Zugänge der Informationsauswahl und -aufnahme sowie der für ihn typischen Art der Verarbeitung und Wiedergabe. Trotz prinzipiell gleicher Prozesse wird Lernen, Denken, Erinnern und Vergessen immer etwas sehr Persönliches, sehr Individuelles sein. Gedächtnisinhalte werden nicht nur einfach abgerufen und nach außen transportiert. Sie werden immer auch ein Stück verändert und an das Bild eines Menschen von sich selbst und der Welt angeglichen. Aus einer objektiven Wahrheit wird so eine Wahrheit, die sich jeder Mensch nach seinen Möglichkeiten im Vergleich mit den Bildern seiner Vergangenheit neu erzählt. Man spricht in diesem Zusammenhang auch von einer narrativen, einer „erzählten Wahrheit" (▶ Abschn. 1.3.3 und 2.2.3).

> ❯ Erinnern und Vergessen sind immer auch individuelle Prozesse, bei denen die Inhalte dem jeweiligen Bild des Menschen von sich und seiner Umwelt angeglichen werden und sich in Form einer „narrativen Wahrheit" zeigen.

In der Biografiearbeit ist es hilfreich, sich immer auch jene Voraussetzungen vor Augen zu halten, die ein Erinnern erleichtern. Dies kann für die Auswahl einer geeigneten Methode (▶ Abschn. 3.2.1 und 3.2.2) ebenso wichtig sein, wie für das Verständnis des individuellen Zugangs, den Menschen zu ihren Erinnerungen haben. Welche Voraussetzungen erleichtern ein Erinnern? Zunächst sei auf das Ausmaß an Verbindungen hingewiesen, die zwischen einem neuen Inhalt und dem gespeicherten Wissen hergestellt wurden. Gelingt es, bereits beim „Einspeichern" viele Verbindungen zu knüpfen, können auch beim Erinnern viele Wege genützt werden. Hilfreich können auch ungewöhnliche Gedankenverbindungen sein, die sich von der Masse gleicher oder ähnlicher Erinnerungen abheben, oder aber markante

Rahmenbedingungen. Die Bedeutung der Vielfalt assoziativer Verknüpfungen kommt jenen Menschen entgegen, die sich Dinge bildhaft vorstellen können und nicht nur „eingleisig" aufnehmen. Schließlich wird es auch von der Aufmerksamkeit und Konzentration bei der Aufnahme sowie von der Struktur und Ordnung der Informationen abhängen, ob und wie gut sie erinnert werden. Je besser neue Informationen bestimmten Fächern im „Aktenschrank" Gedächtnis zugeordnet werden können, desto eher tauchen sie als Erinnerungen wieder auf.

Voraussetzungen für gutes Erinnern
- Viele Verbindungen zwischen einem neuen Inhalt und dem gespeicherten Wissen (Anlegen vieler potentieller Spuren)
- Ungewöhnliche Assoziationen, die mit einem neuen Inhalt verbunden sind (Abheben von der Masse)
- Bildhafte Vorstellungsgabe (Kraft der Imagination)
- Große geistige Anstrengung und Konzentration (erhöhte Aufnahmebereitschaft)
- Informationen, die strukturiert und logisch angeordnet werden können (Systematisierung)

Die Erkenntnisse aus der Welt des Erinnerns und Vergessens können in der Biografiearbeit auf vielfältige Weise umgesetzt werden. Neben dem bereits erwähnten Einsatz sogenannter autobiografischer Gegenstände oder Orte hat es sich bewährt, Erinnerungsangebote öfter zu wiederholen, auf systematische Abrufstrategien hinzuweisen und vertraute Schemata anzubieten, die eine (Re) Konstruktion der Erinnerung erleichtern (▶ Abschn. 3.2.2).

2.2.3 Biografische Gespräche in der Begleitung alter Menschen

Im Kontext der Altenbetreuung spielt der biografische Ansatz eine wichtige Rolle und ist auch im Sinne einer Qualitätssicherung aus der modernen Pflege

nicht mehr wegzudenken. Lebensgeschichtliche Gespräche verbessern die Betreuungsqualität entscheidend und können durch ihre speziellen Wirkweisen (▶ Abschn. 1.2.2) eine Reihe von Entlastungen mit sich bringen. Durch das Eintauchen in Gespräche über das Leben erfahren alte Menschen auf besondere Weise Nähe, Wertschätzung sowie Interesse an ihrer Person. Auch können vielfältige Fähigkeiten und Fertigkeiten ganz im Sinne des Aktivitätsmodells (▶ Abschn. 2.2.1) bewahrt, geschult oder trainiert werden. Anders als im Krankheitsfall erstrecken sich lebensgeschichtliche Gespräche im Rahmen der Altenbegleitung und -pflege über einen längeren Zeitraum, was den Aufbau einer Gesprächsbeziehung erleichtert und Vertrauen schafft. Oft enden diese lebensgeschichtlichen Gespräche erst mit dem Tod der Betreuten.

Der biografische Zugang in der Begleitung – angefangen vom Aufnahmegespräch über das Erkunden einzelner Bausteine, die das Leben in einer neuen Umwelt erleichtern können, bis hin zum Arbeiten an der Lebensgeschichte – ist jedoch nicht nur für die Betreuten eine Chance. Auch für Pflegekräfte und Begleitpersonen öffnen sich dadurch neue Möglichkeiten des Umgangs mit den ihnen anvertrauten Menschen. In vielen Fällen führt die Möglichkeit, Biografiearbeit in den Berufsalltag einfließen zu lassen, zu einer höheren Berufszufriedenheit und zu einer Verringerung der Gefahr, in ein Burnout-Syndrom zu geraten. Es macht einen Unterschied, ob Frau R. in Zimmer 5 in erster Linie als „Fall" mit bestimmten Symptomen und Defiziten wahrgenommen und versorgt wird oder ob durch Einblicke in das Leben dieser Frau emotionale Wärme und Momente der Begegnung möglich werden. Es macht einen Unterschied, ob das nervenaufreibende Verhalten von Herrn Z. aus seinen Lebenserfahrungen und -gewohnheiten heraus verstanden und besser eingeordnet werden kann oder ob es bei den Pflegekräften nur Unverständnis, Stress und Ärger auslöst …

Prinzipiell ist in der Begleitung, Betreuung und Pflege alter Menschen zwischen jenen zu unterscheiden, die zu Hause oder im Rahmen institutioneller Pflege „einfach nur alt sind" und jenen, die durch massive Einbrüche in ihrem geistigen und seelischen Zustand einer speziellen Begleitung bedürfen. Diese Unterscheidung ist besonders in Bezug auf die Methodenauswahl von Bedeutung (▶ Abschn. 3.2) sowie auf den Zugang zu weiterführenden Informationen und Wissenselementen aus dem Bereich der Gerontologie oder Geriatrie bzw. Gerontopsychiatrie (▶ Abschn. 2.2.1). Die Begleitung von Demenzerkrankten (Kastner u. Löbach 2014) und anderen gerontopsychiatrisch auffallenden Menschen setzt nicht nur bei der alltäglichen Begleitung ein spezielles Wissen voraus, sondern auch in der Anwendung bestimmter biografischer Methoden, wie beispielsweise der von Naomi Feil entwickelten Validation (Feil 2007 und 2016). Auf diese Spezialsituation wird weiter unten noch eingegangen (▶ Abschn. 2.2.4).

■ **Gespräche gegen die Einsamkeit**
Viele alte Menschen leben in einer Welt eingeschränkter Kommunikationsmöglichkeiten. Dies hängt vor allem mit der Veränderung des sozialen Netzes zusammen. Die Familienstrukturen wandeln sich, selbstverständlich gewordene Kontakte werden durch Wegsterben wichtiger Menschen abrupt unterbrochen, der Freundeskreis schrumpft. Dadurch kann der zwischenmenschliche Austausch, der in den Blütezeiten des Lebens zwanglos, selbstverständlich und spontan erfolgt, nicht mehr stattfinden. Wenn dann noch eine Fremdunterbringung in einem Heim oder einer anderen Alteneinrichtung notwendig wird, verändert sich das soziale Umfeld derart, dass diese alten Menschen fast zu fremden Personen inmitten der eigenen Heimat werden. Da gibt es niemanden mehr, der die kleinen und großen Freuden des Lebens teilt. Da kennt niemand Einzelheiten der persönlichen Lebensgeschichte, weiß niemand über „Leid und Freud" vergangener Tage Bescheid. Das macht traurig und betroffen und löst Gefühle der Isolation und Einsamkeit aus.

„Wo gibt es jemanden, der sich für mich alte Frau, für mich alten Mann noch interessiert?" Diese Frage stellt sich so mancher Bewohner eines Altenheimes oder einer Pflegeeinrichtung. Aber auch jenen Menschen, die alleine in ihren vier Wänden leben und von mobilen Betreuungsdiensten versorgt und begleitet werden, fehlt nur zu oft Anteil nehmendes Interesse. Dabei gäbe es so viel zu erzählen, zu erinnern, zu bedenken … ! Jetzt, am Ende des Lebens könnte man die Bilder seiner Geschichte ausbreiten und neu beleuchten. Manche Einstellungen würden unscharf bleiben, andere Bildausschnitte würden vielleicht so

vergilbt sein, dass nichts mehr zu erkennen wäre, und doch könnte dann und wann der Glanz alter Zeiten aufleuchten, manche Schuldfrage geklärt und Versöhnung möglich werden, wenn … ja, wenn es Menschen gäbe, die interessiert und geduldig wären! Revuepassieren im Alter geschieht nicht „einfach so". Man braucht einen Anteil nehmenden Zuhörer, der die Erinnerungen gleichsam hervorlockt und sich dem Tempo des alten Menschen anpasst. Was fürs Gehen zutrifft, gilt auch für das Erinnern: im Alter wird man langsamer. Es braucht seine Zeit, bis neue Dinge abgespeichert werden, und es braucht seine Zeit, bis alte Erinnerungen hervorgeholt werden (▶ Abschn. 3.1.). Der letzte Lebensabschnitt ist aber auch eine Zeit vielfältiger Verluste. Bereits ab der Lebensmitte werden beispielsweise die Todesanzeigen von Gleichaltrigen häufiger. Je älter man wird, desto mehr Menschen im nahen und weiteren sozialen Umfeld sterben. Das rührt an der uralten Angst, dem Tod begegnen zu müssen, wie es auch in der Märchen- und Sagenwelt thematisiert wird:

Beispiel: „Die Boten des Todes"
… Da klopfte ihm eines Tages jemand auf die Schulter: er blickte sich um, und der Tod stand hinter ihm und sprach: „Folge mir, die Stunde deines Abschieds von der Welt ist gekommen!" – „Wie?" antwortete der Mensch, „willst du dein Wort brechen? Hast du mir nicht versprochen, daß du mir, bevor du selbst kämest, deine Boten senden wolltest? Ich habe keinen gesehen." – „Schweig!" erwiderte der Tod, „habe ich dir nicht einen Boten über den anderen geschickt? Kam nicht das Fieber, stieß dich an, rüttelte dich und warf dich nieder? Hat der Schwindel dir nicht den Kopf betäubt? Zwickte dich nicht die Gicht in allen Gliedern? Brauste dir's nicht in den Ohren? Nagte nicht der Zahnschmerz in deinen Backen? Ward dir's nicht dunkel vor den Augen? Über das alles, hat nicht mein leiblicher Bruder, der Schlaf, dich jeden Abend an mich erinnert? Lagst du nicht in der Nacht, als wärst du schon gestorben?" Der Mensch wußte nichts zu erwidern, ergab sich in sein Geschick und ging mit dem Tod fort. (Gebrüder Grimm)

Was über viele Jahre weg geschoben werden kann, lässt sich im Alter nicht mehr ausgrenzen. In diese mehr oder weniger bewusste Angst vor dem Verlust des eigenen Lebens mischt sich immer häufiger auch die Angst vor dem Verlust des Selbst. Die kleinen Vergesslichkeiten des Alltags werden zuerst mit Erstaunen, später immer häufiger mit Schrecken bemerkt. Der Verlust von Sinnesfähigkeiten verschärft diese Situation noch: Nicht mehr so gut sehen oder hören zu können bedeutet auch, von der Welt der Farben und Töne nach und nach abgeschnitten zu sein – und dies nicht nur vorübergehend! Auch wenn einige Defizite durch technische Hilfen ausgeglichen werden, können sie nicht darüber hinweg täuschen, dass es sich um einen endgültigen Abschied von den Fertigkeiten und Fähigkeiten junger Jahre handelt.

Ein „jugendliches Selbstbild" kann nur solange aufrechterhalten werden, solange Menschen einigermaßen gesund bleiben und unabhängig sind. Das gelingt dank technischer und sozialer Unterstützungs- und Kompensationsmöglichkeiten heutzutage vielen alten Menschen relativ lange. Doch irgendwann müssen auch die sogenannten jungen Alten, wie sie die Gerontologen nennen, von dem Gefühl, „eigentlich gar nicht so alt zu sein", Abschied nehmen. Spätestens zu diesem Zeitpunkt wird das Eintreten in Lebens-Gespräche zu einer Frage des seelisch-geistigen Überlebens und kann den immer stärker aufkeimenden Gefühlen von Einsamkeit und Isolation entgegenwirken. Zudem können sie den Prozess der Trauer (▶ Abschn. 2.1.1) und die zu leistende Trauerarbeit aktiv unterstützen.

> ❯ **Lebensgeschichtliche Gespräche wirken dem Gefühl der Vereinsamung durch das Erleben von Nähe, Wertschätzung und Anteil nehmendem Interesse entgegen. Sie können den Prozess der Trauerarbeit hilfreich begleiten.**

- ▪ **Lebensgeschichtliche Gespräche als ganzheitliche Herausforderung**

Der Eintritt in einen Dialog über das eigene Leben schafft in vielen Fällen emotionale Erleichterung und wirkt dem Gefühl sozialer Isolation entgegen. Zusätzlich stellt er eine Form der intellektuellen Herausforderung dar, die nicht nur für die Seele heilsam sein kann, sondern auch die Gedächtnisfunktionen in „Schuss" hält. „Wer rastet, der rostet" – dieses Sprichwort wird häufig von den Vertretern der Aktivitätsmodelle (▶ Abschn. 2.2.1) in der Altenversorgung genannt und

bezieht sich durchaus nicht nur auf den Bewegungsapparat. „Nicht rosten" bedeutet somit auch, mit den Erinnerungen an das eigene Leben und damit mit sich selbst in Kontakt zu bleiben. Manchmal gelingt es durch den Eintritt in lebensgeschichtliche Gespräche, dem eigenen Lebenskern näher zu kommen, wie es im nachfolgenden Gedicht von Rainer Maria Rilke zum Ausdruck kommt:

> ❯ Von irgendwo bringt dieser neue Wind,
> schwankend vom Tragen namenloser Dinge,
> über das Meer her, was wir sind.
> (Rilke 2003)

> ❯ **Lebensgeschichtliche Gespräche wirken aktivierend und helfen, die menschliche Individualität und Identität aufrecht zu erhalten.**

Entwicklungspsychologische Arbeiten (Erikson 2008, Oswald et al. 2008) weisen auf eine letzte wichtige Aufgabe – aber auch Chance – am Ende des Lebens hin: Der alte Mensch kann den Schritt von einem alten Ich zu einem alterslosen Ich vollziehen. Es ist der Schritt zu einer reifen Persönlichkeit, bei der das Leben in seiner ganzen Fülle aufgehoben ist. Gelingt diese Aufgabe, kann mit einem Mal der Lebensfaden erkannt werden, der sich von der Geburt bis zum augenblicklichen Zeitpunkt durchzieht. Der Mensch ist damit in einen „alterslosen" Zustand eingetreten, in dem das Gefühl vorherrscht, letztendlich noch immer der selbe Mensch zu sein, der man von Anfang an war – auch wenn das manchmal zu liebenswerten bis grotesken Verzerrungen führt, wie die nachfolgende Geschichte zeigt.

Ich bin genauso kräftig wie vor vierzig Jahren
Drei befreundete Männer saßen zusammen und sprachen von den Freuden der Jugend und der Last des Alters. „Ach", stöhnte der eine: „Meine Glieder wollen nicht mehr, wie ich will. Was bin ich doch früher gelaufen, wie ein Windhund, und jetzt lassen mich meine Beine so im Stich, dass ich kaum mehr einen Fuß vor den anderen setzen kann." „Du hast recht", pflichtete ihm der zweite bei. „Ich habe das Gefühl, meine jugendlichen Kräfte sind versickert wie das Wasser in der Wüste. Die Zeiten haben sich geändert, und zwischen den Mühlsteinen

der Zeit haben wir uns geändert." Der dritte, ein Mullah, ein Laienprediger, kaum weniger klapprig als seine Gefährten, schüttelte den Kopf: „Ich verstehe euch nicht, liebe Freunde. Ich kenne das alles von mir nicht, worüber ihr klagt. Ich bin genauso kräftig wie vor vierzig Jahren." Das wollten ihm die anderen nicht glauben. „Doch, doch", ereiferte sich der Mullah. „Den Beweis dafür habe ich erst gestern erbracht. Bei mir im Schlafgemach steht schon seit Menschengedenken ein schwerer eichener Schrank. Vor vierzig Jahren hatte ich versucht, diesen Schrank zu heben, aber was glaubt ihr, Freunde, was geschah? Ich konnte den Schrank nicht heben. Gestern kam mir die Idee, ich solle einmal den Schrank anheben. Ich versuchte es mit allen Kräften, aber wieder schaffte ich es nicht. Damit ist doch eines klar bewiesen: Ich bin genauso kräftig wie vor vierzig Jahren." (Orientalische Geschichte)

■ **Lebensgeschichtliche Gespräche als Spiegel seelischer Befindlichkeit**

Lebensgeschichtliche Gespräche und die in ihnen sichtbar werdende Arbeit an den persönlichen Erinnerungslandschaften geben vielfältige Einblicke. Oft sind die erzählten Gedächtnisinhalte ein Spiegel der gegenwärtigen Lebensverhältnisse ganz nach dem Motto: „So wie ich mich fühle, erinnere ich mich auch." Erfahrungen aus Pflegeeinrichtungen weisen darauf hin, dass beispielsweise eine Überweisung und Einlieferung alter Menschen gegen ihren Willen in ein Heim schlagartig belastende Erinnerungen auslöst. Mit einem Mal scheint das ganze Leben in den momentanen Gefühlszustand der Einsamkeit, Fremdheit und Fremdbestimmtheit einzutauchen. Der alte Mensch greift in der neuen Umwelt nach einem Filter (▶ Abschn. 1.3.1), der seine Wahrnehmung und Kommunikation entscheidend beeinflusst. Ist beispielsweise einmal der Gedächtnisfilter „Opfer" nach einer unfreiwilligen Fremdunterbringung vorgeschaltet, werden nur jene Vorgänge Gewicht haben, die zum aktuellen Gefühl und der Erfahrung von Fremdbestimmtheit passen: „Ich kann aber nur in meinem eigenen Bett schlafen, das wird hier nicht gut gehen!", „Jetzt muss ich auch dazu noch ja sagen … !", „Sie können mir da auch nicht mehr helfen." oder „Wie soll mir denn das schmecken?", sind Aussagen von Menschen, die ihr zu Hause nicht freiwillig gegen einen Platz im Heim getauscht haben.

Durch Zuwendung, Geduld und Anteilnahme von Begleitern ist es möglich, diesen Negativfilter langsam aufzulösen und Gespräche einzuleiten. Mit Hilfe eines Anteil nehmenden Begleiters kann die belastende Situation dann nicht nur mitgeteilt, sondern erzählend bearbeitet und bewältigt werden. In den Geschichtenkonstruktionen, die im Rahmen eines solchen lebensgeschichtlichen Gesprächs entwickelt werden, spielt der Aspekt der Kontinuität, des Zusammenpassens von „alt" und „neu", eine wichtige Rolle. Oft müssen die alten Menschen lange suchen, um eine verbindende Erinnerungs-Brücke (▶ Abschn. 2.2.2) zwischen alt und neu, zwischen gestern und heute zu finden. Dabei kann ein langsames Vertrautwerden mit der neuen Umgebung hilfreich sein – vielleicht gibt es einen Gegenstand, einen Geruch, eine Farbe, Gesichtszüge oder einen bestimmten Ausschnitt, den das Fenster frei gibt, die Erinnerungen auslösen (▶ Abschn. 3.2.2).

Die Möglichkeit, sich zu erinnern, ist nicht aus nostalgischen Gründen so bedeutsam, vielmehr ist das Erinnern an das Gestern der Baumeister des Heute. Nur mit Hilfe des Gewesenen kann Neues begriffen, geordnet oder gar erst entwickelt werden. Das hilft speziell in Situationen des sozialen Umbruchs, wie sie Heimunterbringungen oftmals darstellen. Mit dem Verlust der Erinnerung wäre nicht nur ein Verlust der Vergangenheit verbunden, sondern letztlich ein Verlust der Gegenwart. Aus der Begleitpraxis wird immer wieder von der Angst alter Menschen berichtet, ihre Erinnerungen zu verlieren und so im individuellen Erleben als „Mensch ohne Geschichte" sterben zu müssen.

▶ **Der Inhalt lebensgeschichtlicher Gespräche spiegelt häufig die vorherrschenden Gefühle wieder. Dies ist vor allem im Zusammenhang mit Fremdunterbringungen zu berücksichtigen, die gegen den Willen der Beteiligten erfolgten. Der Prozess der Eingewöhnung und des Vertrautwerdens kann durch Gespräche erleichtert werden, in denen Erinnerungen Platz haben, die vom Gestern ins Heute führen.**

- **Umsetzungsmöglichkeit: Ein Beispiel aus der Praxis**

Lebensgeschichtliche Gespräche sind für alte Menschen oft die einzige Chance, ihre Erinnerungen zu ordnen und ein Bild von sich selbst zu entwerfen und zu bewahren, das ihnen ein Gefühl der Selbstachtung ermöglicht. Der Alltag in einem Heim oder die Pflegesituation in Kliniken ist meist von festgelegten Routinehandlungen erfüllt und erschwert einen gezielten Einsatz bestimmter Methoden der Biografiearbeit. Dafür müssen geeignete Rahmenbedingungen (▶ Abschn. 1.3.3) geschaffen werden. Doch auch jenseits eines gezielten Einsatzes biografiegeleiteter Begleitarbeit ergeben sich im pflegerischen Alltag viele Gesprächsmöglichkeiten „zwischendurch". Und so fließt die Arbeit an der Erinnerungslandschaft alter Menschen zunächst eher beiläufig denn gezielt in die Pflegepraxis ein. Oft sind es die vielen „Zeitsplitter" am Rande von Pflegehandlungen oder Routinearbeiten, die ein erstes Herantasten an die Welt des anderen ermöglichen. Bekommt man erst einmal einen Blick für die Erzählansätze, wird man immer wieder auf offene oder versteckte Äußerungen alter Menschen treffen, über ihr Leben zu sprechen. Aus kleinen Bemerkungen, Episoden, „Glaubenssätzen" oder Sprichwörtern ergeben sich dann jene Mosaiksteinchen, die in einem lebensgeschichtlichen Gespräch nach und nach zu einem Bild – dem persönlichen Lebensbild – zusammengeführt werden.

Beispiel: Annas Geschichte

Anna R. ist eine zarte, weißhaarige Frau. Sie hat fünf Kinder geboren und großgezogen. Nach dem Tod ihres Mannes lebt sie allein in dem einst mit so viel Leben und Lachen erfüllten Haus. Die Kinder leben weit weg, zum Teil sogar im Ausland. Anna R. reist viel. Sie fährt von einem Kind zum anderen und verwöhnt die Enkel. Ein Schlaganfall verändert alles. Anna R. kommt nach langer Rehabilitationszeit in ein Heim. Sie wird als unauffällig, bescheiden und zurückgezogen beschrieben. Manche meinen, sie sei unzugänglich. Ihr Zustand ist stabil, doch sie wirkt geknickt. Niemals kommt ihr ein Lächeln über das Gesicht. Am Leben ihrer Zimmernachbarinnen nimmt sie nicht Anteil. Als eine junge Altenhelferin eines Tages ein Foto auf ihrem Nachtkästchen bemerkt, fragt sie interessiert nach.

Das war der Anfang einer Reihe von Gesprächen, die sich mehr beiläufig als gezielt ergaben. Anna R. spricht zuerst zaghaft, dann immer mutiger über ihre große Familie, die in allen Herren Länder verstreut ist. Langsam, Schritt für Schritt, weiht sie die junge Altenhelferin in die Geschichten ihrer Kinder ein, die man auf dem Foto sehen kann. Und mit einem Mal kommt Glanz in die Augen von Anna R. Vom Bild ihrer Familie führen viele Wege zu Stationen ihres eigenen Lebens. So wandert Anna R. in Gedanken von Kind zu Kind, von Jahrzehnt zu Jahrzehnt. Einmal führen sie ihre Erinnerungen weit zurück zu ihren eigenen Eltern, dann wieder fragt sie sich, wie ihr Begräbnis wohl gestaltet werden soll. Bei all ihren Erzählungen, die manchmal knappe Episoden, dann wieder ausufernde Beschreibungen, einmal lapidare Sätze, dann wieder humorvolle Vergleiche sind, kehrt sie zum Foto auf ihrem Nachtkästchen zurück. Es dient ihr als Anker, als Griff zum Festhalten ihrer Gedanken und Erinnerungen. Anna R. blüht im Laufe der Monate auf. Sie wird aktiv, beginnt sich auch für die Geschichten ihrer Mitbewohner zu interessieren. Durch das Interesse der jungen Altenhelferin und ihre geduldige Art des Zuhörens ist es Anna R. gelungen, wieder Anschluss an das Leben zu bekommen. In Gelassenheit kann sie sich den letzten Seiten ihres Lebensbuches widmen. (Anna R., 85 Jahre)

Das bewusste Wahrnehmen eines letzten persönlich verbleibenden Gegenstandes ist in vielen Fällen der Schlüssel zur Lebensgeschichte alter Menschen. Am Beispiel von Anna war es eine alte Familienfotografie, die der äußere Anstoß für eine Reihe lebensgeschichtlicher Gespräche war und als sogenannter autobiografischer Gegenstand (▶ Abschn. 3.2.2) zum persönlichen „Anker" wurde.

2.2.4 Biografiearbeit in der Begleitung demenzkranker alter Menschen

In den bisherigen Ausführungen standen all jene alten Menschen im Mittelpunkt, die – vereinfacht gesprochen – „nur" alt sind. Es ging um ein Durchleuchten der psychosozialen Situation dieses besonderen Lebensabschnittes (▶ Abschn. 2.2 und 2.2.1) und um Aspekte unterstützender Maßnahmen für die Bewältigung und Verarbeitung wahrgenommener Veränderungen, Einschränkungen oder Defizite mit Hilfe biografischer Ansätze (▶ Abschn. 2.2.3). Nicht explizit einbezogen wurden Menschen, die unter der Krankheit Demenz leiden.

■ **Demenz – Annäherung an ein Krankheitsbild**
An Demenz erkrankt zu sein, sprengt den Rahmen normalen Alterns und lässt sich nicht in eine Reihe stellen mit „normalen" altersbedingten Veränderungen der Gedächtnis- und/oder Merkfunktionen. Demenz ist eine chronisch fortschreitende Erkrankung, die unheilbar ist und bestenfalls in ihrem Verlauf günstig beeinflusst werden kann. Demenz bedeutet dem Wortstamm nach „ohne Geist" oder auch „von abnehmendem Verstand". Diese Wortbedeutung verweist auf den Kern der Erkrankung, kommt es doch im Laufe einer Demenzerkrankung zu unterschiedlichsten Defiziten im kognitiven Bereich. Hinzu kommen noch emotionale und soziale Störungen, die das gesamte Leben der Betroffenen stark beeinträchtigen. Als wesentliches Leitsymptom gilt die Gedächtnisstörung beginnend mit Störungen im Kurzzeitgedächtnis und im Bereich der Merkfähigkeit. Im fortgeschrittenen Stadium kann auch das Langzeitgedächtnis betroffen sein, wodurch früh erworbene Fertigkeiten und Fähigkeiten verloren gehen. Dieser unwiederbringliche Verlust macht es den Betroffenen dann nicht mehr möglich, ein selbständiges, in Raum und Zeit gut orientiertes und geordnetes Leben zu führen. Erinnerungen scheinen ein Eigenleben anzutreten. Sie stehen mit der aktuellen Realität des Erkrankten kaum bis gar nicht in Zusammenhang und überschwemmen zeitlich völlig ungeordnet mal belastend-bedrohlich mal freudig-erheiternd das gegenwärtige Erleben.

Demenz ist eine Erkrankung, die für viele Menschen gleichbedeutend ist mit dem „Schrecken des Alters". Tatsächlich leiden etwa eine Million alter Menschen allein in Deutschland an Demenzerkrankungen. Statistische Angaben prognostizieren ein weiteres Ansteigen der Erkrankungen, was wegen des engen Zusammenhangs zwischen Demenzerkrankungen und Alter verständlich ist: In dem Maße, in dem die Bevölkerung immer älter wird, ist auch mit einem Anstieg der Demenzrate zu rechnen (Rothgang 2010).

❯ **Als Leitsymptom der Demenz gilt die Gedächtnisstörung. Zu Beginn ist meist der Bereich des Kurzzeitgedächtnisses und der Merkfähigkeit betroffen, mit zunehmender Dauer der Erkrankung auch das Langzeitgedächtnis.**

„Nur ein bisschen verwirrt – oder schon dement?" diese Frage stellen sich nicht nur unzählige alte Menschen, sondern auch viele Angehörige, Begleiter und Betreuer von Menschen jenseits der Lebensmitte. Ein Blick auf die gängigen Definitionen und Beschreibungen des Krankheitsbildes Demenz macht deutlich, wie schwer es ist, eindeutige und klare Kriterien verbindlich zur Verfügung zu stellen. Bei der Annäherung an eine Definition von Demenz orientiert man sich in Europa eher an der Genese der Erkrankung, während man im amerikanischen Raum stärker den Ort der Gehirnschädigung als Einteilungskriterium heranzieht.

Auf Basis der Genese von Demenzerkrankungen lässt sich eine erste grobe Unterscheidung in sog. primäre (Ursachen: hirnorganisch; irreversibel) und sog. sekundäre (Ursachen: unterschiedliche Organerkrankungen) Demenzen vornehmen. Statistiken sprechen davon, dass ca. 90% aller Demenzerkrankungen primär sind. Diese primären Demenzen werden laut Deutscher Gesellschaft für Neurologie in die sog. degenerative Demenzform, die vaskuläre Demenz und Mischformen eingeteilt. Worin liegt der Unterschied?

Bei den degenerativen Demenzformen – die wiederum ca. 2/3 aller primären Demenzen ausmachen – kommt es zu einem Abbau bzw. einem Absterben von Nervenzellen im Gehirn. Zu diesem Krankheitsbild wird auch jene Demenzform gezählt, die im Alltagsverständnis mit Demenz fast synonym verwendet wird: der Morbus Alzheimer. Bei den degenerativen Demenzen ist ein stetiger Abbau der geistigen Fähigkeiten zu bemerken. Wahrnehmen und Erkennen fällt immer schwerer, die Gedächtnisfunktionen schwinden und all das, was der Lebensalltag fordert, kann nicht mehr bewältigt werden. Die Schädigungen sind nicht reversibel, können kaum aufgehalten und nicht geheilt werden.

Mit ca. 15% nimmt die sog. vaskuläre Demenz einen weitaus kleineren Anteil an den primären Demenzen ein. Als Ursache werden kleine, häufig aufeinander folgende Infarkte im Gehirn oder massive Durchblutungsstörungen des Gehirns genannt. Die Abbauprozesse weisen eine andere Verlaufsform auf als es bei den degenerativen Demenzen der Fall ist. Anstelle eines stetigen Abbaus treten die Veränderungen schubartig auf. Treten erneute Infarkte auf, verschlechtert sich der Zustand des Erkrankten, und er schreitet bildhaft gesprochen wieder eine Treppe weiter nach unten in die Welt der Demenz. Der Verlauf der vaskulären Demenz kann durch gezielte therapeutische Maßnahmen im Bereich der häufigsten Risikofaktoren wie z. B. Bluthochdruck, Herzerkrankungen, Rauchen oder Diabetes positiv beeinflusst werden. Ein Schwerpunkt im Kampf gegen diese Form der Demenz liegt im Präventivbereich.

Den statistisch gesehen noch offenen Anteil am Gesamtbild primärer Demenz nehmen die sog. Mischformen ein. Es handelt sich dabei um Krankheitsbilder von meist hochbetagten Menschen, bei denen sowohl degenerative Veränderungen vorliegen als auch vaskuläre Aspekte erkennbar sind.

Grobe Einteilung der Demenzformen
- Primäre Demenz (Ursachen: hirnorganisch; irreversibel)
- Sekundäre Demenz (Ursachen: unterschiedliche Organerkrankungen wie z. B. Schilddrüsenerkrankungen, Leber/ Nierenversagen u. a.)

Unterteilung der primären Demenz in:
- degenerative Demenz (z. B. Demenz vom Alzheimer-Typ)
- vaskuläre Demenz (z. B. „Multiinfarkt-Demenz")
- Mischformen

Im Zusammenhang mit differentialdiagnostischen Bemühungen greifen Mediziner und Wissenschaftler seit geraumer Zeit auf ein international anerkanntes Instrument zurück: die sog. ICD-10, eine internationale Klassifikation der Krankheiten. Damit wurde ein wichtiges Instrument bereitgestellt (WHO 2010), das eine Zuordnung von Symptomen zu bestimmten Krankheitsbildern erleichtert und

über unterschiedliche „Schulen" in Medizin und Forschung hinweg eine einheitliche Sprache vorlegt. Im Klassifikationssystem der ICD-10 wurden den verschiedenen Demenzformen die Schlüsselnummern F00 bis F03 zugewiesen (z. B. F00 = Demenz bei Alzheimer-Krankheit, F00.1 = Demenz bei Alzheimer-Krankheit, mit spätem Beginn). Bei der einleitenden Beschreibung wird darauf hingewiesen, dass es sich bei einer Demenz um ein Syndrom handelt, d. h. es liegt eine Reihe von Symptomen vor, die erst in ihrer Summe das Erscheinungsbild Demenz ausmachen. Im Zentrum dieser chronisch fortschreitenden Krankheit des Gehirns stehen unterschiedlichste Störungen wichtiger kortikaler Funktionen. Die Störungen betreffen das Gedächtnis, die Fähigkeit logisch und klar zu denken, die Möglichkeit, sich räumlich und zeitlich zu orientieren, die Auffassungsgabe und Lernfähigkeit, die Sprache und das Urteils- und Entscheidungsvermögen. Bei all diesen Störungen ist das Bewusstsein selbst jedoch ungetrübt, und die Sinne funktionieren im üblichen Rahmen. Oft werden auch Veränderungen im sozialen, affektiven und motivationalen Bereich der Betroffenen genannt. Wichtig erscheint noch zu erwähnen, dass sich die angeführten Störungen und Beeinträchtigungen bei einem Menschen über mindestens ein halbes Jahr zeigen müssen, um tatsächlich von einer Demenz zu sprechen.

Zu differentialdiagnostischen Zwecken und ergänzend zur ICD-10 wird auch gerne das Klassifikationssystem der Amerikanischen Psychiatrischen Vereinigung herangezogen – das sog. DSM-IV (Saß 2003). In diesem System werden neben klinischen Störungen auch Störungen im Persönlichkeitsbereich, somatische Krankheitsfaktoren, psychosoziale und umweltbedingte Problembereiche sowie das umfassende Funktionsniveau berücksichtigt. Von einer Demenz im engeren Sinn wird in diesem Klassifizierungssystem erst dann gesprochen, wenn zu den Beeinträchtigungen des Gedächtnisses noch mindestens eine der folgenden Störungen hinzukommt: Aphasie (Störung der Sprache), Apraxie (motorische Aktivitäten können nicht mehr gut ausgeführt werden), Agnosie (Gegenstände können nicht wiedererkannt bzw. nicht identifiziert werden) und dysexekutives Syndrom (sog. Exekutivfunktionen wie Planen oder Organisieren sind gestört).

2

Merkmale, die darauf hinweisen, dass eine Demenzerkrankung vorliegt:
- Sich zunehmend verschlechternde Denkleistungen bzw. chronische Denkschwierigkeiten (mindestens 6 Monate)
- Gedächtnisprobleme
- Orientierungsschwierigkeiten (räumlich, zeitlich, persönliche Orientierung)
- Veränderungen im affektiven Bereich (mangelnde Stimmungskontrolle)
- Veränderungen im sozialen Verhalten (Rückzugstendenzen, inadäquate Reaktionen)

■ Psychosoziale Konzepte für die Begleitung demenzkranker Menschen

In der einschlägigen Literatur dominierten bei der Beschreibung von Demenz und den daraus abzuleitenden Pflege- und Begleitmaßnahmen lange Zeit medizinische Modelle. Seit geraumer Zeit wird jedoch auch verstärkt auf jene Aspekte Bezug genommen, die ethische Fragen im Umgang mit Betroffenen aufgreifen (vgl. u. a. Kojer u. Schmidl 2015, Kitwood 2016, Wetzstein 2005) bzw. die Demenzerkrankung auf dem Hintergrund gesellschaftlicher Dimensionen reflektieren (Wissman u. Groenemayer 2008). Zahlreiche wissenschaftliche Arbeiten zum Thema Demenz sowie die Erforschung adäquater medizinisch-therapeutischer Angebote sind wichtige Bausteine für ein tieferes Verstehen dieser Krankheit (vgl. u. a. Förstl u. Kleinschmidt 2017, Kastner u. Löbach 2014). Für den Pflegealltag sind all jene Bemühungen besonders hilfreich, die gewonnene Erkenntnisse aus Wissenschaft und Forschung praxisorientiert aufbereiten. So können Pflege- und Betreuungskonzepte entwickelt werden, die eine würdevolle, an den Bedürfnissen und Möglichkeiten demenziell veränderter Menschen orientierte Begleitung ermöglichen.

Der Umgang mit dementen Menschen ist für alle am Pflegeprozess Beteiligten eine enorme Herausforderung und bringt viele an die Grenzen dessen, was sie verstehen und aushalten können. Aus den vielen Erfahrungen überforderter Pflegekräfte einerseits und der Erkenntnis, dass Demente einen anderen Umgang brauchen als andere pflegebedürftige alte Menschen, entstanden einige Modelle für einen würdevollen und respektvollen Umgang und eine bedürfnisorientierte Pflege. Im Folgenden werden einige der am häufigsten angewandten Konzepte kurz vorgestellt und hinsichtlich ihrer Verbindung zur Biografiearbeit beleuchtet.

■ ■ Validation

In den letzten Jahrzehnten des 20. Jahrhunderts entstand die Methode der Validation. Begründet wurde diese spezielle Form des kommunikativen Umgangs mit alten, verwirrten Menschen von Naomi Feil, die in den 1930er Jahren in München geboren wurde und schon bald mit ihren Eltern in die USA emigrierte. Die Eltern gründeten ein Altenheim. Naomi Feil wuchs also gleichsam im Altenheim auf und hatte die Gelegenheit, alte und demente Menschen in ihrem Verhalten und ihren Kommunikationsweisen genau zu beobachten. Es fiel ihr auf, dass speziell bei dementen Menschen eine sog. normale Kommunikation nicht funktionierte: Vieles wurde falsch oder missverstanden, vieles führte zu nicht nachvollziehbaren Reaktionen, vieles verhallte einfach scheinbar ungehört und nicht wahrgenommen im Raum. Als junge Frau studierte Naomi Feil dann Sozialarbeit und machte sich beginnend in den 1960iger Jahren daran, eine Methode zu entwickeln, mit deren Hilfe sie Zugang zu dementen Menschen finden konnte: Es waren die Anfangsjahre für die sog. Validation. Dabei handelt es sich um eine Kommunikationsform, bei der alle Aussagen und jedes Verhalten von demenziell veränderten Menschen ernst genommen (vgl. validieren = „für gültig erklären") und auf dem Hintergrund des individuellen Erlebens verstehend aufgenommen und begleitet wird. Korrekturen im Sinne einer Realitätsanpassung werden vermieden (z. B. auf wiederholtes Fragen, wann denn die Mutter komme, nicht mit einem: „ … aber ihre Mutter ist doch schon lange gestorben!" antworten). Stattdessen wird versucht, die hinter einer Aussage liegenden Gefühle aufzugreifen und darauf einzugehen. Die Welt des dementen Menschen wird als ebenso real akzeptiert wie die „reale" Welt des Nichtdementen.

Viele Erfahrungen mit der Validation in der Praxis haben dazu beigetragen, dass sich die Methode über die Jahre hin verfeinert hat und jene Aspekte sichtbar wurden, die gleichsam als Kern anzusehen sind. Naomi Feil war und ist es ein großes Anliegen, dass möglichst viele Menschen, die Demente pflegen, betreuen und begleiten, nicht nur ein Grundwissen in der Technik der Validation erlangen, sondern sich auch jene innere Haltung erwerben, die sie in ihren Grundsätzen ausformuliert hat. Es ist ein Aufruf zu einem menschenwürdigen Umgang mit alten verwirrten Menschen! Validation ist also mehr als eine Technik, die die Kommunikation zwischen Betreuern und Dementen erleichtern soll. Validation bedeutet auch, mit einer bestimmten inneren Haltung dem alten verwirrten Menschen zu begegnen, ihn in seinem Anderssein zu akzeptieren und ihm seine Würde zu erhalten bzw. wiederzugeben. In der Ausformulierung wichtiger Grundsätze der Validation zeichnet Naomi Feil implizit die Situation Dementer nach und gibt Begleitern erste Orientierungshilfen für Begegnungen (vgl. u. a. Feil 2016).

Erscheinungsbilder der Demenz nach Feil Naomi Feil beschreibt in ihren Arbeiten unterschiedliche Stufen, die sich im Verlauf einer Demenzerkrankung zeigen und die jeweils ein anderes Eingehen erfordern.

> **Stufen der Demenz nach Feil**
> - Mangelhafte Orientierung
> - Zeitverwirrtheit
> - Sich wiederholende Bewegungen
> - Vegetieren

In jedem dieser vier genannten Erscheinungsbilder treten typische Verhaltensweisen auf, die in engem Zusammenhang mit den kognitiven und körperlich-seelischen Veränderungen stehen. Zu Beginn der Erkrankung werden die ersten wahrgenommenen Veränderungen als Bedrohung erlebt und weit von sich geschoben. Die Begegnung mit anderen Dementen löst Ängste und Unruhe aus. Persönliche Gegenstände wie beispielsweise Stock, Tasche oder Hut werden als wichtige „Zeugen der Identität" immer mitgetragen und aufmerksam bewacht. In der Konfrontation mit den Folgen von Gedächtnisstörungen beispielsweise werden dann alle anderen „beschuldigt": „Der Nachbar hat meine Geldtasche

gestohlen!", „Mein Essen ist vergiftet!", „Nirgendwo ist mein Schmuck sicher – das sind hier alles diebische Elstern!".

Im Stadium der Zeitverwirrtheit verlieren die Erkrankten die Gegenwart nach und nach aus den Augen. Erinnerungen von früher tauchen aus der Tiefe auf und stehen gleichrangig und gleichwertig nebeneinander und neben dem aktuell Erlebten. Das führt häufig dazu, dass auch die alten Gefühle, Verpflichtungen und Aufgaben neu belebt werden und nach Erfüllung drängen: „Ich muss jetzt nach Hause, meine Kinder warten auf mich!", „Mein Vater ist gestorben, ich gehe jetzt zum Begräbnis – lassen Sie mich gehen!", „Schön Dich wiederzusehen – wir sind ja gemeinsam in die Schule gegangen!"

Wenn die Demenz fortschreitet, kommen die Erkrankten in einen Zustand des Rückzugs und der Sprachlosigkeit. Anstelle von Worten treten immer häufiger Bewegungen oder einzelne Laute, die fortwährend wiederholt werden. Den Betreuern bietet sich das Bild von Menschen, die beispielsweise in immer wiederkehrenden Bewegungsmustern über den Tisch wischen, unsichtbare Tücher falten oder die Sessellehne streicheln. Andere rufen monoton „Hallo, hallo … !" oder klopfen mit dem Stock wieder und wieder auf den Boden.

Im letzten Stadium der Demenz, dem von Naomi Feil als „Vegetieren" bezeichneten Zustand, findet ein totaler Rückzug statt. Der demente Mensch zeigt weder auf Ansprache noch auf Berührung eine sichtbare Reaktion. In sich gekehrt verbringt er in einer embryonalen Stellung seine Tage.

Durch die genaue Beschreibung der unterschiedlichen Ausprägungsformen von Demenz und die genauen Beobachtungen der Auswirkungen von Kommunikation auf die Betroffenen konnte Naomi Feil jene Elemente herausarbeiten, die eine angemessene Begegnung ermöglichen. Besonders wichtig ist es, sich immer vor Augen zu halten, dass es auch im Rahmen validierender Kommunikation keine „Rezeptantworten" gibt, keine fixen Schemata des Verhaltens oder gar „fixe" Antworten. In jeder Begegnung mit dementen Menschen geht es zunächst um ein Herantasten an eine Welt, die sich nicht so leicht entschlüsseln lässt. Häufig gemachte Fehler im Umgang mit Dementen sind das Abgeben persönlicher Stellungnahmen, (Ver-)Trösten, gut gemeinte

Lügen sowie rasches Anbieten einer Lösung. Hilfreich ist es, sich auf die Gefühle des dementen Menschen einzulassen, Momente der Stille zuzulassen und „einfach" zu reagieren (Kojer u. Schmidl 2015).

Hilfreiche Kommunikation im Umgang mit Dementen   Im Verlauf der Erkrankung zeigen sich nicht nur kognitive und körperlich-seelische Veränderungen, sondern es treten auch jeweils andere Aspekte der gelebten Geschichte in den Vordergrund. Auch diese „biografischen Splitter" gilt es in der Begleitung wahrzunehmen und aufzugreifen. Das biografische Element spielt in der Validation eine große Rolle. Wenn Frau M. beispielsweise unbedingt nach Hause will, weil ihre (derzeit 60-jährigen Kinder) von der Schule nach Hause kommen, wenn Herr G. am Abend alle Türen zusperren muss – dann zeigt sich nicht nur eine „Störung", sondern es wird auch ein Teil der Lebensgeschichte sichtbar. An den genannten Beispielen wird deutlich, dass Frau M. ihre Rolle als Mutter sehr ernst genommen hat und die Sorge und Fürsorge für ihre Kinder ein wichtiger Bestandteil ihres Lebens war und im Rahmen der krankheitsbedingten Veränderungen jetzt offenbar wieder wird. Auch Herr G. öffnet mit seinem Verhalten ein kleines Fenster in seine Vergangenheit. Als Hauswart hatte er die wichtige Funktion, am Abend immer alle Türen zu verschließen und diese Aufgabe holt ihn jetzt in seiner Demenz wieder ein (◘ Abb. 2.2).

Naomi Feil hat nicht nur jedes Stadium der Demenz mit seinen typischen Merkmalen beschrieben, sondern auch eine ganze Fülle an Reaktionsmöglichkeiten erarbeitet. Dabei treten in jedem Stadium andere kommunikative Aspekte in den Vordergrund. Sie verlangen von Begleitern ein hohes Maß an Flexibilität, Einfühlungsvermögen und die Fähigkeit, sich in unterschiedliche biografische Momente des dementen Menschen hineinzuspüren.

Um den Menschen am Beginn ihrer Demenz ein bisschen Sicherheit zu geben, hat es sich bewährt, einen ritualisierten Tagesablauf einzuhalten und relativ starre Regeln einzuführen, auf die sie sich verlassen können. Zu Beginn der Erkrankung ist es für den Dementen wenig hilfreich, wenn man ihn auf seine Situation und die damit verbundenen Gefühle anspricht – dies kann erst recht Verzweiflung und Angst auslösen. Auch die sonst so willkommenen tröstenden Berührungen sind in diesem Stadium eher unangebracht. In der Begleitung von mangelhaft orientierten Menschen (Stufe 1) hat es sich bewährt, mit sog. W-Fragen (▶ Abschn. 1.3.2) den Kontakt herzustellen („wo war das", „wer hat … ", „wann ist das passiert … ") – allerdings muss ein „warum" vermieden werden. Warum-Fragen gelten häufig als Auslöser für Schuldgefühle und sind unangenehm besetzt. Sie sollten in einer guten Kommunikation prinzipiell weggelassen bzw. umschrieben werden – im Umgang mit Dementen ist ganz besonders darauf zu achten. Hilfreich ist es, in den Gesprächen auf sog. „Schlüsselwörter" zu achten. Es handelt sich dabei um emotional besonders besetzte Worte, um Worte, die in die Lebensgeschichte des dementen Menschen führen. Gelingt es zu Beginn einer Begleitung, solche

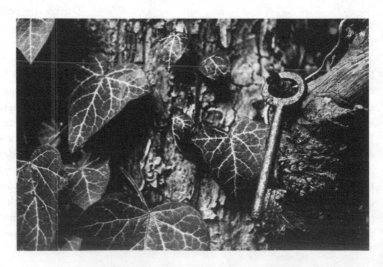

◘ **Abb. 2.2**   Auf der Suche nach dem richtigen Schlüssel-Wort (Copyright: www.spechtarts.at.tf)

Schlüsselwörter (▶ Abschn. 3.2.2) zu finden, können diese in späteren Stadien zu wichtigen Türöffnern werden.

Für demenziell veränderte Menschen, die sich im Stadium der Zeitverwirrtheit befinden, sind andere Aspekte in der Begegnung wichtig als zu Beginn der Erkrankung. Ab diesem Zeitpunkt spielen Berührungen eine wichtige Rolle. Durch Berührungen kann man dementen Menschen das Gefühl von Geborgenheit und Sicherheit geben, kann sie beruhigen und entspannen, Gefühle zum Fließen bringen und vieles kommunizieren, was auf verbaler Ebene nicht mehr ankommt. In den Gesprächen hat es sich bewährt, das Gehörte wörtlich zu wiederholen und die Stimme der am Dementen wahrgenommenen Emotion anzupassen. Auch das Eintauchen in einen intensiven Blickkontakt kann dazu führen, dass Begleiter gleichsam einen Zutritt zum dementen Menschen bekommen. W-Fragen bleiben ebenso wichtige Möglichkeiten, Gespräche einzuleiten bzw. fortzusetzen und „am Laufen zu halten" wie das Aufgreifen von Schlüsselwörtern und das Eingehen auf Biografisches.

Und auch im Stadium der sich wiederholenden Bewegungen (Stadium 3) bleibt das Element Berührung wichtig und hilfreich. Das sog. Spiegeln von Bewegungen kann ebenso eine tiefere Verbindung zum Dementen herstellen wie Singen, Summen und „Mitschwingen".

Bei einem weit fortgeschrittenen Zustand der Erkrankung (Stadium 4) bleiben alle kommunikativen Bemühungen auf einzelne einfache Worte, parasprachliche Äußerungen und die Sprache der Berührung beschränkt. Für Begleiterinnen und Begleiter ist es hilfreich, sich die Bedürfnisse und die Welt von kleinen Kindern vor Augen zu halten: Am Beginn des Lebens bilden ruhige Stimmen, sanfte Berührungen, einfaches Summen und Wiegenlieder die Brücke zur Welt und vermitteln Sicherheit und Geborgenheit. Ähnliche Bedürfnisse haben Menschen am Ende ihrer demenziellen Erkrankung.

❯ **Validation ist Methode und Haltung zugleich!**

Validation als gezielte Maßnahme ist eine therapeutische Intervention und soll in der Regel nicht mehr als einige Minuten dauern. Dies ist meist ausreichend, dem dementen Menschen Verständnis oder Unterstützung zu signalisieren, ihn zu beruhigen oder einem besonderen Bedürfnis gerecht zu werden. Die Kürze der Intervention entspricht auch den eingeschränkten Möglichkeiten Dementer, sich über einen längeren Zeitraum zu konzentrieren und aktiv an der „realen" Welt teilzunehmen. Doch Validation kann auch als Ausdruck einer bestimmten Grundhaltung verstanden werden, wie sie von Feil in den Validationsgrundsätzen festgehalten wurde. In dieser Funktion bringt dieser Ansatz grundlegend neue Perspektiven für den Umgang mit alten verwirrten Menschen.

Seit der Entwicklung der Validation durch Naomi Feil kam es nach und nach zu verschiedenen Änderungen und Anpassungen des Basismodells an konkrete Pflegesituationen. Es kam zu Weiterentwicklungen, Ausdifferenzierungen, Schwerpunktverlagerungen, aber auch zu prinzipiell neuen Herangehensweisen. Zu nennen sind etwa die integrative Validation nach Nicole Richard, die Pflege nach Böhm, das mäeutische Konzept von Cora van der Kooij oder das sog. „Drei-Welten-Konzept" von Christoph Held, das sich vor allem der Lebensraumgestaltung für demente Menschen widmet. Es würde den Rahmen dieses Buches sprengen, die genannten Ansätze im Detail darzustellen – hier sei auf die einschlägige Literatur verwiesen. Im Folgenden werden nur Aspekte einzelner Modelle dargestellt, in denen der Bezug zur Biografiearbeit besonders deutlich wird.

Wichtige Validations-Grundsätze:
- Jeder Mensch ist einzigartig und muss als Individuum behandelt werden – unabhängig davon, wie verwirrt er ist.
- Jeder Mensch ist wertvoll – gleichgültig, in welchem Ausmaß er verwirrt ist.
- Für das Verhalten alter, verwirrter Menschen gibt es einen Grund – auch wenn man ihn auf den ersten Blick nicht entdecken kann.
- Das Verhalten von sehr alten Menschen wird von hirnorganischen Veränderungen ebenso bestimmt wie von Veränderungen auf der körperlichen, sozialen und seelischen Ebene.
- Sehr alte Menschen kann man nicht dazu zwingen, ihr Verhalten zu ändern.
- Sehr alte Menschen muss man akzeptieren, ohne sie zu beurteilen.

2

- Zu jedem Lebensabschnitt gehören bestimmte Aufgaben – unerledigte Aufgaben können später zu seelischen Problemen führen.
- Mit dem Verlust des Kurzzeitgedächtnisses werden frühere Erinnerungen besonders wichtig (Sehen mit dem „inneren Auge", Bedeutung von Klängen aus der Vergangenheit …).
- Belastendes kann schwächer werden, wenn es ausgedrückt und von einer vertrauten Pflegeperson anerkannt („validiert") wird – es wird stärker, wenn es ignoriert oder unterdrückt wird.
- Einfühlende Begleitung und Mitgefühl führen zu Vertrauen und können Angstzustände verringern.

■ ■ **Integrative Validation nach Nicole Richard**

Die deutsche Alternswissenschaftlerin Nicole Richard hat in den 1990er Jahren die Methode der integrativen Validation (IVA) entwickelt. Anders als bei Naomi Feil mit ihrem psychoanalytischen Ansatz tritt die Validation als Hilfestellung für die Bewältigung ungelöster Lebensaufgaben in den Hintergrund. Die IVA versteht Validation in erster Linie als Methode für einen würdigen und wertschätzenden Umgang mit den demenziell veränderten Menschen. Gefühle, Ausdrucks- und Verhaltensweisen sollen von den Pflegenden wahrgenommen und in ihrer individuellen Bedeutung ohne Korrektur oder Relativierung als Ressource ernst genommen werden.

Pflegekräfte, die sich in ihrem täglichen Umgang mit Dementen stärker an der integrativen Validation als am Basismodell nach Feil orientieren, nähern sich gleichsam schrittweise der Gesamtbiografie des demenziell veränderten Menschen. Ausgangspunkt stellt immer die Wahrnehmung von Gefühlen oder konkreten Verhaltensweisen dar und die damit verbundene Frage, welche Eigenschaft oder Haltung sich dahinter verbergen könnte. Ist es Pflichtbewusstheit, Ordnungssinn, Misstrauen, Fürsorge …, das durch bestimmte Äußerungen oder wiederkehrende Bewegungen zum Ausdruck

kommt? Wie könnte man das mit einfachen und klaren Sätzen ausdrücken und dem Dementen mitteilen? Und welche Sprüche, Lieder, Verse, Texte aus dem allgemeinen Sprichwort- und Liederschatz könnten dazu passen? Erst in einem letzten Schritt nähern sich Begleiterinnen und Begleiter dann jenen Aspekten der individuellen Lebensgeschichte, die möglicherweise in Bezug zum Geschehen stehen. Im konkreten Verhalten der Pflegenden lässt sich gleichsam eine Kreis-Bewegung nachzeichnen. Sie beginnt mit einer wertschätzenden Rückmeldung über die Wahrnehmung einzelner individueller Aspekte, sucht dann nach (Be-)Deutung und Verankerung im Kollektiven, führt schließlich zur Gesamtbiografie und sucht dort nach möglichst vielen Anknüpfungspunkten. Wo wenig autobiografische Fakten vorliegen, ist es hilfreich, mit Verwandten ins Gespräch zu kommen, um sich ein besseres Bild des Menschen und seiner Lebensumstände zu machen, der selbst immer weniger in der Lage ist, Auskunft zu geben. Eine häufig genannte Schwachstelle in diesem Begleitkonzept stellt die starke Fokussierung auf das gesprochene Wort dar – dies kann in fortgeschrittenen Stadien der Demenz problematisch sein.

■ ■ **Psycho-biographisches Modell nach Böhm**

Ein Modell, das sich explizit dem biografischen Moment in der Pflege zuwendet, ist das psycho-biographische Pflegemodell des Österreichers Erwin Böhm. Unter dem Begriff der „reaktivierenden Pflege" nach Böhm wurde es 1985 vom Weltkongress für Geriatrie in New York offiziell anerkannt. Böhm geht in seinem Modell davon aus, dass es im Leben jedes Menschen und so auch im Leben von alten und/oder verwirrten Menschen prägende Jahre gibt, die im Alter an Bedeutung zunehmen. Diese prägenden Jahre umfassen nach Böhm die ersten 25 bis 30 Lebensjahre. Je weiter Menschen auf ihrem Lebensweg voranschreiten, desto stärker denken, fühlen und handeln sie entsprechend den Lebenserfahrungen dieser frühen Jahre. Um Menschen in ihrem Gewordensein besser zu verstehen, genügt es nicht, die biografischen Eckdaten zu erheben, vielmehr geht es um das Erstellen einer möglichst umfassenden Psychobiographie.

Fragenbeispiele zur Psychobiografie
- Was war im Leben wichtig?
- Welche Menschen haben das Leben geprägt?
- Wie wurde man mit belastenden Situationen fertig? Welche Copingstrategien haben sich bewährt?
- Was war „normal"?
- Welche Werte standen im Vordergrund? Welche Lieder, Texte, Landschaften, Farben ... sind mit positiven Gefühlen assoziiert – welche mit schlechten?
- Wer hat getröstet und wie?
- Was wird mit „Heimat" verbunden?

Diese u. ä. Fragen zu wesentlichen Aspekten der Kindheit und Jugend können dazu führen, dass vor den Augen von Pflegekräften eine andere, neue und weitgehend unbekannte Welt lebendig wird, die sie bisher im Umgang mit dem dementen Menschen nicht vermutet hätten. Es ist dies in aller Regel eine Welt, in der andere Gesetze und andere Selbstverständlichkeiten gelten und der jeweilige Zeitgeist spürbar wird. Soweit es geht, soll die Psychobiografie in engem Kontakt mit den Betroffenen selbst erstellt werden. Wo dies nicht oder nur unzureichend möglich ist, werden Angehörige mit einbezogen. Schließlich werden einige Aspekte erst in bestimmten Reaktionen erkennbar sein (z. B. positive Reaktionen auf bestimmte Musik, Farben, Speisen) und so das Bild der Psychobiografie nach und nach abrunden.

Böhm legt in der Erklärung für Verwirrtheit, Aggression oder Desorientiertheit sein Hauptaugenmerk auf seelische Prozesse und steht mit Aussagen zur Irreversibilität von Demenzzuständen „auf Kriegsfuß", was ihm auch viele Kritiken einbrachte. Dass bestimmte hirnorganische Veränderungen im Rahmen bestimmter Demenzerkrankungen irreversibel sind, ist ein wissenschaftlich mehrfach abgesicherter Tatbestand. Die für die Begleitung und Pflege so relevante Frage ist jedoch, ob Begleiterscheinungen wie Aggressivität, Angstzustände, Agitation, Schreien, Antriebsstörungen, psychomotorische Symptome u. ä. nicht aufgehalten oder gar durch eine einfühlsame, an den biografisch gewachsenen Ressourcen der Betroffenen orientierte Pflege und Begleitung aufgelöst werden können.

Erreichbarkeitsstufen nach Böhm
1. Sozialisation: Erwachsenenstufe
2. Mutterwitz: Entwicklungsstufe von Jugendlichen
3. Seelische und soziale Grundbedürfnisse: Entwicklungsstufe etwa von Grundschulkindern
4. Prägungen: Entwicklungsstufe etwa von Kindergartenkindern
5. Triebe: Entwicklungsstufe etwa von älteren Kleinkindern
6. Intuition: Entwicklungsstufe von Kleinkindern
7. Urkommunikation: Entwicklungsstufe von Säuglingen (◘ Abb. 2.3)

Durch die detaillierte Beschreibung sog. Erreichbarkeitsstufen hat Böhm ein bemerkenswertes Modell in den Pflegalltag eingeführt, das auch als Umkehrphänomen bekannt wurde. Es ist eine systematische Beschreibung eines Prozesses, der im Laufe einer Demenzerkrankung zu beobachten ist: Schritt für Schritt gehen die Menschen in ihrer Entwicklung zurück („Treppe abwärts"). Angefangen von der Stufe der „Sozialisation", die der Erwachsenenstufe entspricht, bis hin zur letzten Stufe der sog. „Urkommunikation", die dem Säuglingsalter entspricht, zeigen Menschen das jeweils alters- und entwicklungstypische Verhalten und Können. Die Art und Weise, wie Pflegende mit den alten/verwirrten Menschen Kontakt aufnehmen, richtet sich nach der jeweiligen Einschätzung der Erreichbarkeitsstufe. Befindet sich ein Mensch beispielsweise auf der Erreichbarkeitsstufe „Prägungen", muss man sich das Leben eines 3- bis 6-jährigen Kindes vorstellen; in diesem Alter spielen Rituale, die Sicherheit geben, eine große Rolle; viele Sprüche, Lieder und Spiele prägen den Alltag dieser Altersgruppe und erste selbstständig ausgeführte Tätigkeiten bringen Lob und Anerkennung der Eltern und außerfamiliärer

◘ **Abb. 2.3**   Urkommunikation
(Copyright: www.spechtarts.at.tf)

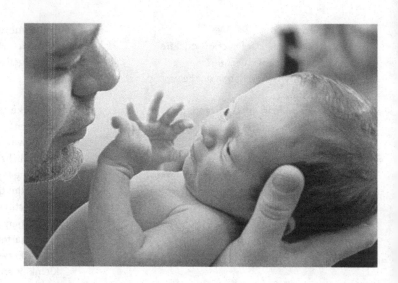

Bezugspersonen. Mit dem allgemeinen Wissen über diese Entwicklungsstufe („Was kann ein Säugling, ein kleines Kind … und welche Bedürfnisse haben sie?") in Kombination mit der individuellen Lebensgeschichte wird es für Pflegekräfte leichter, individuell und an den Bedürfnissen des alten verwirrten Menschen orientierte Pflege, Aktivierung und Begleitung anzubieten (vgl. u. a. Böhm 2009, Muthesius 2010).

Die Umsetzung eines am Entwicklungsstand und den individuellen Bedürfnissen alter und/oder verwirrter Menschen orientierten Betreuungsmodells wird zum einen von der Möglichkeit abhängen, das gesamte Personal einer Einrichtung einschlägig zu schulen. Zum anderen wird es auch von den räumlichen Gegebenheiten mitbestimmt, ob und in welchem Ausmaß wesentliche Aspekte realisiert werden können. Das Umfeld, die Zimmergestaltung, die Raumatmosphäre, die Farbe der Wände, das Mobiliar, die Gerüche, die Geräuschkulisse, vertraute Gegenstände, vertraute Tiere und Menschen … – all dies kann ganz wesentlich zum subjektiven Wohlbefinden von alten dementen Menschen beitragen, ihre Lebensqualität steigern und den Prozess der Verhaltensveränderungen manchmal sogar etwas verzögern. Doch in vielen Heimen und Betreuungseinrichtungen kann aufgrund institutioneller Gegebenheiten dieses Ausmaß an Individualität in Verbindung mit den krankheitsbedingten Kernbedürfnissen eines

Demenzkranken nicht realisiert werden. Gründe sind zum Beispiel mangelnde finanzielle Ressourcen für bauliche Adaptierungen, ein zu geringer Personalschlüssel oder etwa fehlende Möglichkeiten, das gesamte Heimpersonal einheitlich zu schulen und weiterzubilden.

■ ■ **Drei-Welten-Konzept nach Held**
Der Schweizer Arzt Christoph Held hat sich in den letzten Jahren mit der Frage auseinandergesetzt, ob und wie man bestimmte stationäre Wohn- und Lebensformen für demenziell veränderte Menschen konzipieren kann, die ihren jeweiligen Bedürfnissen und Möglichkeiten entsprechen und in denen man individuelle Betreuungsangebote bestmöglich umsetzen kann. Entstanden ist ein Modell mit klingendem Namen: das „Drei-Welten-Konzept". Held geht von der Beobachtung aus, dass demente Menschen im Verlauf ihrer Krankheit drei unterschiedliche Erlebnis- und Gefühlswelten durchlaufen. Er beschreibt diese „Welten" als „Welt der kognitiven Erfolglosigkeit", „Welt der kognitiven Ziellosigkeit" und „Welt der kognitiven Schutzlosigkeit". Die Zuteilung der dementen Menschen in eine der „drei Welten" erfolgt nach ausgiebiger Abklärung, wobei der Mini-Mental-Status-Test (MMST) und der Barthel-Index (Bewertung alltäglicher Fähigkeiten, Erfassen von Selbständigkeit vs. Pflegebedürftigkeit) herangezogen werden (Ivemeyer u. Zerfaß 2005).

Drei Welten nach Held

- „1. Welt" – Die Welt der kognitiven Erfolglosigkeit (für Menschen mit leichter bis mittelschwerer Demenz; 6–8 Bewohner)
- „2. Welt" – Die Welt der kognitiven Ziellosigkeit (für Menschen mit mittelschwerer bis schwerer Demenz; 8–12 Bewohner)
- „3. Welt" – Die Welt der kognitiven Schutzlosigkeit (für Menschen mit schwerer Demenz; 4–6 Bewohner)

Einrichtungen, die dieses Modell heranziehen, betreuen und pflegen demente Menschen in kleinen betreuten Wohneinheiten und folgen damit dem Prinzip einer segregativen Wohnform (Zimmermann 2009). Während in der „Welt der kognitiven Erfolglosigkeit" unterstützende Maßnahmen im Vordergrund stehen, überwiegt in der „Welt der kognitiven Ziellosigkeit" ein förderndes Konzept. In der „Welt der kognitiven Schutzlosigkeit" – der sog. Pflegeoase – spielt das schützende Element die wichtigste Rolle.

Im Rahmen dieser geschützten kleinen „Welten" können eine validierende Pflege und ein intensives Eingehen auf biografische Besonderheiten besonders gut umgesetzt werden. Für Betreuer ist es hilfreich, wenn sie einen verstehenden Zugang zu Verhaltensweisen, Äußerungen und Gefühlslagen der Menschen bekommen, die sich Schritt für Schritt von der „normalen" Welt entfernen. So können Arbeits-, Betreuungs- und Beschäftigungsangebote in enger Anlehnung an die erhobenen Biografiewelten optimal verwirklicht und belastende Gefühle sowohl der Erkrankten als auch der Betreuer gut aufgefangen werden. Die besonderen architektonischen Gegebenheiten schaffen einen angemessenen Rahmen für die Realisierung individuell erarbeiteter Bewegungsmöglichkeiten und für gezielte Kontakte mit Menschen, Tieren und der Natur. Die fein abgestimmte Farbgestaltung der Räume und der Einsatz geeigneter Musik- und Klangwelten ergänzen die Bemühungen um einen biografieorientierten Umgang mit den dementen Menschen.

Mögen sich die einzelnen Ansätze hinsichtlich der konkreten „technischen" Umsetzung auch

unterscheiden, so verfolgen sie doch alle ein gemeinsames Ziel: die Würde des dementen Menschen zu wahren und ihn über den Zugang zu seiner ganz individuell geprägten Erlebenswelt „verstehend" zu begleiten. In Kombination mit einer optimalen palliativ-medizinischen Versorgung soll so ein möglichst hohes Maß an Lebensqualität bis zum Schluss erhalten bleiben. Dabei spielt die Art und Weise der Kommunikation eine zentrale Rolle – Kommunikation nicht nur als Mittel zur „Datenvermittlung", sondern in erster Linie als Begegnungsmöglichkeit (Kitwood 2016, Buber 2006).

Ziel validierender Maßnahmen

- Demente Menschen so akzeptieren, wie sie sind (Vermeiden von Korrekturen oder Bewertungen; Vermeiden von Versuchen, Demente auf eine „objektive Realitätsebene" zu bringen)
- Eingehen auf die individuellen Lebensumstände (umfassendes Interesse an der Lebensgeschichte, Recherche der Biografie)
- Ergründen von auftretenden Gefühlen und Stimmungslagen auf dem Hintergrund der individuellen Lebensgeschichte
- Eingehen auf den jeweiligen emotionalen Gehalt einer Aussage oder eines Verhaltens
- Aktivierung und Unterstützung von Ressourcen zur Stärkung eines Ich-Gefühls
- Entschärfen von Konfliktsituationen durch Vertrauen, Verstehen, Nähe und das Gefühl der Zugehörigkeit
- Unterstützung/Entlastung der Pflegenden durch das Bereitstellen von adäquaten Begleitangeboten

■ **Biografiearbeit – wichtige Aspekte für die Begleitung dementer Menschen**

Im Laufe einer Demenzerkrankung gehen Menschen in ihrer inneren Entwicklung schrittweise zurück und betreten bildlich gesprochen nach und nach ihre alten Jugend- und Kinderseelenlandschaften. Damit verbunden ist auch ein langsames Zurückkommen zu den Fähigkeiten und Fertigkeiten, die damals – vor vielen, vielen Jahren – im Mittelpunkt der Entwicklung und der damit verbundenen Leistungsmöglichkeiten standen. Sich nicht mehr selbständig anziehen zu können, ist keine Erfahrung, die ein dementer Mensch noch nie gemacht hat – er hat sie vor langer Zeit als kleines Kind schon gemacht. Und er hat in diesem Zusammenhang auch bestimmte Erfahrungen abspeichern können. Wie ist man mit ihm umgegangen? Hat man ihm ausreichend Zeit gelassen? Wie hat man ihn unterstützt? Welcher Spielraum zur Selbständigkeit wurde ihm als Kind eingeräumt? Diese und ähnliche Erfahrungen können u. U. in der neuen Situation als dementer Mensch wieder auftauchen, als Gefühl, als vage Erinnerung. Vielleicht gab es einen Spruch oder ein Lied, das die kindlichen Aktivitäten von damals begleitete? Durch ein gezieltes Eingehen auf die Ebene seelischen Erlebens und konkreter Fähigkeiten früher Jahre können im Sinne einer respektvollen und wertschätzenden Biografiearbeit Wege bereitet werden, die den Fokus der Aufmerksamkeit nicht so sehr auf die Defizite und das „nicht mehr können" lenken, sondern den dementen Menschen in seiner Welt so annehmen, wie er im Moment eben ist. Das bedeutet eine enorme Herausforderung an die Begleiter und fordert die Fähigkeit ein, in der Begegnung mit dem dementen Menschen selbst ein Stück weit ausschließlich im Hier und Heute zu verweilen, wohl wissend, dass die Fülle des gelebten Lebens Spuren hinterlassen hat und sich immer wieder auf die eine oder andere Weise zeigt.

Die Betreuung von Demenzkranken ist für alle Begleitpersonen eine enorme Herausforderung. Dabei bedarf es nicht nur eines Wissens über das Wesen dieser Krankheit mit all den unterschiedlichen Merkmalen sondern auch ein hohes Maß an Feinfühligkeit sowie die Fähigkeit, wertschätzend und situationsgerecht kommunizieren zu können. Darüber hinaus ist es hilfreich, sich einige Gedanken über die eigene Einstellung zum Alter zu machen, über eigene Wünsche und Bedürfnisse, die man an ein potenzielles Betreuerteam hätte. Schließlich sei noch auf die Fähigkeit hingewiesen, spontan und kreativ auf das reagieren zu können, was der demente Mensch einem entgegenbringt. Worte wie Abgrenzung und „alles nicht zu persönlich" nehmen haben natürlich ihre Richtigkeit. Doch in der Begleitung von Menschen, deren Welt so ganz anders ist als die ihrer Betreuer, bedarf es auch Menschen, die sich mutig und kreativ gemeinsam mit dem Demenzkranken auf den Weg machen. Wohin – das lässt sich im Voraus nicht sagen!

Was für Begleiterinnen und Begleiter wichtig ist
- Wissen um die Krankheit Demenz
- Hohe Sozialkompetenz, Einfühlungsvermögen (Empathie), Authentizität
- Wertschätzende Grundhaltung
- Bereitschaft, sich mit biografischen Aspekten (individual-, kultur- und sozialbiografisch) zu beschäftigen
- Kenntnis spezieller Kommunikationsformen (wie z. B. aktives Zuhören, Reformulieren, Fragetechniken, Validieren)
- Bewusster Umgang mit eigenen Ressourcen
- Bereitschaft, Belastendes zu be- und verarbeiten

Reflexion einer Altenheimseelsorgerin
Nachtgedanken (Alte Menschen im Heim)
Jaga P. stahl vor Hunger
einmal ein Huhn
und glaubte nicht an den Sieg.
Seitdem trägt sie auftätowiert eine Nummer
am Arm.
Im Alter die Krankheit zieht alle Register heraus,
wirft die Tagebuchseiten
in den Fluss, da ist
Jaga schön und acht Jahre,
singt auf der Bank im üppig blühenden Garten.
Andere im selben Haus
haben an den Endsieg geglaubt
oder auch nicht,
das Vergessen steht gleichgültig still,
sie suchen ihre verschütteten Kinder
treppauf und treppab.
Ich habe Angst
vor mir selbst,
welcher Engel,
welcher Dämon
lauert in mir.
(Bejick 2009)

Wie bereits an anderer Stelle ausführlich besprochen (► Abschn. 1.2) erfüllt die Biografiearbeit unterschiedliche Funktionen und wird in unterschiedlichen Bereichen eingesetzt. Dass sie gerade in der Arbeit mit alten, dementen Menschen oft DAS Mittel der Wahl ist, hängt mit den spezifischen Gegebenheiten dieser Erkrankung zusammen. Auch bei nicht demenziell veränderten alten Menschen kann man häufig eine „Rückorientierung" feststellen. Dank eines meist gut funktionierenden Langzeitgedächtnisses (► Abschn. 2.2.2) wird das Eintauchen in die Welt der Erinnerungen oft zum Dreh- und Angelpunkt in der Begegnung mit alten Menschen. Bei an Demenz Erkrankten tritt dieser Effekt noch viel stärker hervor. Das Langzeitgedächtnis kann auch bei fortgeschrittenem Krankheitsbild noch relativ konstant bleiben. Um demenziell veränderte Menschen in ihren Gefühlen und Handlungen begreifen zu können, sollte dies nicht aus den aktuellen Bezügen heraus geschehen, sondern vielmehr durch biografische Bezüge. Nicht die „reale Welt" des Heute zählt, vielmehr wird die versunkene Welt von gestern mit ihren Ereignissen, Normen und individuellen Gegebenheiten lebendig und bestimmt Gefühle und Verhalten. Die subjektive Sinngebung eines auch noch so unverständlich erscheinenden Verhaltens kann auf diesem Hintergrund leichter erkannt, gewürdigt und adäquat begleitet werden.

Um jene Informationen aus dem Leben von dementen Menschen zu bekommen, die für die Pflege und Betreuung besondere Relevanz haben, ist das Erfassen sog. biografischer Eckdaten („wer, wann, wo, wie") unzureichend. Auch kann das Bemühen um einen Zugang zur Biografie der Betroffenen kein punktuelles Ereignis sein, das man an einem bestimmten Tag einfach „abhakt". Das Erkunden biografischer Dimensionen muss als Prozess verstanden werden, der nur im Rahmen einer Beziehung zwischen dem dementen Menschen und seinen Betreuern effektiv ist. Wo immer es möglich ist, sollten die Erzählungen und Berichte des dementen Menschen selbst für eine begleitungsrelevante Deutung der Gefühls- und Verhaltenswelt herangezogen werden. Wenn Menschen in ihrer Erkrankung schon weit fortgeschritten sind, schafft eine direkte Befragung zur eigenen Lebensgeschichte meist zusätzlich Verwirrung und

Unsicherheit. Hier wird es besonders wichtig sein, im täglichen Miteinander durch gute Beobachtung biografische Details herauszuhören und zu erspüren.

Natürlich können auch Gespräche mit Angehörigen wichtige Zusatzinformationen liefern.

> **Das Erkunden biografischer Dimensionen muss als Prozess verstanden werden, der nur im Rahmen einer Beziehung zwischen dem dementen Menschen und seinen Betreuern effektiv ist.**

Welche biografischen Aspekte sind im Sinne einer gelingenden Biografiearbeit gerade bei dementen Menschen wichtig? Prinzipiell kann man unterscheiden zwischen der sog. Normalbiografie (herkömmliches Erfassen des Lebenslaufes), der Biografie kritischer Lebensereignisse (z. B. Krankheit, Tod wichtiger Bezugspersonen, Verlusterfahrungen …) und deren Bewältigung (Copingstrategien) sowie der sog. Sensobiografie, dem Erfassen lebenslanger sinnlicher Gewohnheiten (z. B. Körperpflege, Körper- und Lageempfinden, Sehen, Hören, Riechen, Essen …). Damit biografische Informationen für die konkrete Pflege und Begleitung genutzt werden können, sollten sie bestmöglich in die Systematik des jeweils verwendeten Pflegemodells eingebaut werden (Böhm 2009). Derzeit gibt es noch keine allgemein verbindlichen Biografiebögen, vielmehr arbeiten die Heime mit unterschiedlichen Modellen, sei dies in Anlehnung an die vorhandenen Anamnesebögen, in Form „freier Aufzeichnungen" oder in Verwendung von sog. Zeitgittern, in denen die Informationen nach Lebensphasen geordnet werden.

Erfassen biografischer Aspekte
- Normalbiografie – chronologische Darstellung wichtiger Eckdaten eines Lebenslaufes
- Biografie kritischer Lebensereignisse und deren Bewältigung
- Sensobiografie – Erfassen lebenslanger sinnlicher Gewohnheiten

Aus der Praxis

Frau B. ist 86 Jahre alt. Nach dem Tod ihres Mannes lebte sie noch lange allein in ihrer Wohnung und konnte sich gut selbst versorgen. Doch irgendwann stellten sich zahlreiche Probleme ein: Da war das Problem mit dem Herd, den sie immer öfter vergaß auszuschalten; … das Problem mit dem Wasserhahn, den sie häufig nicht abdrehte; … das Problem mit dem Essen, das sie auch angeschimmelt noch gegessen hatte; … das Problem mit dem Zusperren und dem Verlegen der Schlüssel … Schließlich war die Zeit gekommen, dem Umzug ins Heim mehr oder weniger freiwillig zuzustimmen.

Der Einzug ins Heim brachte Frau B. nicht nur den Verlust ihrer vertrauten Umgebung, sondern konfrontierte sie zusätzlich mit einer Reihe neuer „Ordnungen", deren Sinn sie nicht verstehen konnte, und mit neuen Gerüchen, Geräuschen und Gegenständen, die ihr fremd waren. Auch die vielen Menschen, die plötzlich um sie waren, verwirrten Frau B. Bei Schwester K. war sich Frau B. nicht sicher, ob es sich nicht vielleicht doch um die Tochter ihrer Nachbarin handelte, und ihre Mitbewohnerin suchte sie nach vertrauten Eigenschaften ab, denn sie war überzeugt davon, mit ihrer Jugendfreundin das Zimmer zu teilen.

Im Heim wurde ein ausführlicher biografischer Bogen angelegt, in dem alle zugänglichen Informationen über das Leben von Frau B. eingetragen wurden. Als Grundlage dienten Gespräche mit ihrer Tochter und ihrem Enkel sowie ihre eigenen Äußerungen. Nach und nach füllten sich die leeren Flecken auf der Landkarte der Lebensgeschichte von Frau B. Aus ihren Reaktionen, ihren Vorlieben und ihren typischen Bewegungs- und Handlungsmustern konnten die Betreuer wichtige Zusatzinformationen bekommen. Jede Begegnung konnte neue Einsichten und neue Erklärungen liefern, warum Frau B. in diesem Moment so war wie sie eben war. Wer war diese Frau? Welche Ereignisse in ihrer Kindheit und Jugend haben sie geformt?

Wie könnte man ihre Lebenseinstellung und ihr „Lebenswerk" beschreiben? Welche Werte haben ihr Leben bestimmt? … Schritt für Schritt näherten sich die Betreuerinnen und Betreuer mit Hilfe psychobiografischer Leitfragen, durch den Einsatz sog. Schlüsselwörter und durch eine ausführliche Beschäftigung mit der Sensobiografie dem Lebensganzen von Frau B. So entstanden Bilder aus ganz unterschiedlichen Lebensabschnitten, die wichtige Informationen und Impulse für eine biografieorientierte Begleitung lieferten, in der sich immer wieder einmal neue Türen zur Geschichte von Frau B. öffneten.

Orientierungsbilder für eine biografiegeleitete Pflege und Betreuung von Frau B.

Frau B. – eine stattliche Frau

Frau B. – Mutter von drei Kindern

Frau B. – Großmutter von fünf Enkelkindern

Frau B. – Witwe nach langer glücklicher Ehe

Frau B. – einziges Mädchen in einem Geschwisterverband von Brüdern

Frau B. – die Dorfschönheit

Frau B. – kein „Kind von Traurigkeit"

Frau B. – erfindungsreiche Essensbeschafferin in Kriegszeiten

Frau B. – immer in Sorge um Mann und Brüder in der Kriegszeit

Frau B. – eine Frau, die mit ihren Näh- und Strickarbeiten die Familienkasse aufbesserte

Frau B. – eine Frau mit dem berühmten „grünen" Daumen

Frau B. – Kennerin von zahlreichen Hausmitteln

Frau B. – die Frau mit einem „großen Herz"

Frau B. – ein Mensch, der seinen Glauben „verloren" hat

Die oben angeführten Orientierungsbilder dienten als Leitlinie für Gesprächs-, Begleit- und Aktivitätsangebote. Durch die Erfahrungen im täglichen Miteinander mit Frau B. kamen nach und nach neue Bilder hinzu, die entweder bestimmte Lebensphasen präzisierten oder neue erstmals belichteten. Ergänzend zu diesem an den Lebensabschnitten (Erikson 2008) orientierten Beobachtungen wurden Schlüsselwörter aufgeschrieben und jene Sprichwörter festgehalten, die bei Frau B. „ankamen" und entweder ein Lächeln, ein kurzes Innehalten inmitten ihrer rastlosen Bewegungen, einen Blickkontakt oder gar eine verbale Reaktion – z. B. „Genau so!", „Ja, ja … ", „Du sagst es!" – auslösten. Besondere Resonanz erzielten die Betreuer mit den Sätzen „Alles halb so wild!" und „Morgenstund hat Gold im Mund!". Letzteres Sprichwort wurde nach und nach synonym für die Schwester verwendet, die in der Früh als erste das Zimmer betrat.

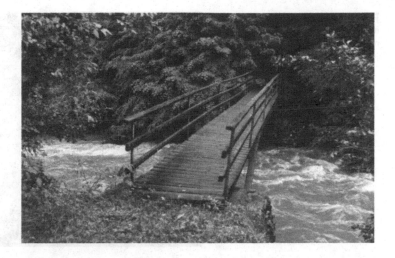

◨ **Abb. 2.4** Brücke zum Du: Biografiearbeit (Copyright: Weissensteiner)

Besonders gut anzusprechen war Frau B. durch Musik. Manchmal sang sie lauthals mit, dann wieder summte sie still versonnen die Melodie oder bewegte sich nach dem Rhythmus. „Wo man singt, da laß' dich ruhig nieder – böse Menschen haben keine Lieder." Frau B. hat dieses Sprichwort zu ihrem Lieblingssatz gemacht und beglückte jeden, der ihr begegnete, mit diesem Satz. Manchmal mussten die Personen ihr ein Lied vorsingen, dann wieder schlug sie eine Melodie vor und freute sich sehr, wenn man dieses Lied mit ihr gemeinsam sang, mitsummte oder in seinen Bewegungen einen kleinen Tanz andeutete. Im Stadium der bereits weit fortgeschrittenen Demenz wurde das Singen, Summen und passive „im Rhythmus Schaukeln" schließlich zu einem der wenigen verbleibenden Kommunikationsmöglichkeiten. Die Begleiterinnen und Begleiter hatten den Eindruck, Frau B. mit diesem Element auch dann noch erreichen zu können, wenn auf andere Angebote, Stimulationen oder Berührungen keine Reaktion mehr erkennbar war. In der Begleitung durch musikalische Elemente konnten die Betreuer auf Erfahrungen der Musiktherapie zurückgreifen, die sich u. a. auch mit dem Einsatz musiktherapeutischer Möglichkeiten bei dementen Menschen beschäftigen (Muthesius et al. 2010, Schumacher et al. 2012). Je weiter ein Mensch in seiner demenziellen Veränderung fortschreitet, desto weiter geht er in seinem musikalischen Erfahrungsschatz zurück. Von der Bedeutung der Musik im Sinne einer Schatztruhe an Erinnerungen des alten Menschen spannt sich ein großer

Bogen hin zu den ersten Spieldosen, Wiegenliedern und schließlich dem singenden, summenden Klang der mütterlichen Stimme, die im Säuglingsalter zum Inbegriff von Wohlfühlen und Geborgenheit wurde. Frau B. war in ihrer Krankheit schließlich an dem Punkt angekommen, an dem sie sich der einfühlenden Stimme ihrer Bezugspflegerin vertrauensvoll zuwandte – als letzte Brücke zur „realen" Welt, die fast vollständig versunken war (◨ Abb. 2.4).

In der Begleitung von dementen Menschen bedeutet Biografiearbeit nicht nur bestmögliche Abstimmung von Pflege- und Betreuungsangeboten mit individuellen Aspekten der Betroffenen zur Verbesserung der Compliance (▶ Kap. 2). Biografiearbeit bedeutet in diesem Kontext die Möglichkeit und Chance der Beziehungsgestaltung. Sie kann die verbleibenden Ressourcen des dementen Menschen stärken, sein Identitätsgefühl festigen und Wohlgefühl, Sicherheit und Geborgenheit vermitteln (Buchholz u. Schürenberg 2013). Auch für die Pflegenden ist dieser „Klimaeffekt" in der Begleitung wichtig. So kann das eigene pflegerische Verhalten als sinnvoll erlebt werden, selbst dort, wo ein stetiger Verfall zu beobachten ist. Auch lassen sich viele belastende Verhaltensweisen durch einen biografischen Betreuungs- und Pflegeansatz bereits im Vorfeld abfangen oder zumindest lindern. Für viele Pflegende ist es wichtig, den dementen Menschen in seinem oft sinnlos erscheinenden Verhalten zu verstehen – Biografiearbeit liefert dazu wichtige Ansatzpunkte (◨ Abb. 2.5).

Abb. 2.5 „Vieles verschwindet in der Dunkelheit des Vergessens – mein Heimathaus lebt in mir weiter!" (Copyright: www.spechtarts.at.tf)

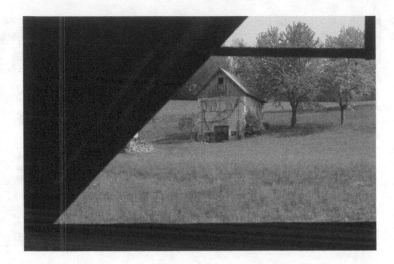

2.2.5 Biografiearbeit in der Sterbebegleitung

Die Biografiearbeit nimmt in der Sterbebegleitung einen besonderen Platz ein und kann wesentlich zu einem friedlichen und versöhnlichen Ende beitragen. Dies lässt sich zum einen durch die vielfältigen Funktionen und Wirkweisen biografischer Gespräche (▶ Abschn. 1.2) erklären, zum anderen durch die Nähe eines Anteil nehmenden Zuhörers und Begleiters, der bereits ist, bis zum Schluss an der Seite des sterbenden Menschen zu bleiben und an seiner Geschichten-Welt Anteil zu nehmen. Das Wissen um den typischen Verlauf des Sterbeprozesses erleichtert den Zugang zu den spezifischen Wünschen und Bedürfnissen Sterbender und macht den einen oder anderen „Kommunikations-Filter" (▶ Abschn. 1.3.2) in „letzten" Gesprächen verständlich.

■ **Sterben – Eine besondere Lebenszeit**
Sterben ist nur selten ein punktuelles Ereignis, ein plötzliches Geschehen. Sterben ist in den allermeisten Fällen ein längerer Prozess und eine ganz besondere Lebenszeit, die jeder Mensch auf seine Weise mitgestaltet. Das, **was** man auf der letzten Wegstrecke erlebt, teilt man bis zu einem gewissen Grad mit allen anderen Menschen. **Wie** man diesen Lebensabschnitt jedoch erlebt, wird von der Persönlichkeit, dem sozialen Umfeld, den Wertvorstellungen

und Idealen und vielen anderen Umständen beeinflusst, wie dies auch in anderen Lebensabschnitten und -situationen der Fall ist (▶ Abschn. 2.1.1). Der Sterbeprozess wird in der wissenschaftlichen Literatur (Jakoby 2007, Husebö, Klaschik 2009) als eine Wegstrecke beschrieben, die trotz großer individueller Unterschiede ganz bestimmte typische Merkmale und Stationen aufweist. In diesem Zusammenhang spricht man auch von Sterbephasen. Die Art und Weise, wie jeder Einzelne diese Sterbephasen erlebt, an welchen Stationen er länger verweilt, welche Farbe er ihnen verleiht und in welchem Tempo er sie durchschreitet, wird ganz unterschiedlich sein. Auch die Themen, die nochmals anklingen, werden von Mensch zu Mensch verschieden sein. Der eine wird noch einmal auf sein Lebensganzes zurückschauen wollen, der andere greift vielleicht bestimmte Einzelheiten heraus, möchte Schuldfragen klären oder einen neuerlichen Zugang zu „seinem Gott" finden.

Die Erforschung der letzten Lebensphase ist eng mit dem Namen Elisabeth Kübler-Ross verbunden. Die Arbeit der Schweizer Ärztin und Sterbeforscherin hat ganz wesentlich dazu beigetragen, dass man über den Sterbeprozess heute so gut Bescheid weiß. Sie hat viele schwerkranke und sterbende Menschen auf ihrer letzten Wegstrecke begleitet und dadurch tiefe Einsichten in die Gesetzmäßigkeiten des letzten Lebensabschnittes bekommen (Kübler-Ross 2001, 2004, 2008).

▪▪ Sterbephasen

Kübler-Ross hat die einzelnen Stationen genau beschrieben und ist dabei vor allem auf die Gefühle eingegangen, die typischerweise auftreten. Ähnlich wie der Trauerprozess (▶ Abschn. 2.1.1) verläuft auch der Sterbeprozess über die Station der Ablehnung, der Auflehnung, des Verhandelns, der Trauer bis hin zur Annahme (Specht-Tomann u. Tropper 2013).

Am Beginn des Sterbeweges steht bei den meisten Menschen ein Aufschrei. Entweder wird dieses „Nein, nicht ich!" laut und deutlich herausgeschrien oder leise, ängstlich verhalten geflüstert. Der Schock über eine eben erhaltene Diagnose, eine negative Prognose oder Informationen über den „Beginn des Endes" müssen erst verarbeitet werden. In der Begleitung erlebt man sehr oft, dass Betroffene in diesem Stadium wie unter Schock stehen und die Wahrheit nicht wirklich annehmen können. Wenn die Angst, das Leben zu verlieren, so groß ist, sind die Ohren nicht bereit, Sachinformationen aufzunehmen. Die Menschen werden von ihrer labilen Stimmungslage gebeutelt und pendeln zwischen einem Verdrängen der Situation und offener Verzweiflung hin und her. Typische Aussagen sind: „Ich kann es nicht glauben", „Ich bin sprachlos", „Meine Gedanken drehen sich im Kreis" oder „Ich bin wie gelähmt".

Nach und nach löst sich die Starre und die ganze Fülle an Gefühlen tritt zu Tage. Die zweite Station auf dem Sterbeweg leuchtet in schrillen und grellen Farben. Sie wird auch als Phase der aufbrechenden Emotionen, der Auflehnung bezeichnet. Im Mittelpunkt der seelischen Auseinandersetzung steht die Frage nach dem „Warum". Die Menschen fühlen sich ihren Gefühlen ausgeliefert, sind wütend und zornig. Oft meinen sie, ungerecht behandelt zu werden, was zu häufigem Nörgeln und Kritisieren ihrer Umwelt führt. Sie suchen für ihre Situation nach einem „Sündenbock" und treten immer wieder anklagend und Schuld zuweisend auf. Für professionelle Begleiter und betreuende Angehörige ist diese Phase schwer zu verkraften. Man muss sich gut abgrenzen und sich immer wieder vor Augen führen, dass die Wutausbrüche, Klagen, Nörgeleien oder Schuldzuweisungen wenig bis gar nichts mit dem eigenen Verhalten oder der eigenen Person zu tun haben. Vielmehr ist dies Ausdruck eines seelischen Prozesses der Sterbenden und hängt mit deren Geschichte, Erfahrungen und Einstellungen zusammen. Typische Aussagen sind: „Meine Wut ist riesengroß", „Warum muss das gerade mir geschehen?", „Das Leben ist so ungerecht!" oder „Warum hat Gott mich im Stich gelassen?"

Wenn die heftigen Gefühlsausbrüche abgeklungen sind, beginnt ein ganz neuer Wegabschnitt mit milderen Farben und sanfteren Klängen. Erstmals zeigt der sterbende Mensch die Bereitschaft, sein Leid anzunehmen – sofern ihm noch bestimmte Erlebnisse, Begegnungen, Erfahrungen möglich gemacht werden. Und so tritt er ein in das Verhandlungs-Karussell: er verhandelt mit den Ärzten, mit dem Pflegepersonen, mit seinen Angehörigen, mit Gott. Dieser Abschnitt des Sterbeprozess wird als Station des Verhandelns bezeichnet, in der die Menschen wieder Mut schöpfen und hoffnungsvoller sind. Sie nehmen alle Kraft zusammen und werden wieder relativ aktiv. Im Sozialen zeigen sie sich freundlich, umgänglich und meist an Kontakten interessiert. Typische Aussagen sind: „Ich nehme alles auf mich, wenn ich nur noch einmal … ", „Wenn mich der Herrgott noch ein Jahr leben lässt, dann.", „Ja, es hat mich getroffen, aber.", oder „Ich unterziehe mich der Bestrahlung, wenn ich nach Hause kann."

Doch irgendwann ist die Zeit des Verhandelns vorbei. Der sterbende Mensch hat begriffen, dass er dem Tod nicht entkommen kann. Tiefe Traurigkeit legt sich über sein Gemüt. An keiner Stelle des Sterbeweges wird der Zusammenhang zwischen Sterbe- und Trauerprozess so deutlich wie hier. Die Erinnerung an längst vergangene Verlusterlebnisse gesellt sich zur aktuellen Trauer, alles zurück lassen zu müssen. An dieser Station gilt es, von allem Abschied zu nehmen, was einem im Leben wichtig war. Wie die Trauer ausgedrückt wird, hängt stark von der Persönlichkeit des Sterbenden ab. Während die einen ihren Tränen freien Lauf lassen, ziehen sich andere eher zurück. Auch die Angst vor dem Ungewissen beschäftigt die Sterbenden oft und die Frage nach dem Sinn des Lebens wird noch einmal in aller Konsequenz gestellt. Ein letztes Bilanzieren kann dazu beitragen, friedlich in die letzte Station der Annahme einzutreten. Typische Aussagen sind: „Ich habe verstanden, dass mein Leben zu Ende geht.", „Was wird von mir bleiben, wenn ich einmal nicht mehr bin?", „Sterben macht mir Angst!", oder „Ich schaue auf mein Leben zurück und sehe viel Unerledigtes".

Der letzte Wegabschnitt ist in aller Regel sanft und unauffällig. Die Panik hat sich gelegt, die Kämpfe und das Verhandeln sind ausgestanden, die Tränen der Verzweiflung und des Abschieds sind geweint. Der Sterbende hat innerlich in sein Schicksal eingewilligt und ist bereit, den „Schritt über die Schwelle" zu machen. Auch ein gewisser Erschöpfungszustand zeigt sich, die Menschen brauchen viel Ruhe und stilles Da-Sein ihrer Begleiter. Gleichzeitig ist die letzte Sterbephase eine Zeit, in der die Sterbenden feine Antennen entwickeln, „Gedanken lesen" können, sehr feinfühlig sind und ihre Umwelt gleichsam mit einem inneren Auge betrachten. Das gesprochene Wort tritt in seiner Bedeutung deutlich zurück und die nonverbalen Botschaften werden besonders wichtig. Typische Aussagen sind: „Ich möchte ohne Schmerzen die letzten Tage in Ruhe erleben.", „Ich muss mir keine Sorgen um das Morgen mehr machen.", „Ich erlebe alles so intensiv!", oder „Der Tod macht mir keine Angst mehr."

Stationen des Sterbeprozesses
1. Station: „Nein, nicht ich!" – Ablehnung
2. Station: „Warum ich?" – Auflehnung
3. Station: „Ja, aber …" – Verhandeln
4. Station: „Ja, ich." – Trauer
5. Station: „Ja!" – Annahme

Oft dauert es lange, bis Menschen ihren bevorstehenden Tod annehmen können. Auch handelt es sich beim Sterbeweg nicht um eine geradlinige Strecke, die von A nach B zu durchlaufen ist. Vielmehr gleicht dieser letzte Weg einer Berg- und Talfahrt. Auch kommt es häufig vor, dass die einzelnen Abschnitte des Weges mehrmals aufgesucht werden. Dies kann innerhalb weniger Tage und Wochen passieren oder aber viele Monate dauern. Die Sterbenden fühlen sich wie in einem Gefühlsrad (◨ Abb. 2.6), das sich unterschiedlich rasch dreht und sie immer wieder zu bestimmten Stationen zurückbringt. Dies sind meistens jene Abschnitte, in denen es noch viele offene Fragen gibt und der Betroffene für sich noch zu keiner befriedigenden Lösung gekommen ist. Die nachfolgenden Beispiele sollen das deutlich machen.

Verharren in der Phase der Auflehnung (2. Station: „Warum ich?")

Eine 35-jährige an Krebs erkrankte Frau sucht immer wieder aufs Neue eine Antwort auf die belastende Frage: „Warum ich?" Wieder und wieder quält sie sich mit Schuldfragen und pendelt zwischen Anklage („Immer haben mich meine Eltern allein gelassen, ich musste mich jahrelang durchs Leben boxen") und Selbstanklage („Ich hätte mehr auf meine Gesundheit achten sollen!") hin und her. Heute meint sie, eine für sie befriedigende Antwort gefunden zu haben und scheint sich mit dem Schicksalsschlag abzufinden. Sie trifft Vorkehrungen für die Zeit nach ihrem Ableben, schreibt Briefe an Freunde und Verwandte und sucht „Zukunfts-Gespräche" mit ihrem Ehepartner. Doch schon wenige Tage später kann das Lachen ihrer Kinder wiederum zu einem verzweifelten „warum ich?" führen … In ihrem inneren Erleben bringt sie das „Gefühlsrad" immer wieder zur zweiten Station des Sterbeprozesses zurück, die sie nur langsam und dank der Hilfe geduldiger Begleiter endgültig hinter sich lassen kann.

Beispiel: Verharren in der Phase des Verhandelns (3. Station: „Ja, aber … ")

Ein 86-jähriger Mann hat nur einen großen Wunsch: Er möchte gerne die Hochzeit seines ältesten Enkelsohnes miterleben. Doch dies scheint für die Familie zu schwierig und auch die Ärzte warnen vor dem Risiko einer rapiden Verschlechterung seines Zustandes. Der alte Mann setzt all seine noch vorhandene Energie in zähe Verhandlungen mit der Ärzteschaft und seinen Lieben. Geduldig fügt er sich in ärztliche Vorschriften und die Bedingungen seiner Familie. Tatsächlich kann er den großen Tag seines Enkels miterleben und kehrt am Abend erschöpft aber glücklich auf die Hospizstation zurück. Doch bereits am Tag nach dem Fest schmiedet er neue Pläne – schließlich hat er noch drei andere Enkelkinder …

❯ **Der Sterbeprozess verläuft in verschiedenen Phasen, die unterschiedlich ausgeprägt sein können. Sowohl der Ablauf der einzelnen Phasen als auch deren Erscheinungsform werden stark von der Persönlichkeit des Sterbenden geprägt.**

■ Abb. 2.6 Das Gefühlsrad
(Copyright: www.spechtarts.at.tf)

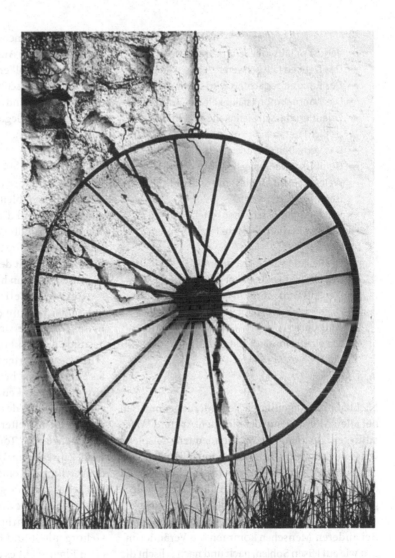

■ ■ Veränderungen am Lebensende

Die letzte Lebenszeit ist eine ganz besondere Zeit. Dies kann man aus der Vielfalt unterschiedlichster Gefühle ablesen, mit denen der sterbende Mensch sich beim Durchleben des Sterbeprozesses auseinandersetzen muss: Wut, Angst, Verzweiflung, Enttäuschung, körperliche und seelische Schmerzen, Hoffnung, Dankbarkeit, Sehnsucht … Aber auch die großen körperlichen Veränderungen bestimmen und prägen den letzten Lebensabschnitt. Schritt für Schritt verändert sich die Welt des sterbenden Menschen und kein Lebens- und Erlebensbereich wird dabei ausgenommen. Sich trotz der zahlreichen Verlust- und Abschiedssituationen auf den jeweiligen Augenblick einzulassen und diesen zu gestalten,

bleibt eine letzte große Herausforderung auf dem Weg zum endgültigen Loslassen. Der amerikanische Lyriker Robert Lax meint dazu:

Jeder Augenblick ist ein Geschenk, auch der Zeitfluss, durch den die Augenblicke gehen. Also lass die Augenblicke kommen, lass sie gehen. Du musst loslassen, damit dich der Fluss mitnehmen kann. (Lax 2006)

Sterbende Menschen erleben vielfache Veränderungen

- Abfall der Leistungsfähigkeit
- Probleme können nicht mehr selbstständig gelöst werden

2

- Verlust praktischer Fertigkeiten
- Das Denken fällt schwerer
- Das Kurzzeitgedächtnis wird schwächer
- Die Wahrnehmungsfähigkeit verändert sich
- Orientierungsschwierigkeiten (räumlich/zeitlich) treten auf
- Das Verhalten verändert sich
- Gefühlsschwankungen (Zorn/Weinerlichkeit, Aggression/Anhänglichkeit) treten auf
- Verständigungsschwierigkeiten nehmen zu
- Die Bereitschaft zur Mitteilung verändert sich
- Die Reaktionsfähigkeit nimmt ab
- Der Blick schweift immer öfter in die „Ferne"
- Der Puls wird schwächer, der Blutdruck sinkt
- Die Körpertemperatur verändert sich – „es wird kälter"
- Die eigene innere Realität wird wichtiger als die äußere Wirklichkeit

Nicht alle der angeführten Veränderungen müssen bei allen Menschen in der gleichen Art und Weise auftreten. Bei manchen Sterbenden tritt beispielsweise nur ein deutlicher Leistungsabfall in den Vordergrund. Von einem Tag auf den anderen können die alltäglichen Verrichtungen nicht mehr vollzogen werden. Schwäche greift um sich und macht aus einem tatkräftigen Menschen einen bettlägerigen. Bei anderen Menschen kommen die Veränderungen wie auf leisen Sohlen, nach und nach erlischt die Spannkraft und der Rückzug in die innere Bilderwelt beginnt. Oft zieht der Verlust einer Fähigkeit auch den Verfall anderer nach sich, wie dies auch schon aus der Begleitung alter Menschen bekannt ist (▶ Abschn. 2.2.1). So kann beispielsweise schlechtes Hören dazu führen, dass Gespräche schwieriger werden. Immer mehr Missverständnisse führen zu falschen Reaktionen, zu Kränkungen und schließlich zu einem Rückzug in die „innere Emigration". Aus einem Hörproblem kann nach und nach ein Kontaktproblem entstehen: Gespräche werden seltener, das Misstrauen wächst, der Kontakt zur Außenwelt droht völlig zu reißen und das Gefühl der persönlichen Einsamkeit wächst. Gerade in solchen Situationen können Gesprächsangebote, die eng an

biografische Momente anknüpfen, helfen, Erstarrungen zu lösen. Der Anspruch biografischen Arbeitens (Welches Ziel soll erreicht werden?) und die Wahl der Mittel (▶ Abschn. 3.2.2) muss in der Begleitung Schwerkranker und Sterbender besonders behutsam den jeweiligen Gegebenheiten und Möglichkeiten angepasst werden.

▪ **Bedürfnisse Sterbender**

Bei allen Veränderungen, die die letzte Lebenszeit mit sich bringt, bleibt eine Fülle von Bedürfnissen aufrecht. Es sind dies zum einen die sogenannten seelischen Grundbedürfnisse, die Menschen von der Geburt bis zum Tod begleiten, zum anderen Bedürfnisse, die eng mit der abschiedlichen Situation am Lebensende zu tun haben.

Bei den seelischen Grundbedürfnissen handelt es sich um ein ganzes Bündel an Bedürfnissen, deren Befriedigung von klein auf für eine gesunde Entwicklung eines Menschen wichtig ist (Grawe 2004, Orter u. Montada 2008). Ein zentrales Bedürfnis ist beispielsweise der Wunsch nach einem eigenen Lebensraum – auch wenn dieser gerade am Ende des Lebens oft eingeschränkt und reduziert ist. Weiter sehnen sich Menschen bis an die Grenze zum Tod nach Anerkennung, Beachtung, Zuwendung, Unterstützung (◘ Abb. 2.7) und dem Gefühl, Teil einer Gemeinschaft zu sein. Wenn das Leben zu Ende geht, kehren auch jene Bedürfnisse zurück, die am Anfang des Lebens bestimmend und wichtig waren, das Bedürfnis nach Geborgenheit und Berührung. Auf der körperlichen Ebene geht es am Lebensende vor allem um den Wunsch nach Schmerzfreiheit und Linderung akuter Symptome.

Für viele Schwerstkranke und Sterbende ist es eine große Hilfe, wenn liebevolle Begleiter die oft steinige, lange und mühsame letzte Wegstrecke mitgehen. Manche wenden sich mit einfachen Wünschen und klaren Bitten an ihre Umwelt, z. B.: „Schieb' mich nicht ab, sondern lass mich am Leben teilhaben!", „Hilf mir, die letzten Dinge zu regeln!", „Hilf mir, auf mein Leben zurückzuschauen und es dankbar anzunehmen!", oder „Sag mir, was von mir bleiben wird, wenn ich gegangen bin … !" Bei den Versuchen, auf die genannten Wünsche einzugehen, kann der behutsame Einsatz biografischer Methoden sehr hilfreich sein (Bucher et al. 2006).

Seelische und körperliche Bedürfnisse Sterbender

- Bedürfnis nach Liebe („Liebe mich, so wie ich bin!")
- Bedürfnis nach Beachtung („Wende dich mir zu!")
- Bedürfnis nach einem eigenen Lebensraum („Unterstütze mich!")
- Bedürfnis nach einer Orientierung („Lass mich nicht allein!")
- Bedürfnis nach Gemeinschaft („Schiebe mich nicht ab!")
- Bedürfnis nach Aufgehobensein („Schenk mir Geborgenheit!")
- Bedürfnis nach Berührung („Lass Nähe zu!")
- Bedürfnis nach Schmerzfreiheit („Lindere meine Schmerzen!")
- Bedürfnis nach Ruhe („Lass mir meine Rückzugsmöglichkeit!")
- Bedürfnis nach Flüssigkeit („Gib mir zu trinken!")
- Bedürfnis nach Luft („Lindere meine Atemnot!")

An welchen Lebensaspekten möchte der sterbende Mensche noch Anteil nehmen? Ist es die Welt der Düfte, Farben oder Klänge? Welche Erinnerungen helfen, die Vergangenheit in versöhnlichen Farben wieder erstrahlen zu lassen? Auch bei der Klärung der Frage, was noch zu regeln ist und wie ein „geistiges" Testament aussehen könnte, helfen Gespräche, die den Linien der Biografie folgen. Für den einen wird es aus seinem Welt- und Glaubensverständnis heraus beispielsweise noch wichtig sein, mit einem Seelsorger zu sprechen, während für den anderen klärende Gespräche mit den Verwandten im Vordergrund stehen.

Doch nicht immer werden Bitten und Wünsche klar formuliert und in Worte verpackt an die Begleiter weitergegeben. In der Sterbebegleitung sind es sehr oft die nonverbalen Botschaften, die wahrgenommen und verstanden werden müssen. Eine scheue Geste drückt vielleicht aus: „Lass mich auf der letzten Strecke meines Lebens nicht allein!", „Halte mich mit all meinen Schwächen und meinem Leid aus!", oder „Versuche, meine Worte und Gesten richtig zu verstehen!" Ob diese Botschaften wahrgenommen und verstanden werden, hängt sowohl von den Rahmenbedingungen als auch von der persönlichen Bereitschaft und Fähigkeit der Begleiter ab, sich der Welt Sterbender zu nähern und ihre Symbolsprache zu verstehen (Kübler-Ross 2008). Ein adäquates Eingehen auf die stillen Wünsche und nonverbal geäußerten Bitten ist oft eine Frage des „Mitschwingens", der Empathie. Wenn es Begleitern möglich ist, einzelne Aspekte der Lebensgeschichte schon im Vorfeld vom Betroffenen selbst oder seinen Angehörigen zu erfahren, kann dies

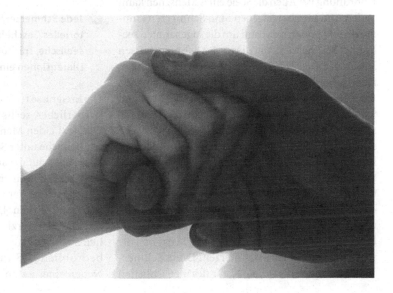

☐ **Abb. 2.7** „Lass mich nicht allein …"(Copyright: www.spechtarts.at.tf)

für die Begleitung in der terminalen Phase zusätzliche Anhaltspunkte geben. So kann beispielsweise die Auskunft: „Mein Vater hat Zeit seines Lebens klassische Musik gehört" dazu führen, dass Begleiter versuchen, im Sterbezimmer leise Musik laufen zu lassen. Ob dies vom sterbenden Menschen als angenehm oder unangenehm empfunden wird, bleibt der guten Beobachtungsgabe der Begleiter überlassen. In jedem Fall gilt es den von einem Sterbenden ausformulierten Satz ernst zu nehmen: „Vergiss nicht, dass ich so viel noch mitbekomme, auch wenn Du meinst, ich schlafe nur … !"

▪ **Die Schmerzsituation Sterbender**

Eine sowohl direkt als auch indirekt häufig geäußerte Bitte, die ein elementares Bedürfnis Sterbender äußert, liegt im Satz: „Hilf mir, meine letzten Tage bewusst und wenn möglich schmerzfrei zu erleben!" Ein Mensch, der sich am Ende seines Lebens befindet, leidet oft an vielen unterschiedlichen Schmerzen. Zum einen sind da die körperlichen Schmerzen. Es kann sich dabei um akute Schmerzen handeln, die prinzipiell einen Signalcharakter haben und den Körper schützen sollen. Es gibt aber auch die chronischen Schmerzen, die über Monate – manchmal sogar über Jahre – hin bestehen und immer wieder auftreten. Sie haben ihren akuten Alarmcharakter verloren, sind oft sehr hartnäckig und beeinträchtigen das gesamte Wohlbefinden. Doch nicht nur der Körper sendet Signale an die Umwelt, wenn etwas in Unordnung ist! Auch die Seele eines Menschen kann leiden und im übertragenen Sinn Schmerzen empfinden, es handelt sich dann um die sogenannten seelischen Schmerzen. Von dieser Art Schmerz wissen alte Lieder, Gedichte oder Sprichwörter zu berichten. Da wird von Herzeleid gesprochen, von gebrochenem Herz, von Problemen, die zentnerschwer auf Kopf und Schultern drücken, oder von Stichen in die Seele, die sich zersetzend auf die Beziehungen zwischen Menschen auswirken können. Eng verbunden mit den seelischen Schmerzen sind die spirituellen Schmerzen. Sie stehen mit Fragen rund um die menschliche Existenz in Zusammenhang. Als Auslöser für spirituelle Ängste sind quälende Sinnfragen, Existenzängste und ungelöste Lebensfragen zu nennen, auf die Betroffene keine Antworten wissen. Schließlich gibt es noch die sogenannten sozialen Schmerzen. Diese Schmerzen sind eng an die soziale Natur des menschlichen Wesens gebunden. Der Kontakt zu anderen Menschen ist von der Geburt bis zum Tod die Basis menschlicher Entwicklung und stellt eine wesentliche Quelle umfassender Gesundheit dar. Gegen Ende des Lebens kommt es immer häufiger vor, dass geliebte Menschen wegsterben und sich das soziale Netz total verändert (▶ Abschn. 2.2.1). Oft führen einschneidende soziale Verluste zu Isolation und Vereinsamung – auch diese Erfahrungen können Schmerzen auslösen.

Das Zusammenwirken unterschiedlicher Schmerzerfahrungen wird gerade in der Begleitung sterbender Menschen besonders deutlich: Es tut auf zweifache Weise weh, wenn die alten Knochen nicht mehr so wollen, wie früher! Es schmerzt, wenn alte Freunde und Verwandte wegsterben und das eigene Ende immer näher rückt. Es schmerzt, von geliebten Menschen Abschied nehmen zu müssen und alles hinter sich zu lassen. Es schmerzt, wenn man auf die vielen Fragen nach dem Sinn des Lebens keine Antwort finden kann. Diese beispielhaft angesprochenen Schmerzdimensionen greifen in vielen Fällen ineinander über und können einander wechselweise beeinflussen. Auf dieses Phänomen wird in der modernen Schmerzforschung immer wieder hingewiesen und der Schmerz ganz generell als multifaktorielles Geschehen bezeichnet. Diese Sichtweise hat den therapeutischen Zugang bei Schmerzen im Allgemeinen und bei palliativen Versorgungsmaßnahmen im Besonderen maßgeblich verändert (Specht-Tomann u. Sandner-Kiesling 2014, Aulbert et al. 2011).

> ❯ Jede Schmerzerfahrung ist ein „multifaktorielles Geschehen", bei dem körperliche, seelische, spirituelle und soziale Dimensionen eine Rolle spielen.

Die Ereignisse rund um das Sterben sind von großer körperlicher, seelischer, spiritueller und sozialer Dichte. Leiden Menschen in einem der angeführten Bereiche unter Schmerzen, so wird dies in aller Regel auch auf die anderen ausstrahlen. Gelingt es andererseits, in einem Bereich wirksam die Schmerzen zu lindern, kann das auf den ganzen Menschen befreiend wirken. Dies ist bei allen Bemühungen um eine Schmerzlinderung zu beachten – natürlich auch bei Patienten, die in keiner akut lebensbedrohlichen Situation sind (▶ Abschn. 2.1). Neben einer guten Einstellung der Patienten mit

Medikamenten (WHO-Stufenschema der medikamentösen Schmerztherapie in: Specht-Tomann u. Sandner-Kiesling 2014) durch das behandelnde Ärzteteam sind aktive Zuwendung, stille Anteilnahme und behutsame Berührung wichtige „sanfte" Heilmittel im Kampf gegen den Schmerz.

Auch die Biograficarbeit kann dazu beitragen, die Schmerzsituation sterbender Menschen zu erleichtern. In diesem Zusammenhang sei auf das sogenannte Schmerzgedächtnis hingewiesen. Das aktuelle Schmerzerleben steht gleichsam in einem Spannungsfeld zwischen „gestern und morgen" (◘ Abb. 2.8). In typischer Weise wiederkehrende Schmerzerfahrungen, die im Laufe des Lebens gemacht wurden, wirken sich prägend auf die augenblickliche Einstellung zu Schmerzen und den Umgang mit ihnen aus. Neue Erfahrungen in der Gegenwart lassen dann alte Erinnerungen aus einer oft weit zurück liegenden Vergangenheit aufleben und setzen bestimmte Erwartungen für die Zukunft frei – auch wenn diese nur einen kurzen Zeitraum umfasst. Hat ein sterbender Mensch beispielsweise im Laufe seines Lebens häufig unter Schmerzen gelitten und selten adäquate Linderung erfahren, so können die aktuellen Schmerzen, die mit den zahlreichen Veränderungen am Ende des Lebens zusammenhängen, persönlich sehr stark und belastend erlebt werden. Dann kann es vorkommen, dass körperliche Schmerzen trotz bestmöglicher schmerztherapeutischer Maßnahmen subjektiv als lang anhaltend beschrieben werden und zudem im Sinn eines multifaktoriellen Geschehens die Tendenz haben, sich auch auf andere Bereiche auszudehnen. Andererseits ist immer wieder zu beobachten, wie Menschen aus ihren lebenslangen Erfahrungen im Umgang mit Schmerzen und deren Bewältigung Kraft und Hoffnung für die aktuelle Situation schöpfen. Für Begleiter ist es besonders wichtig, Patientenschilderungen über Schmerzen als subjektive Wahrheiten ernst zu nehmen und sie als Ausdruck eines sehr persönlichen Erlebens zu begreifen.

> **Erfahrungen aus der Vergangenheit, die das aktuelle Schmerzgeschehen beeinflussen**
> ━ Art der Schmerzen und Umstände, unter denen sie aufgetreten sind (situative Komponente)
> ━ Gefühle und Gedanken, die mit den Schmerzen verbunden waren (emotional-kognitive Komponente)
> ━ Hilfreiche Maßnahmen (therapeutische Komponente)
> ━ Auswirkungen auf das weitere Leben (Konsequenzen bezogene Komponente)

Der biografische Ansatz kann helfen, die gegenwärtige Schmerzsituation Schwerkranker und sterbender Menschen auf dem Hintergrund all der vielen kleinen und großen Schmerzen zu sehen, die in jedem Leben vorkommen. Schwerpunkt der biografischen Gespräche sollte auf den individuellen Bewältigungsstrategien liegen und auf der Klärung der

◘ **Abb. 2.8**   Schmerzerleben

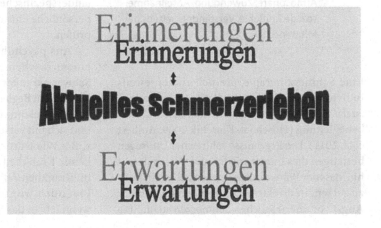

2

Frage, was bisher schon geholfen hat. Dabei können sich Begleiter an den bei jeder aktuellen Schmerzerfassung verwendeten Leitfragen zu den Bereichen Schmerzlokalisation, Schmerzintensität, Schmerzhäufigkeit, Schmerzdauer, Schmerzqualität sowie zu den Begleiterscheinungen und dem Verlauf orientieren. Klassischer Weise werden diese Informationen über knappe „W-Fragen" eingeholt (1. Wo? 2. Wie stark? 3. Wie oft? 4. Wie lang? 5. Wie empfunden? 6. Wie verlaufend? 7. Was kommt dazu? Specht-Tomann, Sandner-Kiesling 2014). Wie an anderer Stelle bereits erwähnt (▶ Abschn. 1.3.2) sind diese Fragen in einer vertiefenden Auseinandersetzung mit Vorsicht einzusetzen und sollten dem Begleiter zunächst nur als Orientierungshilfe dienen. Einfühlsames Nachfragen und die Einladung, in ausführlichere Erlebnis- und Erfahrungsberichte über die jeweilige Schmerzsituation einzutauchen (▶ Abschn. 3.1.2), erleichtert eine Würdigung der vielfältigen Schmerzerfahrungen und öffnet den Blick auf individuelle Bewältigungsstrategien und Möglichkeiten der Schmerzlinderung.

> **Allgemeine Einflussfaktoren auf das Erleben von Schmerz**
> Schmerzzustände werden verstärkt durch:
> - Angst, Furcht, Schlaflosigkeit, Sorgen, Verzweiflung, Einsamkeit, angespannte Atmosphäre, Misstrauen.
> Schmerzzustände werden vermindert durch:
> - Freude, Hoffnung, entspannte Atmosphäre, Zuwendung, Anteilnahme, soziale Kontakte, Verständnis seitens der Mitmenschen.

Eine Schmerztherapie, die sich an der jeweils individuellen Situation der Patienten orientiert, ist das Kernstück guter Palliativmedizin und Sterbebegleitung (Husebö u. Klaschik 2009, Aulbert et al. 2011). Die Ergebnisse zahlreicher Umfragen bestätigen dies immer wieder und weisen darauf hin, dass der Wunsch, dem eigenen Leben ein Ende zu setzen, in direktem Zusammenhang mit der Angst vor unerträglichen Schmerzen steht. Eine gute Schmerztherapie kann Sterbenden diese Angst nehmen und ihnen ein würdiges Sterben erleichtern.

■ **Die Rolle der Begleiter**

Menschen in schwierigen Lebenssituationen zu begleiten, ist immer eine große Herausforderung. Dies gilt ganz besonders für den letzten Lebensabschnitt, der eine Fülle von Veränderungen für den sterbenden Menschen und dessen Angehörige mit sich bringt und alle mit existentiellen Fragen in Berührung bringt. Besonders die Bedürfnisse sterbender Menschen nach Nähe und menschlicher Zuwendung können die Sterbebegleitung zu einer intensiven Zeit der Begegnung machen und nicht nur zu einem „Warten auf den Tod". Bei allen Bemühungen, den letzten Lebensabschnitt erträglich und positiv zu gestalten, muss die Tatsache im Mittelpunkt der Überlegungen stehen, dass Sterbebegleitung immer Lebensbegleitung ist – bis zum letzten Atemzug. Das bedeutet auch, dem sterbenden Menschen Hilfestellungen **im** Sterben als eine letzte Lebensphase anzubieten und nicht Hilfen **zum** Sterben. Die Liedermacher K.F. Barth und R. Horst drücken den besonderen Auftrag an Menschen in der Sterbebegleitung wie folgt aus:

> **»** Wenn es so weit sein wird mit mir,
> brauche ich den Engel in dir.
> (Barth u. Horst 1979)

Für Begleiter ist es wichtig, sich mit Fragen der aktiven bzw. passiven Sterbehilfe (Euthanasie) auseinanderzusetzen (Holland u. Burgheim 2007, Holthaus u. Jahnke 2008, Thöns 2016) und neben der länderspezifischen rechtlichen Situation auch die persönliche Einstellung diesen Fragen gegenüber zu prüfen.

Aus psychohygienischen Gründen und um einem raschen Ausbrennen in der Begleitung Schwerstkranker und Sterbender entgegenzuwirken, sollten Begleiter immer wieder die Möglichkeit geboten bekommen, die eigene Position zu klären und sich mit verschiedenen Fragen zu befassen, wie z. B.: „Wie würde ich selbst auf eine lebensbedrohende Krankheit reagieren?", „Was würde ich mir im Krankheitsfall von meiner Familie und meinen Freunden wünschen?", „Was macht mir Angst, wenn ich an das Sterben denke?", „Wo möchte ich sterben?", „Wer soll mich auf meinem letzten Weg begleiten?", „Welche Wünsche habe ich für meinen letzten Lebensabschnitt?" oder „Was hätte ich im Fall des nahenden Todes noch alles zu regeln, zu klären, richtig zu stellen … ?" Zur Klärung der einen oder anderen Frage wird es wichtig sein, die biografische Perspektive nicht aus den Augen zu verlieren. Manche Antwort kann nur im Zusammenhang mit der individuellen Lebensgeschichte zu verstehen sein – dies gilt sowohl für Patienten als auch für Begleiter.

> ❯ Sterbebegleitung bedeutet nicht,
> Hilfestellung zum Sterben bereit zu halten,
> sondern Hilfestellungen im Prozess des
> Sterbens anzubieten.

▪ ▪ Situative Gegebenheiten: Hospiz- und Palliativeinrichtungen

Die Begleitung sterbender Menschen kann unter ganz unterschiedlichen Rahmenbedingungen erfolgen. Der Bogen spannt sich von einer Betreuung im familiären Umfeld, bei dem pflegende Angehörige den Hauptanteil der Begleitung übernehmen, bis hin zum Akutkrankenhaus, das meist geringe zeitliche und räumliche Möglichkeiten für eine individuelle und „stille" Begleitung bietet. Das große Bedürfnis sterbender Menschen nach Geborgenheit, Sicherheit, Zuwendung und Verständnis erklärt den Wunsch, in einer vertrauten Umgebung im Da-Sein vertrauter Menschen zu sterben. Dies wurde durch den gesellschaftlichen Wandel von der Großfamilie zur Kleinfamilie und durch einen veränderten Zugang zum Thema Sterben immer seltener möglich (Aries 2005). Erst in den letzten Jahrzehnten tritt eine Bewegung immer stärker in den Vordergrund, die sich dieser Bedürfnisse und Anliegen wieder in besonderer Weise annimmt: Es ist die Hospizbewegung. Sie setzt sich für ein würdevolles Sterben in einer angenehmen Atmosphäre ein und stellt sowohl geeignete Räumlichkeiten als auch ein geschultes Mitarbeiterteam zur Verfügung. Der nachfolgende kurze Blick in die Geschichte der Hospizbewegung soll deutlich machen, welche Ideale ihr zu Grunde liegen.

Die sprachliche Wurzel des Wortes „Hospiz" reicht weit zurück. Hospiz leitet sich vom lateinischen Wort „hospes" ab und bedeutet einerseits Gast andererseits auch Gastgeber. Als Rasthaus für Pilger kennt man den Begriff seit der Frühzeit des Christentums. Hospize waren ursprünglich Herbergen, die für Pilger, Reisende, Fremde, Mittellose und Kranke von Ordensleuten gebaut wurden. Oft fand man sie an gefährlichen Alpenpässen oder Flussübergängen und entlang der Pilgerstraßen. Bekannt wurde beispielsweise das Hospiz am großen St. Bernhard. Hier suchten die Bernhardinerhunde nach Verirrten. Grundsätzlich standen die Hospize allen Menschen offen, die „auf der Reise waren" und hilflos. Hier bekamen sie was sie brauchten: Schutz, Geborgenheit, Nahrung, Stärkung oder medizinische Versorgung. Mit der Zeit wandelte sich die Bedeutung dieser Häuser und im 19. Jahrhundert verstand man unter Hospizen ausschließlich sogenannte Sterbehäuser. Vor allem in Frankreich und England wurden damals zahlreiche Hospize zur besseren Pflege Schwerstkranker gegründet. Eines davon war das St. Joseph's Hospice in London. Hier wurde eine besondere Frau tätig, die als Begründerin der modernen Hospizbewegung in die Geschichte einging – Cicely Saunders (Saunders 2002).

Beispiel:

„Es war eine Liebesgeschichte, die am Beginn der weltweit umspannenden Hospizidee stand: Die junge Krankenschwester und Sozialarbeiterin Cicely Saunders lernte den sterbenskranken polnisch-jüdischen Emigranten David Tasma kennen, der das Warschauer Ghetto überlebt hat. In langen Gesprächen konnte er sie überzeugen, wie wichtig es für todkranke Menschen sei, einen Ort der Geborgenheit zu haben fernab der geschäftigen Krankenstationen. Sie hatten nicht viel Zeit füreinander. David starb im Alter von 40 Jahren und hinterließ Cicely Saunders 500 Pfund mit der Bitte, ein Heim für totgeweihte Menschen zu errichten. David sagte: „Ich werde ein Fenster in deinem Heim sein." Doch es sollte noch 19 Jahre dauern, bis das „Haus um dieses Fenster" gebaut wurde … Saunders begann zunächst neben der Begleitung schwerkranker Menschen mit dem Medizinstudium, das sie erfolgreich abschließen konnte. Mit Ausdauer und Konsequenz arbeitete sie an der Verwirklichung eines Hospizhauses. Als 1967 das St. Christopher Hospice in London eröffnet wurde, hatte sich der Traum von David Tasma endlich erfüllt! Fast 20 Jahre leitete Saunders nun als Medizinische Direktorin die Geschicke des

2

St. Christopher Hospiz, das zum „Mutterhaus" der modernen Hospizbewegung wurde."

Durch das spezielle Eingehen auf Bedürfnisse und Wünsche des sterbenden Menschen soll es möglich werden, Sterben als Teil des Lebens anzunehmen. Entschieden wandte sich Saunders immer gegen jede Form der Sterbehilfe und sieht als einzig richtige Antwort auf die Forderung nach Euthanasie eine bessere Betreuung Sterbender und die Arbeit an einem verstärkten öffentlichen Bewusstsein, dass auch sterbende Menschen ein Teil der Gesellschaft sind und in ihrer Schutzbedürftigkeit solidarisches Handeln brauchen (◘ Abb. 2.9).

> **Die Grundidee der Hospizbewegung ist es, die körperlichen, seelischen, sozialen und spirituellen Bedürfnisse des sterbenden Patienten in den Mittelpunkt zu stellen. Es geht darum, Leid umfassend zu lindern, statt Krankheit zu bekämpfen.**

Aus der Hospizbewegung hat sich der sogenannte palliative Ansatz in der Begleitung und Betreuung unheilbar kranker und sterbender Menschen entwickelt. Das Wort „palliativ" leitet sich vom lateinischen „pallium" ab und bedeutet soviel wie Schutzmantel. Damit soll signalisiert werden, dass alle Maßnahmen darauf ausgerichtet sind, dem Patienten einen „Mantel der Geborgenheit" anzubieten und eine Linderung seiner Beschwerden zu ermöglichen. Auf weitreichende diagnostische Maßnahmen, operative Eingriffe oder aggressive Therapien wird verzichtet. Im Vordergrund stehen eine Symptomkontrolle, die Linderung der Schmerzen und eine umfassende Begleitung (Student u. Napiwotzky 2011).

> **Palliative Maßnahmen werden durch die palliative Medizin (Palliativmedizin) und durch palliative Pflege, Betreuung und Begleitung (Palliative Care) umgesetzt.**

Die Weltgesundheitsorganisation schlägt nachfolgende Definition von Palliative Care vor:

„Palliative Care ist ein Ansatz zur Verbesserung der Lebensqualität von Patienten und deren Familien, die mit Problemen konfrontiert sind, die mit einer lebensbedrohlichen Erkrankung einhergehen: durch Vorbeugen und Lindern von Leiden, durch frühzeitiges Erkennen, untadelige Einschätzung und Behandlung von Schmerzen sowie anderen belastenden Beschwerden körperlicher, psychosozialer und spiritueller Art."

Um den Hospizgedanken gut umsetzen zu können und eine umfassende palliative Versorgung zu gewährleisten, müssen unterschiedlichste Berufsgruppen zusammenarbeiten.

Das Team auf Palliativstationen von Krankenhäusern ist interdisziplinär und interprofessionell.

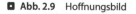

◘ **Abb. 2.9**   Hoffnungsbild

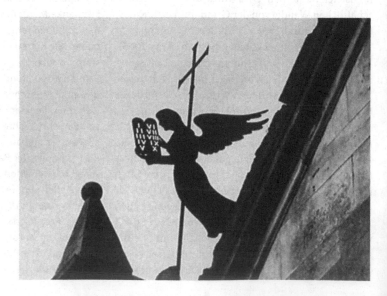

Es besteht meist aus Ärzten, Pflegekräften, Psychologen, Sozialarbeitern, Seelsorgern und ehrenamtlichen Hospizhelfern. Sie alle sind bemüht, körperliche, seelische, soziale und spirituelle Bedürfnisse des letzten Lebensabschnittes gleichermaßen zu berücksichtigen

> **Palliativmaßnahmen: Unterstützungsangebote auf vier Ebenen**
>
> Körperliche Ebene:
> - Möglichst umfassende Kontrolle auftretender Symptome (Symptomkontrolle)
> - Bekämpfen der Schmerzen (Schmerztherapie)
> - Linderung von Medikamentennebenwirkungen
>
> Seelische Ebene:
> - Eingehen auf die Gefühle, die am Ende des Lebens auftreten (vgl. Sterbeprozess)
> - Gespräche über Ängste, Freuden, offene Fragen u. ä.
> - Ressourcenarbeit zur Aufrechterhaltung bzw. Wiederherstellung des seelischen Gleichgewichts
>
> Soziale Ebene:
> - Lücken im sozialen Netz der Betroffenen wahrnehmen und diesen entgegenwirken
> - (Wieder)Herstellen von Kontakten; Unterstützung, bestehende Kontakte zu pflegen und zu stärken
> - Übernahme von „Begleitung auf Zeit"
> - Akzente wider den „sozialen Tod" der Betroffenen setzen
>
> Spirituelle Ebene:
> - Unterstützung in Glaubensfragen und -zweifeln
> - Akzeptieren der jeweiligen Glaubenszugehörigkeit und persönlichen Wertvorstellungen
> - Bereitschaft, über „letzte Dinge" ins Gespräch zu kommen
> - Suche nach tröstenden Bildern und Ritualen

Ist eine Begleitung zu Hause möglich, unterstützen mobile Hospizteams Angehörige bei der Betreuung und Begleitung im häuslichen Umfeld. In jedem Fall ist es wichtig, sowohl die Ressourcen aller am Begleit- und Pflegeprozess Beteiligter zu beachten, als auch die individuellen Bedürfnisse Sterbender bestmöglich zu berücksichtigen und sensibel auf sie einzugehen (Specht-Tomann 2015). Wünsche und Bitten Sterbender werden selten laut und deutlich geäußert; umso kostbarer sind die nachfolgenden Zeilen, die von der Internationalen Gesellschaft für Sterbebegleitung und Lebensbeistand (IGSL) veröffentlicht wurden.

Bitten eines Sterbenden an seine Begleiter
Laß mich in den letzten Stunden meines Lebens nicht allein.
Bleibe bei mir, wenn mich Zorn, Angst, Traurigkeit und Verzweiflung heimsuchen, und hilf mir, zum Frieden hindurch zu gelangen.
Denke nicht, wenn du ratlos an meinem Bett sitzt, daß ich tot sei. Ich höre alles, was du sagst, auch wenn ich meine Augen geschlossen halte.
Sage jetzt nicht irgendetwas, sondern das Richtige. Das Richtige wäre, mir zu sagen, was es mir nicht schwerer, sondern leichter macht, mich zu trennen.
So vieles, fast alles, ist jetzt nicht mehr wichtig.
Ich höre, obwohl ich schweigen muß und nun auch schweigen will.
Halte meine Hand. Ich will es mit der Hand sagen. Wische mir den Schweiß von der Stirn. Streiche meine Decke glatt. Wenn nur noch Zeichen sprechen können, so laß sie sprechen.
Dann wird das Wort zum Zeichen. Klage nicht an, es gibt keinen Grund. Sage Danke.
Laß mein Sterben dein Gewinn sein. Lebe dein Leben fortan etwas bewußter. Es wird schöner, reifer und tiefer, inniger und freudiger sein, als es zuvor war, vor meiner letzten Stunde. (IGSL, o.J.)

■ ■ Kommunikation in der Sterbebegleitung
Der Kommunikation kommt in der Sterbebegleitung eine besonders sensible Rolle zu, da sterbende Menschen eine „dünne Haut" haben, sehr hellhörig sind und auf einer feinstofflichen Ebene gleichsam „das Gras wachsen hören" oder „Gedanken lesen" können. Bis zum Tod werden Sach- und Beziehungsinformationen die Pflegehandlungen und die Beziehungsarbeit der Begleiter bestimmen. Da sind zum einen

die täglichen Verrichtungen am Krankenbett, die von einer inhaltlichen Sachinformation begleitet werden müssen. Andererseits werden alle Handlungen rund um ein Sterbebett sehr stark vom Beziehungsaspekt (▶ Abschn. 1.3.2) begleitet und überstrahlt. Der Beziehungsaspekt – wie kommuniziert wird – bringt zum Ausdruck, ob die Pflegenden beispielsweise den sterbenden Patienten zugetan sind, sie ablehnen oder ihnen gleichgültig gegenüber eingestellt sind. Das „Wie" einer Kommunikation macht auch deutlich, ob Wünsche verstanden, Nöte gesehen und Bedürfnisse Sterbender ernst genommen werden.

Für die Praxis bedeutet dies, dass speziell den nichtsprachlichen Elementen in der Begegnung große Aufmerksamkeit zu schenken ist: „Mit welchem Gesichtsausdruck wende ich mich dem Patienten zu?", „Welcher Tonfall ist geeignet, um Ängsten zu begegnen?", oder „Welche Körperhaltung nehme ich ein, wenn Wünsche geäußert werden?". Die Fähigkeit zur Selbstreflexion und Selbsteinschätzung kann die Begleitqualität entscheidend verbessern. Beim Sprechen ist ganz besonders auf den Tonfall, das Sprechtempo, die Lautstärke, die Pausen und die Sprachmelodie zu achten. Wichtig ist auch ein achtsamer und reflektierter Umgang mit Mimik und Gestik, da diese speziell Gefühle und Einstellungen zum Ausdruck bringen. Ein leichtes Naserümpfen oder Wegdrehen kann z. B. signalisieren: „Ich kann dich nicht riechen", oder „Ich halte diese inkontinenten Patienten schlecht aus!", während eine dem Patienten zugewandte Körperhaltung und ein entspannter Gesichtsausdruck deutlich machen können: „Ich nehme dich so an, wie du bist!" Über den Blickkontakt lässt sich wiederum das jeweils erwünschte Ausmaß an Nähe oder Distanz vermitteln und macht ein „Gespräch ohne Worte" möglich, wenn Begleiter sich auf diese Art stillen Gesprächs einlassen (Specht-Tomann u. Tropper 2011).

> ▶ In der Sterbebegleitung kommt dem Beziehungsaspekt in der Kommunikation große Bedeutung zu. Die Arbeit an der Beziehungsebene öffnet den Sterbenden oftmals letzte Möglichkeiten, Wünschen Ausdruck zu verleihen.

Insgesamt ist die Rolle der Begleiter in der Sterbebegleitung eine sanfte und zurückhaltende. Die Zeit des aktiven Fragens und Nachfragens klingt langsam aus. Im Vordergrund steht vielmehr die Bereitschaft, dem Sterbenden noch einmal die Chance zu geben, das anzusprechen oder anzudeuten, was ihm ein Bedürfnis ist. Vielleicht wollen noch einmal wichtige Gedanken ausgesprochen, Erinnerungen weitergegeben oder Emotionen ausgedrückt werden. Vielleicht möchten Gefühle der Trauer, Unsicherheit, Angst oder Auflehnung ausgesprochen werden. Vielleicht sehnt sich der sterbende Mensch nach einem ehrlichen Gespräch und einer Wahrheit, die er ertragen kann. Behutsam ausgewählte biografische Methoden können hier unterstützend wirksam werden (▶ Abschn. 3.2.1) und einen Beitrag zur Lebensqualität leisten. Hilfreiche Bausteine aus dem Bereich der angewandten Kommunikation (▶ Kap.1.3.2) sind in erster Linie ein einfühlsames Hinhören und Einfühlen wie es durch das sogenannte aktive Zuhören möglich wird, die Fähigkeit, authentische Botschaften zu senden, und die Bereitschaft, Schweigen auszuhalten. Stilles Dasein und sanfte Berührungen schaffen jenes Vertrauen, das dem Sterbenden ein Loslassen erleichtert.

Neben den nonverbalen Signalen erleben Sterbebegleiter häufig Aussagen von Sterbenden, die einen hohen Symbolgehalt besitzen und nicht wörtlich zu nehmen sind (Specht-Tomann u. Tropper 2013, Kübler-Ross 2008). So erklärt beispielsweise eine 89-jährige Frau vier Tage vor ihrem Tod: „Wissen Sie, mein Haus ist einfach nicht mehr zu richten!", oder ein 78-jähriger Mann klagt eine Woche vor seinem Tod: „Meine arme Frau … " Hinter diesen Aussagen steckt die tiefe Einsicht, dass der Tod als unausweichliches Ereignis kurz bevorsteht. Vielleicht verbirgt sich auch der Wunsch nach einem klärenden Gespräch. Begleiter können behutsam nachfragen, z. B.: „Wie meinen Sie das … ?", „Möchten Sie mir damit etwas sagen?", oder „Kann ich etwas für sie tun?" Aktives Zuhören stellt gerade in der Sterbebegleitung einen wichtigen Schlüssel für gelingende Kommunikation dar. So kann ein wiederholendes Zusammenfassen dem Sterbenden das Gefühl vermitteln, wirklich verstanden worden zu sein. Schlüssel für einen positiven Gesprächszugang liegen in einer hohen Klarheit und Einfachheit der Kommunikation und einer gewissen Redundanz im Sinne einer immer wiederkehrenden gleichförmigen Informationsweitergabe. Einfachheit und Redundanz schaffen in Zeiten seelischer Aufgewühltheit Sicherheit, geben eine Orientierung und wirken gegen die immer wieder aufflackernde Angst.

Gerade in der Sterbebegleitung ist es wichtig, dass man sich darüber klar wird, was mit „begleiten" gemeint ist. Begleiten bedeutet nicht, über alles Bescheid zu wissen und Entscheidungen über den Kopf des Sterbenden hinweg zu treffen (◘ Abb. 2.10). Begleiten meint auch nicht, die eigenen Vorstellungen und Sichtweisen durchzusetzen. Begleiten ist vielmehr ein stilles Mitgehen und Mitschwingen, ein waches Da-sein.

> **Hilfreiche Elemente in der Sterbebegleitung**
> - Aktives Zuhören
> - Einfachheit und Redundanz in der Kommunikation
> - Zulassen von starken Emotionen, wie Wut, Zorn, Trauer
> - Ruhe vermitteln, klare Botschaften senden, Zeit haben
> - Schweigen aushalten
> - Nähe zulassen: Berührungen, Blickkontakt, „Da-Sein"
> - Eigene innere Bereitschaft, den Sterbenden loszulassen

◘ **Abb. 2.10** „… am Ende meines Lebens …"

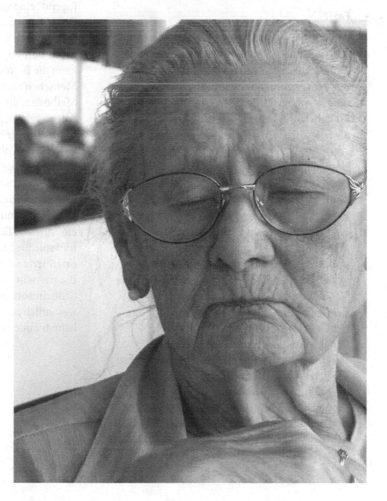

Begleiten und seine Bedeutung
Begleiten bedeutet nicht:
- „Ich weiß, was für Dich gut ist und muss für Dich Entscheidungen treffen."
- „Ich weiß, was für Dich gut ist und muss Dir etwas einreden oder ausreden."

Begleiten bedeutet:
- „Ich möchte Dir nah sein und mich von Deinen Wünschen leiten lassen."
- „Ich möchte mich mit meinen Gesten, Worten, Gedanken und Gefühlen ganz auf Dich einstellen."

- **Fazit**
- Alter wird grob gefasst als Lebensabschnitt „jenseits der Lebensmitte" bezeichnet. Differenziertere Ansätze ziehen die Einteilung der Weltgesundheitsorganisation (WHO) heran (Ältere: 60–70 Jahre, Alte: 75–90 Jahre, Hochbetagte: älter als 90 Jahre, Langlebige: älter als 100 Jahre). In Wissenschaft und Praxis wird Alter aus einer biopsychosozialen (individuelle Entwicklungsprozesse), demografischen (Bevölkerungsstruktur) oder gesellschaftspolitischen (Vor- und Versorgungsmodelle) Perspektive betrachtet.
- Häufige Veränderungen im Alter, die es aufzufangen und zu begleiten gilt, sind Einsamkeit und soziale Isolation, Langeweile und Ziellosigkeit, körperliche Gebrechlichkeit, plötzliche Veränderungen der Lebensumstände und deutliche Anzeichen des nahenden Todes.
- Lebenszufriedenheit bis ins hohe Alter hängt wesentlich von der Fähigkeit ab, Veränderungen wahrzunehmen und darauf zu reagieren (Anpassen), die eigene Endlichkeit anzunehmen (Rückschau, Lebensbilanz) und die eigene Zukunft in gewisser Weise planen und gestalten zu können. Biografiearbeit kann hier wichtige Impulse geben und bei der Suche nach Ressourcen unterstützend wirken.

- Biografiearbeit mit dem Schwerpunkt Erinnerungsarbeit ist häufig Bestandteil von sogenannten Aktivitätsmodellen (im Gegensatz zu Defizitmodellen) in der Betreuung alter Menschen. Lebensgeschichtliche Gespräche wirken dem Gefühl der Vereinsamung entgegen, unterstützen den Prozess der Trauerarbeit und helfen, die Individualität und Identität alter Menschen möglichst lange aufrecht zu erhalten.
- Einen besonders relevanten Anwendungsbereich findet die Biografiearbeit in der Pflege und Begleitung von dementen Menschen. Durch die krankheitsspezifischen Veränderungen kommt dem Langzeitgedächtnis und damit den „Erinnerungen an Kindheit und Jugend" eine ganz besondere Bedeutung zu. Das Wissen um Aspekte der Normalbiografie, der Biografie kritischer Lebensereignisse und deren Bewältigung sowie der Sensobiografie kann die Betreuung demenziell veränderter Menschen entscheidend erleichtern. Spezielle Methoden, die einem biografiegeleiteten Ansatz folgen, geben nicht nur den Dementen immer wieder das Gefühl von Verstandenwerden, Wohlgefühl und Geborgenheit, sondern bringen auch den Pflegenden Entlastung im Sinne: „Was ich verstehe, kann ich auch effizienter begleiten".
- In Hospiz- und Palliativeinrichtungen wird eine an den körperlichen, seelischen, sozialen und spirituellen Bedürfnissen Sterbender orientierte Sterbebegleitung umgesetzt. Biografische Ansätze erleichtern diese bedürfnisorientierte Begleitung und können wesentlich zu einem friedlichen und versöhnlichem Ende beitragen.

Biografiearbeit in der Praxis: Grundlagen, Methoden und Praxisbeispiele

© Springer-Verlag GmbH Deutschland 2018

M. Specht-Tomann, *Biografiearbeit*,

https://doi.org/10.1007/978-3-662-54393-1_3

Der Einsatz biografischer Methoden in der Beglei-tung kranker und/oder alter Menschen setzt bei den Pflege- und Begleitpersonen die Bereitschaft voraus, bis zu einem gewissen Grad den Boden ihres Fach-wissens zu verlassen und sich auf Neues einzulas-sen. Dabei können Fähigkeiten hilfreich sein, die im Zusammenhang mit guter Kommunikation genannt werden. Es sind dies Eigenschaften wie z. B. die Bereitschaft, die eigene Sichtweise zurücknehmen und sich dem Gesprächspartner anpassen zu können, sich auf andere Denk- und Sprachmuster einzulassen oder die Fähigkeit, sogenannten subjektiven Wahr-heiten nicht zu widersprechen.

In der Praxis hat es sich bewährt, dass sich Pflege- und Begleitpersonen mit unterschiedlichen Methoden der Biografiearbeit vertraut machen und herausfinden, welche für ihren Arbeitsbereich besonders geeignet, hilfreich und Ziel führend sind (z. B. Verbesserung der Compliance, Erleichterung von notwendigen Anpas-sungvorgängen, größeres Verständnis für Patientenre-aktionen). Auch persönliche Vorlieben für bestimmte Methoden gilt es im Vorfeld abzuklären. Die Bandbreite reicht von sehr klar vorformulierten und strukturierten Vorgaben bis hin zu freien Impulsen, die sich stärker an kreativen Arbeitsweisen orientierten.

Ziel vorbereitender Arbeiten ist es, eine optimale Passung zwischen dem persönlichen Zugang der Begleiter, den Möglichkeiten und Bedürfnissen der kranken und/oder alten Menschen, der jeweils geeig-neten Methode und den Zielen, die man erreichen möchte, herzustellen. Regelmäßige Weiterbildungen, interkollegialer Austausch und die Bereitschaft, die eine oder andere Methode selbst auszuprobieren, können wesentlich zur Optimierung biografischen Arbeitens in der Gesunden-, Kranken- und Alten-pflege beitragen.

3.1   Wie Biografiearbeit gelingen kann

> » ... Die Vergangenheit hat mich gedichtet ich
>   habe die Zukunft geerbt
>   Mein Atem heißt JETZT.
>   (Rose Ausländer)

Die Einsatzmöglichkeiten biografischer Metho-den sind vielfältig und verfolgen je nach Anwen-dungsbereich unterschiedliche Ziele (▶ Abschn. 1.1.2). Demnach ist es schwierig, allgemeingültige „Erfolgs-wege" aufzuzeigen. Im Einzelfall wird es von der Aus-gewogenheit des jeweiligen Angebotes abhängen, ob Biografiearbeit gelingen kann oder hinter ihren Mög-lichkeiten bleibt. Wichtige Elemente, die zu einem Gelingen beitragen, sind Wissenselemente über das, was Biografiearbeit leisten kann (▶ Abschn. 1.2), sowie über Basisregeln der Kommunikation und Gesprächs-führung (▶ Abschn. 1.3). Auch die Auswahl einer für die jeweilige Situation geeigneten Methode spielt eine wichtige Rolle (▶ Abschn. 3.2). Einen besonderen Stel-lenwert nimmt jedoch die persönliche Grundhaltung und Einstellung der Begleiter ein (▶ Abschn. 3.1.1). Die innere Haltung gegenüber den Menschen, mit denen man biografisch arbeitet, die Bereitschaft, das eigene Verhalten zu hinterfragen, und die Fähigkeit, mit ganzem Herzen zuhören zu können, sind das Herz-stück der Biografiearbeit. Sie bringen Farbe und Leben in methodisches Herangehen.

Im Zuge der Betreuungs- und Versorgungsver-besserung kranker und/oder alter Menschen sind Methoden und Techniken entstanden, bei denen biografische Momente eine mehr oder weniger große Rolle spielen. Die Angebote reichen vom Erlernen gezielter medizinischer Interventionen bis hin zu pädagogischen Bemühungen: Physiothera-pie, Ergotherapie, Logotherapie, Ernährungsbera-tung, Beschäftigungstherapie, Massage, Musikthe-rapie, Tanztherapie, Erlebnispädagogik, Mal- und Zeichentherapie, Psychagogik, Erwachsenenbil-dung, Gedächtnistraining, Psychotherapie, Bibel-drama, Körperarbeit, Validation, Biografiearbeit ... dies sind nur einige Gebiete, die kranken und/oder alten Menschen ihre Situation erleichtern können und sollen. Neben dem Erlernen spezieller Techni-ken und Methoden ist es jedoch besonders wichtig, jene Haltung in den Mittelpunkt der Überlegun-gen zur Optimierung einzelner Arbeitsbereiche und -methoden zu stellen, die „Licht in das Leben" der Menschen bringt. Die persönliche Grundhaltung professioneller Begleiter den zentralen Fragen des Lebens gegenüber und deren konkrete Einstellung und innere Haltung wird jede Methode durchdrin-gen und sich einen Weg zum Menschen bahnen, der begleitet wird. Aus der Kommunikationsforschung ist bekannt, dass die Art und Weise, **wie** man mit Kranken redet und an ihrem Schicksal teilnimmt, genauso wichtig ist, wie das, **was** man tut. Dies gilt in gleichem Maße für den Umgang mit alten Menschen, bei denen es nicht nur eine große Rolle spielt, was man mit ihnen tut, sondern vor allem auch wie man mit ihnen spricht, sie berührt und ihnen Raum in ihrer meist eingeschränkten Privatsphäre lässt.

3.1.1 Hilfreiche Grundhaltungen der Begleiter

Lebensgeschichtliche Gespräche führen oft in „fremde Länder", deren Sprache, Regeln und Gesetze man erst kennen lernen muss. Umso hilfreicher ist es, über seine eigenen Stärken und Schwächen in der Gesprächsführung Bescheid zu wissen und sich über notwendige Grundhaltungen Gedanken zu machen. Im Abschnitt über angewandte Kommunikation in der Biografiearbeit wurden bereits einige Merkmale „guter" Begleiter genannt (▶ Abschn. 1.3.2). Nachfolgend wird auf jene Grundhaltungen eingegangen, die in der Begleitung von kranken und/oder alten Menschen helfen können, den Weg zum „Du" leichter zu finden, dem Gesprächspartner ein Mehr an Lebensqualität zu schenken und letztlich auch mit sich selbst achtsam umzugehen. Neben allgemeinen Ausführungen können Begleiter anhand einiger Fragen selbst überprüfen, in welchem Maße es ihnen gelingt, bestimmte Grundhaltungen einzunehmen, die sie zu „guten" Gesprächspartner machen und die zum Gelingen biografischen Arbeitens beitragen. Diese Fragen sind als Anregungen zu verstehen und können den einen oder anderen Ansatzpunkt für ein Überdenken persönlicher Einstellungen sowie für mögliche Verbesserungen einer Kommunikation fördernden Gesprächsführung in Aus- und Weiterbildungen aufzeigen. Dem Gedanken Harlene Andersons folgend geht es dabei auch um eine Überprüfung der persönlichen Haltung der Begleiter.

> Man kann jede Frage stellen, jede Bemerkung machen, über alles reden. Wesentlich dabei ist die Haltung, der es entspringt. (Anderson 1999)

- **Bescheidenheit**

Die Begleitung von Menschen, die entweder auf Grund einer Krankheit oder ihrer speziellen Lebenssituation auf andere angewiesen sind, bedarf einer besonderen menschlichen Grundhaltung. Rasch

fühlen sich die ohnehin „verletzten" Menschen zurückgestoßen oder nicht ernst genommen. Oft müssen sie sich fremden Menschen anvertrauen. Damit aus diesem Sich-Anvertrauen kein Sich-Ausliefern wird, müssen Begleiter bereit sein, sich nicht nur von ihrer professionellen, sachorientierten Seite zu zeigen. Sie müssen den kranken und/oder alten Menschen auch als Experten ernst nehmen, als Experten seiner eigenen Lebens- und Leidensgeschichte. Nehmen Begleiter dies wahr, so fällt die oft störende Hierarchiegrenze weg und ein Miteinander wird möglich: Miteinander kann etwa nach einer passenden Therapie gesucht werden, miteinander kann über Tempo und Art der Rehabilitation entschieden werden, miteinander werden Ideen entwickelt, wie das Leben im Heim schöner werden kann. Dies entspricht einer Grundhaltung, bei der man von der prinzipiellen Gleichwertigkeit aller Menschen ausgeht. Auch verbirgt sich hinter dieser Haltung ein Maß an Bescheidenheit, das dem anderen Raum zur Entfaltung eigener Möglichkeiten gibt. Mit dieser Einstellung kann es gelingen, in einem Gespräch den Erzählungen und Berichten des Gegenübers in aufrichtiger Weise zu lauschen, den ungewöhnlichen und unerwarteten Wendungen aufgeschlossen gegenüber zu stehen und sie gegebenenfalls aufzugreifen. Jede Version einer Geschichte hat ein Recht, ernst genommen und angehört zu werden.

Beispiele für Fragen zur persönlichen Überprüfung der Grundhaltung Bescheidenheit:
- Wie leicht ist es mir gefallen, meinen Gesprächspartner als Experten seiner Lebensgeschichte zu akzeptieren?
- War ich im Gespräch dominierend? Woran könnte ich das merken?
- Konnte ich mich darauf einlassen, gemeinsam nach einem geeigneten Weg in Therapie, Lebensgestaltung u. Ä. zu suchen?
- Habe ich mich zurücknehmen und meinem Gesprächspartner unvoreingenommen begegnen können?
- Wie gut konnte ich meine eigenen Vorstellungen und (Vor)Urteile zurückhalten?

- **Unvoreingenommenheit**

In einer Begleitung wird es immer wieder notwendig sein, den sicheren Boden eigenen Wissens und

Könnens – die Spezialistenrolle – zu verlassen. Als Begleiter sollte man in der Lage sein, sich als „Nicht-Wissender" einzubringen, der selbst auf die Informationen und Hinweise, auf Erzählungen, Berichte und Schilderungen des Gesprächspartners angewiesen ist. Sich selbst und seine Meinung in Frage zu stellen, führt dazu, dass man in einem Gespräch nicht voreilige Annahmen macht, klischeehaften Vorstellungen nachhängt oder die eigenen Kenntnisse über die des Gesprächspartners stellt. Bereits Sokrates erkannte die hilfreiche Haltung: „scio nescio" – „Ich weiß, dass ich nichts weiß". Er regte seine Schüler an, sich in der Begegnung mit anderen als Nichtwissende einzubringen und darauf zu achten, dass sich alle Beteiligten die Mühe machen, ihre Begriffswelt zu erläutern. Nur so sei es möglich, in einen fruchtbaren Dialog einsteigen zu können. Die Haltung des „Nicht-Wissens" bedeutet nicht „nichts zu wissen", sie soll vielmehr darauf hinweisen, dass jeder Mensch in seinem Gebiet Experte ist und über Wissen verfügt. Wenn Begleiter mit „Unwissenheit" – also mit der Bereitschaft, an sich selbst und seinen festen Meinungen „zu zweifeln" – anderen Menschen begegnen, kann Raum für neue Möglichkeiten entstehen. Gelingt das nicht, werden Begleiter meist nur das hören und sehen, was sie ohnehin sehen und hören wollen („self fullfilling prophecy") und übersehen bzw. überhören nur allzu oft das Einzigartige und Neue in der jeweiligen Botschaft des Gesprächspartners. Offenheit gegenüber Unerwartetem, gegenüber Veränderungen, Neuem und noch nie Gehörtem setzt im Alltag wie in der professionellen Begleitung eine gewisse Risikobereitschaft voraus und respektvolles bescheidenes Annähern an die Welt des Gesprächspartners. In einem Gespräch, das von „Nicht-Wissen", positiver Neugierde und Bescheidenheit geprägt wird, kann man besser vom Sprechen zum Kennenlernen und vom Kennenlernen zum Verstehen kommen.

Beispiele für Fragen zur persönlichen Überprüfung der Grundhaltung *Unvoreingenommenheit*:

- Konnte ich meine (Vor)Urteile zurückhalten und ist es mir gelungen, meine Sichtweise der Dinge und mein Wissen in den Hintergrund zu stellen?
- Habe ich einen moralisierenden Standpunkt eingenommen?

- Macht mich Neues prinzipiell eher neugierig oder löst es Angst aus?
- Konnte ich mit unerwarteten Gesprächswendungen gut umgehen?
- Hatte ich Schwierigkeiten, „Anders-Sein" zu akzeptieren?
- Wie gut konnte ich mich in die Geschichte meines Gesprächspartners einfühlen?

- **Orientierung am Du**

Wenn Begleiter einem Menschen die Gelegenheit geben wollen, seine Geschichte zu erzählen, müssen sie sich von den Vorstellungen lösen, wie diese Geschichte aussehen soll. In der Begleitung kranker Menschen beispielsweise lässt man sich nur zu oft von der Diagnose beeinflussen, die bestimmte Gefühle auslöst, mit bestimmten medizinischen oder anderen Vorannahmen verbunden ist und zu bestimmten Rückschlüssen verleitet. Rasch entwickeln Begleiter ein „Helfersyndrom", meinen, in ihrem Sinn dem Kranken helfen zu müssen und lassen leicht außer Acht, dass der Betroffene selbst seinen Weg finden muss – im täglichen Umgang mit der Krankheit aber auch im Entwerfen seiner Geschichte, die nun um die Dimension der Krankheit erweitert ist.

Auch im Umgang mit alten Menschen wird man als Begleiter oft dazu verleitet, die Ergebnisse der Aufnahmegespräche, die Informationen durch die Angehörigen und die äußeren Merkmale als alleinigen Ausgangspunkt bestimmter Vorstellungen über den alten Menschen zu nehmen. Kommt es dann zu konkreten Gesprächen werden aus Vorstellungen leicht „Verstellungen", da die speziellen Voreinstellungen den Blick für die tatsächliche Geschichte, so wie sie der Betroffene selbst erzählen möchte, trüben.

Durch die feinen Antennen, die kranke und alte Menschen entwickeln, werden Geschichten oft im Sinne sozial erwünschter Berichte und in Übereinstimmung mit den Vorannahmen der Begleiter formuliert. Damit beginnt sich die Spirale zwischen „selektivem Wahrnehmen" einerseits und „selektiven Berichten" andererseits zu drehen. Aus einem offenen Dialog, der frei von Vorurteilen oder Vorannahmen geführt zur subjektiven Wahrheit des Einzelnen führen könnte, werden zwei Monologe, die einander nur dann und wann berühren, um sich gegenseitig zu bestätigen. Wie kann man diesem Geschehen vorbeugen? Wichtig wäre es, sich von den vielen Vorinformationen frei zu machen. Aufmerksames, interessiertes Zuhören wird bald dazu führen, die typische Sprache des anderen erfassen zu können, die Bilderwelt des Gesprächspartners zu verstehen, seinen Wortschatz kennenzulernen und seine Ausdrucksweise mit der eigenen in Verbindung zu bringen. Das Suchen nach einer „gemeinsamen Sprache" kann über behutsames Nachfragen und Wiederholen des Gehörten im Sinne des „aktiven Zuhörens" erfolgen (▶ Abschn. 1.3.2).

Bildlich gesprochen gibt man in lebensgeschichtlichen Gesprächen dem Gesprächspartner die Hand und lässt sich von ihm in seine Geschichtenwelt führen. Dabei steht das Arbeiten am Beziehungsprozess immer vor dem Bearbeiten der Inhalte. Erst wenn Menschen Vertrauen gefasst haben, wenn sie sich in der ihnen eigenen Sprache verstanden fühlen, werden sie „ihre" Geschichte angstfrei erzählen können. Das Berichten über Bekanntes und Vertrautes, das häufige Wiederholen traumatischer, belasten der „schwarzer" Ereignisse ist notwendig, um sich von diesem „sicheren" Boden aus in Neuland vorzuwagen. Auch das sollten Begleiter berücksichtigen und sich innerlich nicht gelangweilt zurücklehnen, wenn sie zum zehnten Mal eine Geschichte erzählt bekommen. Oft ist es ein langes Ringen, Wichtiges „richtig" zu beschreiben und „Unsagbares" doch auszudrücken und ihm einen Platz in der Lebensgeschichte zuzuweisen. Je schwieriger ein Schicksal ist – zum Beispiel das Leben mit einer Behinderung oder mit einer chronischen Erkrankung – desto wichtiger ist es, vertraute Erfahrungen immer wieder schildern zu können, um aus dem so entstehenden Gefühl der Sicherheit heraus, neue Ideen zum Umgang mit belastenden Situationen zu entwickeln (▶ Abschn. 2.1.3).

Beispiele für Fragen zur persönlichen Überprüfung der Grundhaltung Orientierung am Du:
- Habe ich meinem Gesprächspartner das Gefühl vermittelt, ihn mit seinem Gesprächsthema zu akzeptieren?
- Habe ich meinem Gesprächspartner Raum für sein Anliegen gelassen?
- Konnte ich so gut zuhören, dass Vertrauen entstehen konnte?

- Ist es mir gelungen, die Beziehungsebene so zu gestalten, dass auch schwierige Inhalte zur Sprache kommen konnten?
- Konnte ich „biografische Hinweise" im Gespräch wahrnehmen?

■ **Akzeptieren subjektiver Wahrheiten**

Immer wenn es um das Erzählen von Ereignissen, das Entwickeln von Lebensgeschichten oder die Wiedergabe von Erlebtem geht, erhebt sich die Frage nach der „Wahrheit". Für einen respektvollen Umgang mit der Lebensgeschichte anderer ist die Einsicht wichtig, dass objektive Wahrheit und subjektive Wahrheit nicht gleichzusetzen ist mit „ehrlich" und „gelogen". Dies zu verstehen und zu akzeptieren, ist nicht immer leicht! Geschichten, die Menschen erzählen, haben ebenso wie die „große Geschichte" im Sinne der Historie oft viele Fassungen und Facetten und sie sind immer Ausdruck derer, die sie verfassen. Wird die Geschichte beispielsweise von „Siegern" geschrieben, ist sie eine Siegergeschichte. Wird dieselbe Geschichte von den „Verlierern" geschrieben, ist sie eine Verlierergeschichte. Häufig ist es ein schweres Unterfangen, unter objektiven Kriterien zu einem „richtig" oder „falsch" zu kommen.

Beim Erzählen von Lebensgeschichten handelt es sich immer um eine sehr subjektive Sichtweise. Die Wahrheit, die dabei zum Tragen kommt, wird auch als narrative Wahrheit bezeichnet. Je nach Situation, Befindlichkeit, Sympathie, „Zusammenklingen" mit dem Zuhörer o. Ä. werden Geschichten umgeschrieben oder neu bearbeitet. Ein Patient lügt nicht, wenn er einem anderen Begleiter seine Geschichte anders erzählt! Vielleicht hat dieser Begleiter andere Assoziationen hervorgerufen, anders gefragt, andere Rückmeldungen gegeben. Vielleicht hat sich aber auch die persönliche Stimmungslage des Patienten an diesem Tag verändert und hat seine Erinnerungen in ein neues Licht getaucht. Statt nach der „richtigen" Version zu suchen, ist es sinnvoll, sich einfach für den Menschen mit **allen** Varianten seiner Geschichte zu interessieren. Der Wunsch, den kranken oder alten Menschen zu verstehen und ihm zu glauben, kann den Begleitern helfen, dem Wahrheitskarussell mit Gelassenheit zu begegnen. Gerade in der Biografiearbeit im Allgemeinen und in der Erinnerungsarbeit mit alten Menschen im Besonderen werden Begleiter mit zahlreichen persönlichen Mythen ganz unterschiedlicher Art konfrontiert. Sie haben mit den überprüfbaren „Wahrheiten" oft nicht viel zu tun. Das erfordert vom Begleiter ein hohes Maß an Verständnis und Toleranz und ein Wissen, dass es bei lebensgeschichtlichen Gesprächen nicht so sehr um das Aufrollen überprüfbarer „harter" Fakten geht, sondern welchen Stellenwert der Einzelne diesen Fakten gibt und wie sie in die Lebensgeschichte eingepasst werden. Der Religionsphilosoph Martin Buber äußerte sich zu diesem Thema wie folgt:

> » Was immer
> in anderen Bereichen
> der Sinn des Wortes
> „Wahrheit" sein mag,
> im Bereich des Zwischenmenschlichen
> bedeutet es,
> daß Menschen
> sich einander mitteilen
> als das was sie sind.
> (Buber 1998)

Beispiele für Fragen zur persönlichen Überprüfung der Grundhaltung *Akzeptieren subjektiver Wahrheiten:*

- Ist es mir gelungen, „unterschiedliche Wahrheiten" auszuhalten?
- Ist es mir gelungen, dem Gesprächspartner Raum zum „historischen Verweilen" zu lassen?
- Konnte ich Begriffe wie „Lügen", „Unwahrheiten", „Geschichtsverfälschung" u. Ä. beiseite lassen und mich ganz auf die „erzählte Wirklichkeit" meines Gesprächspartners einlassen?
- Konnte ich die sachliche Ebene von der gefühlsmäßigen trennen?
- Habe ich echtes Interesse und den Wunsch nach „verstehen" entfalten können?

▪ Anpassungsbereitschaft

Das Tempo eines Gespräches kann ganz unterschiedlich sein. Jeder Mensch hat seinen eigenen Erzählrhythmus und innerhalb seiner Gewohnheiten bestimmte Schwankungen, die je nach Gesprächsinhalt variieren. Oft ist es der Wechsel von einem „schnell" zu einem „langsam", das dem Zuhörer auffällt und seine Aufmerksamkeit ganz besonders auf den Inhalt des Erzählten lenkt. Manche Menschen

reden über heikle Dinge in ihrem Leben „rasch hinweg", andere geraten an solchen Punkten eher ins Stocken, werden sprachlos, verstummen. Bei einem lebensgeschichtlichen Gespräch ist es besonders wichtig, sich vom Erzähler führen zu lassen. Nur er weiß um die Klippen und Stromschnellen, mit denen zu rechnen ist. Nur er kann abschätzen, welches Erzähltempo seiner Seele gut tut.

Gelingt es dem Begleiter, mit seinem Gesprächspartner mitzuschwingen, sich seiner Gangart anzupassen, wird der Erzählfluss nicht ins Stocken geraten. Es ist nicht Aufgabe der Begleiter, durch drängendes Fragen den kranken oder alten Menschen auf „seinen" Weg zu bringen. Auch wenn man manchmal von außen leichter die Zusammenhänge sieht, bleibt es doch Aufgabe des Erzählers, die Geschichte seines Lebens selbst zu ordnen und darzustellen. Sich geduldig in die Geschichtenwelt des anderen zu begeben und abwarten zu können, wohin sich die Erzählung entwickelt, vermittelt dem Menschen auch ein Gefühl der Wertschätzung und Würdigung. Seite an Seite mit dem Klienten kann das Ziel in aller Regel rascher erreicht werden als wenn man „zieht und schiebt".

Beispiele für Fragen zur persönlichen Überprüfung der Grundhaltung *Anpassungsbereitschaft:*

- Konnte ich mich dem persönlichen Erzählstil und Erzähltempo meines Gesprächspartners anpassen?
- Habe ich zu schnell geredet, zu hastig formuliert, unterbrochen, ergänzt, vorzeitig abgebrochen, bin ich meinem Gesprächspartner ins Wort gefallen … ?
- War ich bereit, meinem Gesprächspartner die Zeit zu lassen, die er zur Entwicklung seiner Geschichte braucht?
- Konnte ich mich in Gedanken Seite an Seite mit meinem Gesprächspartner sehen?
- Habe ich mich so geduldig verhalten, dass sich mein Gesprächspartner angenommen und gewürdigt fühlen konnte?

▪ Unvollständiges Akzeptieren

Lebensgeschichtliche Gespräche sind in gewissem Sinne nie wirklich fertig erzählt, vielmehr stellen sie häufig den Ausgangspunkt oder das Sprungbrett für neue Gespräche dar, in denen die Geschichte entweder fortgesetzt oder ein neues Kapitel aufgeschlagen wird. Dies hängt mit der Tatsache zusammen, dass im Laufe des Lebens immer wieder an der Form und Gestalt einer Lebensgeschichte gearbeitet und im Sinne der Kontinuität verändert, gestaltet, angepasst oder korrigiert wird: Die Brüche des Lebens müssen geglättet werden, Misserfolge genauso in das Lebensganze eingefügt werden wie Erfolge, leidvolle Erfahrungen ebenso wie freudvolle. Gespräche bieten dabei die Möglichkeit, dem eigenen Leben jene Gestalt zu geben, mit der man gut leben kann. Dies wird auch mit dem Begriff des Selbst definierenden Charakters lebensgeschichtlicher Gespräche umschrieben (Kotre 1998). Anders ausgedrückt könnte man sagen: „Wie ich mich darstelle, so bin ich!"

Durch die Berührung mit anderen Lebenswelten – wie z. B. auch durch die Erfahrungen im Krankenhaus, im Altenheim, auf der Rehabilitationsstation – kann sich die eigene Sicht der Dinge immer wieder ändern. Andere Gesprächspartner bieten vielleicht die Möglichkeit, Aspekte des eigenen Lebens neu, anders … oder doch so wie immer zu betrachten und zu erzählen. Als Begleiter kann man nie wissen, wann eine Geschichte ihre „vorläufige Endfassung" erhält. Somit braucht man oft ein großes Maß an Toleranz dem Prozess der Um- und Neugestaltung (▶ Abschn. 2.1.3) gegenüber und die Bereitschaft, Unvollständiges stehen zu lassen und als Fragment zu akzeptieren.

Beispiele für Fragen zur persönlichen Überprüfung der Grundhaltung *Unvollständiges Akzeptieren*:

- Ist es mir gelungen, dieses eine konkrete Gespräch in eine Reihe vorangegangener und nachfolgender Gespräche eingebettet zu sehen?
- Ist es mir gelungen, meinen Gesprächspartner dorthin zu begleiten, wohin er wollte?
- Wie gut ist es mir gelungen, mich dem „Fluss der Geschichte" anzuvertrauen und Fragen aus der Geschichte selbst zu entwickeln?
- Konnte ich etwas „Halbfertiges" stehen lassen oder drängte ich auf einen Abschluss?
- Wie leicht ist es mir gefallen, einen „vorläufigen" Schlusspunkt zu setzen?

> **Wie Biografiearbeit gelingen kann: Hilfreiche Grundhaltungen der Begleiter**
> — Bescheidenheit
> — Unvoreingenommenheit
> — Orientierung am Du
> — Akzeptieren subjektiver Wahrheiten
> — Anpassungsbereitschaft
> — Akzeptieren von Unvollständigem

Nicht immer wird es gelingen, alle angeführten Aspekte in eine konkrete Begleitung einfließen zu lassen. Und nicht immer werden Begleiter in der Lage sein, das „Beste" aus der jeweiligen Begleitsituation zu machen. Die ausführliche Darstellung hilfreicher Grundhaltungen soll auch nicht als fertiges „Gebrauchspaket" verstanden werden. Vielmehr soll den Lesern ein Gefäß gefüllt mit ganz unterschiedlichen Samen angeboten werden, wie es Nossrat Peseschkian in der nachfolgenden Geschichte beschreibt. Welche Früchte sich aus den Samen entwickeln, lässt sich nicht immer vorhersagen …

▪ **Nur den Samen**
Ein junger Mann betrat im Traum einen Laden. Hinter der Theke stand ein älterer Mann. Hastig fragte er ihn: „Was verkaufen Sie, mein Herr?" Der Weise antwortete freundlich: „Alles, was Sie wollen." Der junge Mann begann aufzuzählen: „Dann hätte ich gerne die Welteinheit und den Weltfrieden, die Abschaffung von Vorurteilen, Beseitigung der Armut, mehr Einheit und Liebe zwischen den Religionen, gleiche Rechte für Mann und Frau und … und … " Da fiel ihm der Weise ins Wort: „Entschuldigen Sie, junger Mann, Sie haben mich falsch verstanden. Wir verkaufen keine Früchte, wir verkaufen nur den Samen." (Peseschkian 1999)

3.1.2   Das narrative Interview

Biografiearbeit ist ohne Kommunikation nicht denkbar (▶ Abschn. 1.3). Eine Gesprächsform, die sich in der Begleitung von kranken und alten Menschen im Sinne der Biografiearbeit besonders gut bewährt hat, ist das narrative Interview. Bei dieser

Technik handelt es sich um eine Form des sogenannten offenen Interviews, bei dem der Gesprächspartner aufgefordert und unterstützt wird, seine Erlebnisse in Form einer Geschichte frei zu erzählen. Das narrative Interview ist demnach ein „offenes" Interview, das dem Befragten die freie Entscheidung lässt, über welches Thema oder welchen Schwerpunkt innerhalb eines vorgegebenen Themas er erzählen möchte. Die Art der Erzählung, die im Rahmen eines narrativen Interviews entsteht, wird als Stegreiferzählung bezeichnet. Ohne große Vorbereitung machen sich dabei Menschen daran, eine Erzählung zu gestalten. Aus der Fülle von Vorfällen wählen sie ganz bestimmte Ereignisse aus, fügen sie aneinander, gehen hier ins Detail, verallgemeinern an anderer Stelle wiederum und formen so ihre ganz persönliche „Fabel". Verschiedene Ereignisse und Personen werden wieder lebendig, sie nehmen den Erzähler gleichsam an die Hand und führen ihn weiter. Dieses Erzählen setzt keine speziellen Kenntnisse voraus, es ist eine im Laufe des Lebens erworbene Fähigkeit, eine spezielle Form der Kommunikation, die auch als narrative Kompetenz (Erzählkompetenz) bezeichnet wird. Wenn man mit einem Menschen ein narratives Interview führen will, muss man also keine besonderen Lernschritte, Erklärungen oder Einführungen voranschicken. Umso mehr wird es aber auf die Fähigkeit der Begleiter ankommen, eine Atmosphäre des Vertrauens zu schaffen, in der die Scheu mancher Menschen aufgefangen werden kann, über sich und Teile ihres Lebens zu sprechen. Vielen scheint ihr Leben zu unbedeutend, zu verworren oder zu selbstverständlich … und sie können es oft nicht glauben, dass ihre Erfahrungen und Erlebnisse andere interessieren.

> **Die Erzählungen, die im Rahmen eines narrativen Interviews entstehen, werden als Stegreiferzählungen bezeichnet. Sie entstehen dank der bei jedem Menschen vorhandenen sogenannten narrativen Kompetenz – der Fähigkeit zu erzählen.**

Bei der Wahl der Themen, die im Rahmen eines narrativen Interviews angesprochen werden, sollten sich Begleiter zunächst an den Bedürfnissen ihrer Gesprächspartner orientieren. Während für die einen ein Besprechen ihrer augenblicklichen Situation und ihre seelische Befindlichkeit im Vordergrund

steht, möchten andere wiederum über herausragende Ereignisse ihrer Lebensgeschichte erzählen. Manchmal bestimmt auch das Interesse der Begleiter, in welchem lebensgeschichtlichen Zusammenhang bestimmte Verhaltensweisen oder Eigenheiten der Patienten stehen, das Gespräch und die Themenwahl (▶ Abschn. 1.1.2).

Mögliche Themenschwerpunkte eines narrativen Interviews
- Das engere und weitere soziale Umfeld (Familie, Bezugspersonen, Freunde, Gruppen, „signifikante Andere", Vorbilder …)
- Der äußere Lebensrahmen (Wohnung, Stadt, Land, Landschaft …)
- Persönliche Erlebnisse und deren Auswirkungen (extreme Erfahrungen, besondere Ereignisse.)
- Kollektive Erfahrungen und deren Auswirkungen auf das eigene Leben (historische Ereignisse)
- Persönliche Einstellung zu lebensgeschichtlichen, sozialen und historischen Ereignissen
- Gefühlszustände, Befindlichkeiten und deren Auswirkungen (lebensgeschichtliche und situative Aspekte)

■ **Aufbau eines narrativen Interviews**

Am Beginn eines narrativen Interviews stehen einige Worte über den Grund des Gesprächs und das spezielle Interesse an der Person. Dies hilft über anfängliche Unsicherheiten hinweg und soll signalisieren: „Du interessierst mich!", „Deine Geschichte ist für mich wichtig". Danach folgt ein sogenannter Erzählstimulus. Dieser Impuls für das Gespräch soll den Bereich der Erzählung festlegen.

Bespiele für Erzählstimuli:
- „Ich möchte Sie jetzt bitten, in Ihrer Erinnerung weit zurück zu gehen und über Ihre ersten Erlebnisse und Erfahrungen mit … zu erzählen."
- „Versuchen Sie sich zurück zu erinnern, welche Menschen für Sie wichtig waren, welche Ereignisse sich besonders eingeprägt haben."

- „Wenn Sie an die Anfänge ihrer Erkrankung zurückdenken, wie war das damals?"
- „Sie haben Ihre Jugend auf dem Land erlebt, können Sie sich an damals zurück erinnern? Was fällt Ihnen alles ein?"
- „Wenn Sie an Ihr Leben mit der Krankheit denken, was hat Ihnen im Laufe der Jahre geholfen, Mut gemacht?"

Die Formulierung des jeweiligen Erzählstimulus wird vom persönlichen Zugang des Begleiters sowohl zum Thema als auch zur Person des Erzählers abhängen. Ziel sollte immer sein, die Ereignisse aus der Vergangenheit in die Gegenwart zu transportieren und damit Möglichkeiten zu schaffen, die festgefrorenen Schichten der Erinnerung aufzutauen, zum Fließen zu bringen und einer neuerlichen Betrachtung und Bearbeitung zugänglich zu machen.

Ist der Einstieg gelungen, entscheidet sich der Erzähler für einen bestimmten Erzählstrang, den er in einer Haupterzählung auf seine Art und Weise gestaltet und zu Ende führt. Meistens ist jedoch im ersten Ansatz einer Geschichte nicht alles ausformuliert und so kann es sinnvoll sein, im sogenannten Nachfrageteil noch einige Aspekte anzusprechen und das Erzählpotential anzuregen. Dabei ist es besonders wichtig, sich ganz von der erzählten Geschichte mit tragen zu lassen und aus einem tiefen inneren Verständnis heraus jene Fragen zu stellen, die Einladungen für neue Geschichten sind.

Nachfrage – Beispiele für vertiefende Verständnisfragen:

- „Wie war das damals als … – ich habe das noch nicht ganz verstanden?"
- „Welche Umstände waren es genau, die Sie in die Großstadt verschlagen haben … ?"
- „Sie haben über den Auszug aus Ihrem Elternhaus gesprochen – wie kam es dazu … ?"
- „Steht der Klinikaufenthalt, von dem Sie eben gesprochen haben, auch im Zusammenhang mit Ihrer jetzigen Erkrankung … ?"

Oft gibt es im Laufe einer Erzählung Andeutungen, Anspielungen, die nicht weiter ausgeführt werden. Sie wirken manchmal wie Stacheln oder Bergspitzen, die in die Erzählung ragen und werden in der Fachliteratur auch als sogenannte Erzählzapfen bezeichnet. Es handelt sich dabei um Nebenthemen, die erst auf Einladung des Interviewers aufgegriffen werden.

Beispiele für das Aufgreifen eines Erzählzapfens:

- „Als Sie von Ihren Berufswünschen sprachen, kam auch die Rede auf einen Onkel, der für Sie zum wichtigen Vorbild wurde. Können Sie mir da noch etwas mehr darüber erzählen?"
- „Sie haben kurz den Namen einer Lehrschwester erwähnt. Welche Rolle spielte sie bei Ihrer beruflichen Orientierung?"

Manchmal brauchen Erzähler im Verlauf ihrer Geschichte auch eine orientierende Unterstützung. Diese kann sich sowohl auf eine zeitliche („Wann war das?"), räumlich („Wo war das?) oder inhaltliche („Wie/Was war das?) Dimension beziehen.

Beispiele für zeitliche, räumliche und inhaltliche Orientierungshilfen:

- „Sie haben mir von Ihrem ersten Klinikaufenthalt im Jahre XY erzählt … "
- „Ihre Erzählung beschäftigte sich mit der Zeit rund um den zweiten Weltkrieg … "
- „Bisher haben Sie alles eher unter dem Aspekt der früheren Heimat erzählt … "
- „Ihre Schulzeit haben Sie in XY verbracht, dann kamen Sie nach … ?"
- „Sie haben jetzt in erster Linie von … gesprochen … was hat Sie da besonders beschäftigt?"
- „Bei der Bewältigung Ihrer Krankheit hat Ihnen Ihr Glaube sehr geholfen, wie Sie erzählt haben … "

Im Nachfrageteil kann man auch auf Eigenheiten der Erzählung eingehen und die persönliche Sichtweise, Gestaltung und eigentheoretischen Kommentare ansprechen. Dies vermittelt dem Erzähler eine tiefere Einsicht in seine Argumentationsweise.

Was im Verlauf eines narrativen Interviews besonders zu beachten ist
- Einstiegsfragen mit einer Würdigung der Person und ihres Schicksals
- Erzählstimulus, der die Geschichte und deren Rahmen festlegen soll
- Mit zurückhaltendem Interesse der Haupterzählung folgen

3

— Im Nachfrageteil durch Fragen mit
  narrativer Generierungskraft das
  Erzählpotential anregen
— Orientierende Unterstützung geben
  (zeitlich, inhaltlich, räumlich)
— Hervorheben der eigentheoretischen
  Kommentare als Anregung, das persönliche
  Argumentationsschema zu erkennen

□ **Die Rolle des Interviewers**

Zum Gelingen eines narrativen Interviews trägt
wesentlich die Grundhaltung des Interviewers
(▶ Abschn. 3.1.1) und seine Fähigkeit bei, sich an
den Grundbedürfnisse des Menschen nach Wertschätzung, Anteilnahme und Mitgliedschaft in einer
Interessengemeinschaft zu orientieren. Die Haupt-
aufgabe des Begleiters in seiner Rolle als „Interviewer" ist es, Anteil nehmendes Interesse zu zeigen,
zu motivieren und mit ganzem Herzen „dabei" zu
sein! Dabei spielen im sprachlichen Bereich Fragen
nach dem „wie" eine entscheidende Rolle: „**Wie** kam
etwas zu Stande …, **wie** haben sich Menschen verhalten …, **wie** hat sich eine bestimmte Situation entwickelt … ?" Mit dieser Akzentsetzung wird auf den
Verlauf von Ereignissen geschaut und nicht so sehr
auf Fakten Bezug genommen (▶ Abschn. 1.3.2).

Neben den Wie-Fragen können Signale, sogen-
nante Markierer, gesetzt werden, die zeigen sollen,
dass man der Geschichte mit Aufmerksamkeit folgt.
Diese Markierer sind entweder mimische Reaktionen oder kurze sprachliche Äußerungen wie „oh",
„hm" u. Ä. Auch ein befreiendes Lachen, ein kom-
plizenhaftes Schmunzeln oder ein fragendes Stutzen
können zu wichtigen Signalen im Verlauf eines narrativen Interviews werden. Alle diese Verhaltensweisen stehen im Rahmen eines einfühlsamen Zuhörens, das behutsame Unterstützung dort anbietet,
wo die Erzählung ins Stocken gerät und Raum für
Pausen schafft, in denen innere Bilder geordnet
werden können.

Das narrative Interview ist nicht nur für den
Erzähler eine Chance, Lebensbereiche bewusst
anzuschauen, sondern hält für den Begleiter auch
eine Reihe wertvoller Informationen bereit. Zum
einen können die Erzählinhalte zu einem größeren
Verständnis für die jeweilige Situation des Patienten oder alten Menschen führen und Ansätze für

eine ressourcenorientierte Begleitung bieten. Zum
anderen geben viele parasprachliche Aktivitäten
einen Einblick in die Stimmungslage und die emotionale Beteiligung bei einzelnen Details der Erzählung.
Zu erwähnen sind in diesem Zusammenhang z. B.
Sprechgeschwindigkeit, Lautstärke, Veränderungen
der Körperhaltung, Blickrichtung, scheinbar neben-
sächliche Bewegungen und Aktivitäten, Selbstkor-
rekturen, Versprecher, Betonungen, „Verschlucken"
von Worten, Abbrechen eines Satzes …

❯ **Der Interviewer begleitet mit Wie-Fragen und
unterschiedlichen Signalen (Markierer) im
Rahmen eines Anteil nehmenden Zuhörens
die Erzählungen. Über die Wahrnehmung
sprachlicher und parasprachlicher
Eigenheiten bietet das narrative Interview
die Chance, Zugang zu einer ganzheitlichen
Sichtweise des Erzählers zu bekommen.**

□ **Unterschiedliche Bedeutungen der
Stegreiferzählungen**

Die Geschichten, die in einem narrativen Interview
entstehen, können für den Erzähler ganz unterschiedliche Bedeutung haben und verschiedene
Funktionen übernehmen. Da geht es beispielsweise
darum, neue Erfahrungen in bereits bekannte und
bestehende Denk- und Interpretationsstrukturen
einzubauen, bestimmte Themen zum Selbstschutz
auszuklammern und eine „geschönte" Geschichte
zu präsentieren, unterschiedliche Gefühle zu verarbeiten, seine eigene Persönlichkeit in hellem Glanz
darzustellen, belastenden Lebensgeschichten eine
neue Wendung zu geben oder utopisch anmutende
Zukunftsvisionen zu entwickeln.

Bedeutung und Art erzählter Geschichten
— **Wissensbildung:** In „Kontingenzgeschichten" werden neue Erfahrungen in
  bereits bestehendes Wissen integriert
— **Selbstrechtfertigung/Selbstschutz:**
  In „Rechtfertigungsgeschichten"
  werden schuldhafte Verstrickungen
  und problematische (Mit)Verantwor-
  tungsthemen implizit oder explizit
  zurückgewiesen

- **Entlastung:** In „Geständnisgeschichten" kann belastendes persönliches Handeln dargestellt und verarbeitet werden
- **Selbsterhöhung/Idealisierung:** In „Heldengeschichten" werden positive Aspekte der eigenen Person oder der für die eigene Identität wichtigen Bezugsgruppen hervorgehoben
- **Abfuhr von Aggression:** In „Aggressionsgeschichten" kommt Kritik an anderen Menschen und deren sozialem Umfeld zum Ausdruck
- **Angstverarbeitung/Angstreduktion:** In „Verarbeitungsgeschichten" werden aktuelle Ängste und Nöte thematisiert, wobei passiv Erlittenes im Erzählen aktiv (um)gestaltet wird
- **Heilende Kraft:** In „heilenden Geschichten" können durch ein Reaktivieren traumatische, negative oder belastende Lebenssituationen einer Bewältigung zugeführt werden
- **Wunscherfüllung:** In „Wunschgeschichten" wird Vergangenes, Gegenwärtiges und Zukünftiges in freier Gestaltung entsprechend den eigenen Wünschen und Sehnsüchten dargestellt
- **Erwartungen an die Zukunft:** In „Zukunftsgeschichten" lassen sich persönliche Ziele, Ideen, Vorstellungen und Hoffnungen entwickeln – manchmal auch ohne den Anspruch auf deren Realisierung

der offenen Befragung, bei der Themenschwerpunkte und Gestaltung der Antworten in Form von Geschichten – sogenannten Stegreiferzählungen – vom Erzähler frei gewählt und gestaltet werden. Ziel der Methode ist es, die Vergangenheit in die Gegenwart zu holen und für die Zukunft zugänglich zu machen.
- Jedes narrative Interview muss vom Anteil nehmenden Interesse des Begleiters getragen sein und sich an den Grundbedürfnissen des Menschen nach Angenommenwerden, Wertschätzung, Anteilnahme und Mitgliedschaft in einer Interessengemeinschaft orientieren.
- Zum narrativen Interview gehören folgende Elemente: Einstiegsfrage mit Würdigung des Gesprächspartners, Erzählstimulus, Begleiten der Haupterzählung mit Wie-Fragen und sogenannten Markierern, Gestalten des Nachfrage- und Vertiefungsteils, Angebot von räumlichen, zeitlichen und inhaltlichen Orientierungshilfen sowie Verdeutlichung eigentheoretischer Kommentare.
- Je nach Inhalt, Bedeutung und Funktion der Stegreiferzählungen, die im Rahmen eines narrativen Interviews entstehen, kann man zwischen folgenden Geschichten unterscheiden: Kontingenzgeschichten, Rechtfertigungsgeschichten, Geständnisgeschichten, Heldengeschichten, Aggressionsgeschichten, Verarbeitungsgeschichten, heilende Geschichten, Wunschgeschichten und Zukunftsgeschichten.

- **Fazit**
- Wichtige Grundhaltungen, die zum Gelingen biografischen Arbeitens beitragen, sind: Bescheidenheit, Unvoreingenommenheit und Anpassungsbereitschaft der Begleiter sowie die Fähigkeit, sich am Gesprächspartner zu orientieren, dessen subjektive Wahrheiten und manche Unvollständigkeit in den Erzählungen zu akzeptieren.
- In der Begleitung von kranken und/oder alten Menschen im Sinne der Biografiearbeit hat sich das narrative Interview besonders bewährt. Es handelt sich dabei um eine Form

3.2 Methodenbeispiele

» Was zählt, ist das Leben. Aber nicht nur leben und leben lassen. Sondern eher leben und beim Leben helfen. Beim Wachsen helfen, auch durch einen fröhlichen Blick.
(Rober Lax)

Die Bandbreite methodischer Möglichkeiten, die in der Biografiearbeit zum Einsatz kommt, ist sehr groß. Dies hängt zum einen mit den unterschiedlichen Arbeitsbereichen und deren Aufgabenschwerpunkten zusammen, in denen biografische Ansätze genützt werden (▶ Abschn. 1.1.2), zum anderen mit den methodischen Ansätzen selbst. Vielfältige Methoden aus dem Bereich der Pädagogik, Psychologie, Psychotherapie, Medizin oder Theologie können in den Dienst biografischer Arbeit gestellt werden. Neben diesen technischen Aspekten spielt der sogenannte personelle Faktor eine große Rolle. Methoden, die einem Menschen helfen, sich mit Teilaspekten seines Lebens auseinanderzusetzen, stoßen bei einem anderen möglicherweise auf Ablehnung. Nicht für jeden Menschen, der sich mit seinem Leben oder Teilaspekten seiner Lebensgeschichte auseinandersetzt, wird ein und dieselbe Methode geeignet sein. Schließlich sei noch auf die Begleiter hingewiesen, die aufgrund ihrer beruflichen Aufgaben und Fähigkeiten oder persönlicher Zugänge zur Biografiearbeit unterschiedliche Präferenzen bei der Methodenwahl haben.

Im Rahmen eines biografischen Ansatzes in der Begleitung kann man prinzipiell zwischen freien Impulsen und strukturierten Vorgaben sowie Einzel- und Gruppenarbeit sowie „Einzelarbeit in der Gruppe" unterscheiden. Neben dem gesprochenen Wort sind auch Schreiben, Lesen und kreative Ausdrucksformen, wie Zeichnen und Malen, wichtige Aspekte der Biografiearbeit. Für welche Methode man sich entscheidet, wird sowohl von äußeren Bedingungen, konkreten Zielsetzungen und persönlichen Interessen und Fähigkeiten der Begleiter abhängen. Die nachfolgenden Methodenbeispiele zeigen Möglichkeiten der Biografiearbeit im Bereich der Begleitung kranker und alter Menschen auf. Sie sind als Anregung zu verstehen und sollen Begleitern Ideen und Impulse geben, biografisches Arbeiten in ihren Berufsalltag zu integrieren.

3.2.1   Methoden für die Begleitung kranker Menschen: Eine Auswahl

Die nachfolgende Ideensammlung gibt einen Einblick in jene Methoden, die sich speziell in der Begleitung kranker Menschen bewährt haben. Sie können entweder als Leitfaden für ein lebensgeschichtliches Gespräch dienen oder als konkreter Impuls für Patienten oder Patientengruppen eingesetzt werden. An dieser Stelle sei darauf hingewiesen, dass die Trennung der dargestellten Methoden in diesem und im nächsten Kapitel aufgrund der unterschiedlichen Lebenssituationen der Menschen erfolgt und einer größeren Übersichtlichkeit dient. In vielen Begleitsituationen wird es sinnvoll sein, auf beide Methodenpools zurückzugreifen, speziell dort, wo es sich um alte kranke Menschen handelt oder Kranke, deren Leben zu Ende geht.

Die vorgenommene Auswahl soll Begleiter anregen, lebensgeschichtliche Themen in ihre Arbeit einfließen zu lassen. In einem ersten Schritt ist es dabei hilfreich, sich selbst mit den Methoden vertraut zu machen, um einen Eindruck über deren Wirkung zu erhalten, persönliche Vorlieben zu erkennen und ein größere Sicherheit in der Anleitung zu bekommen. Im Anschluss daran ist es wichtig, sich über die konkrete Situation des Patienten ein Bild zu verschaffen und seine seelischen Reaktionen auf die Erkrankung und deren Folgen zu beachten (▶ Abschn. 2.1.1). Konkrete Anleitungen zur Biografiearbeit müssen immer dem jeweiligen Patienten und dessen Situation (▶ Abschn. 2.1.2 und ▶ Abschn. 2.2.4) sowie den vorrangigen Zielen in der Begleitung angepasst werden. Bevor einzelne Methoden vorgestellt werden, soll die nachfolgende Übersicht einen ersten Überblick über verschiedenen Möglichkeiten geben, biografische Ansätze wirksam umzusetzen.

Möglichkeiten zur Umsetzung biografischer Ansätze
- Zeitliche und inhaltliche Strukturierungshilfen
  - Kalendergespräche
  - Zeitleisten, Lebenskurve, Lebenspanorama
- Spurensuche
  - Soziale Wurzeln, Stammbaum, Genogramm
  - Krankheitsbezogene Familiengeschichten
  - Soziales Netz
- Krankengeschichten
  - Persönliche Krankengeschichte
  - Dialog mit der Krankheit
- Biografisches Schreiben
  - Briefe schreiben
  - Biografische Texte (z. B. themenbezogene Schreib-Tagebücher, Assoziationsketten, Hoffnungstexte)

- Assoziationen
  - Clusterbilder
  - Schreibkommunikation
  - Sprachbilder
- Lebensreflexion
- Externe Text-Welten
  - Therapeutische Geschichten
  - Geschichten aus der Mythologie, religiöse Texte
  - Märchen, Sagen, Fabeln
  - Geschichten, Gedichte, Liedtexte
  - Lebensweisheiten, Anekdoten
  - Biografien
- Auseinandersetzung mit der Endlichkeit
  - Geistiges Testament
  - Abschiednehmen
  - Erinnerungsarbeit (▶ Abschn. 3.2.2)

Kalender-Gespräch

„Wie hat alles begonnen? …" Mit dieser Einstiegsfrage lässt man dem Patienten die Möglichkeit, mit seinem Bericht dort zu beginnen, wo er möchte. Es kann der Anfang einer Reise zurück in die Anfänge seiner aktuellen Erkrankung sein, es kann aber auch ein Gespräch über den aktuellen Therapiestand eröffnen oder über das Lebensthema „Krankheit" im Allgemeinen. Mit der Zeit wird dann die akute Situation immer deutlicher zum Gesprächsmittelpunkt. Dann kann eine konkrete Rückschau beginnen. Die Stationen der Krankheit oder die Situation eines Unfalls und der Umgang mit den Folgen werden Schritt für Schritt ins Gedächtnis gerufen, geordnet, zusammengestellt und in jene Form gebracht, die für den Erzähler stimmig ist. Für manche Patienten ist es hilfreich, wenn sie eine Art Kalender anlegen, der ihnen eine zeitliche Orientierung erleichtert (◘ Abb. 3.1).

Bei den sogenannten Kalender-Gesprächen nimmt der Begleiter eine zurückhaltende Rolle ein. Meist genügt es schon, kleine Interessensfragen zu stellen, die den Fluss des Erzählens anregen. Um den ordnenden Aspekt zu unterstreichen, sollte man immer wieder sanft auf die Chronologie der Ereignisse hinweisen. Die „Zeitschiene" und die dazugehörenden Aspekte dürfen dabei nicht aus den Augen verloren werden („wann, wo, was, wer …"). Oft ist es für Patienten ungemein wichtig, sich ganz genau erinnern zu können. Aus ihrer subjektiven Sicht ist es bedeutsam, ob eine Operation beispielsweise am Montag oder am Dienstag erfolgte, ob das anschließende Arztgespräch am Vormittag oder am Nachmittag stattfand u. Ä. Dem Begleiter scheinen diese Details eher nebensächlich. Dieses Ringen um eine „wahre" Zeitabfolge sollte aber nicht bagatellisiert werden. Es gehört zu dem Bemühen der Patienten, sichere Anhaltspunkte in einer Lebensspanne zu haben, die sonst durch Chaos, Unruhe und Unsicherheit geprägt ist.

> Krankheitskalender erleichtern eine inhaltliche und zeitliche Strukturierung und sind vor allem in Phasen notwendiger Neuorientierungen hilfreich.

◘ **Abb. 3.1** Mein Krankheitskalender

Mein Krankheitskalender		
Jahr: 20. . Monat:		
Tag	Uhrzeit	Erlebnisse, Einzelheiten

■ **Zeitleisten, Lebenskurven, Lebenspanorama**

Für viele Patienten ist es hilfreich, sich auf kreative Art und Weise mit ihrem Schicksal auseinanderzusetzen. Neben freien Ausdrucksmöglichkeiten mit Farbe (Malen), Ton (Modellieren) oder Holz (Werken) hat sich die Darstellung der eigenen Lebenskurve oder Lebenslinie bewährt.

Zeitleisten helfen, der Lebenszeit Struktur zu verleihen. Dazu kann man Patienten wie folgt anleiten:

Auf einem einfachen Blatt Papier soll zuerst ein „Zeitstrahl" oder ein Bogen gezeichnet werden (◘ Abb. 3.2). Der Anfang des Zeitstrahls wird mit dem Geburtsdatum versehen. Auf der gesamten Länge werden Markierungen (z. B. Fünfjahresschritte) angebracht. Danach können markante Punkte des Lebens – allgemein oder themenbezogen – eingetragen werden. Bewährt hat es sich, zuerst die wichtigen Ereignisse oder Personen zu notieren und erst in einem zweiten Schritt die zeitliche Zuordnung vorzunehmen. Die aktuelle Situation fügt sich so in den gesamten Lebensbogen ein und wird Teil der Lebensstraße.

Um die emotionale Seite zu unterstreichen, kann auch mit unterschiedlichen Farben gearbeitet werden, wobei die Farbwahl vom Patienten vorgenommen wird.

Inhaltlich lassen sich Lebenslinien unterschiedlich gestalten. Neben einer Art Gesamtschau ist es auch möglich, dass nur spezielle Themen bearbeitet werden, z. B. „Die Krankheiten im Laufe meines Lebens", „Verlust- und Abschiedserlebnisse", „Höhen und Tiefen meines Lebens", „Wichtige Jahrestage" u. Ä.

Ergänzende Impulse können eine ganzheitliche Sichtweise unterstützen und das kreative Potential im Patienten anregen, z. B. „Versuchen Sie alle positiven Ereignisse über der Linie, die negativen Ereignisse unter der Linie mit einem Symbol zu markieren."

❯ **Zeitleisten (◘ Abb. 3.2) erfordern keinen großen Aufwand und können rasch angefertigt werden. Sie stellen sowohl für Patienten als auch für Begleiter eine grafisch-chronologische Unterstützung dar. Darüber hinaus eignen sie sich auch für eine längerfristige und intensive Beschäftigung mit unterschiedlichen Lebensaspekten („Hausübung").**

Neben der einfachen Lebenskurve oder den Zeitleisten bietet die Methode des sogenannten Lebenspanoramas eine vielschichtige Möglichkeit, das eigene Leben oder Teile aus ihm darzustellen. Es handelt sich dabei um eine kreative Methode, bei der die eigene „Lebenslandschaft" gezeichnet und gestaltet wird. Wie von einem hohen Berg schaut der Zeichner hinunter auf die Landschaft seines Lebens und verwendet Berge, Flüsse, Hindernisse, Gebäude, Wegbiegungen … als Symbole für markante Ereignisse oder bestimmte Lebensabschnitte. Entwickelt wurde diese Methode in Anlehnung an die sogenannten Panorama-Erinnerungen, bei denen man in Situationen großer Gefahr, Panik oder lebensbedrohender Ereignissen in einem einzigen, kurzen Augenblick das ganze Leben an sich vorbeiziehen sieht. Dabei scheint die Zeit stehen zu bleiben und unterschiedlichste Erfahrungen und Empfindungen werden auf einen Punkt verdichtet wieder erlebt.

Die Arbeit mit dem Lebenspanorama (Petzold 2004, 2005) eignet sich sowohl für die Einzelarbeit als auch für eine „Einzelarbeit in der Gruppe". Als

◘ **Abb. 3.2**   Zeitleisten

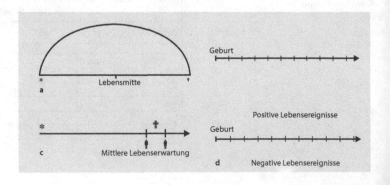

Einstimmung haben sich Entspannungs- oder Meditationsübungen sehr bewährt, durch die ein Zugang zur inneren Bilderwelt erleichtert wird. Bei der Arbeit selbst können Begleiter durch gezielte Anregungen und Hinweise die Ausführungen behutsam unterstützen. Hilfreiche Anregungen könnten beispielsweise darin bestehen, die verschiedenen Lebensabschnitte farblich zu gestalten, geeignete „Überschriften" zu finden oder ein bestimmtes Motto auszuwählen. Auch die Frage, in welches Licht dieses Lebenspanorama getaucht sei oder welche Bereiche im Sonnenlicht und welche im Schatten liegen, vertieft die persönliche Auseinandersetzung. Das Wesen eines Lebenspanoramas liegt im Gegensatz zu Zeitleisten nicht in einer chronologischen Darstellung des eigenen Lebens, sondern vielmehr in einer ganzheitlichen Sichtweise, bei der die Emotionen im Vordergrund stehen.

Ob es sich nun um eine Lebenslinie oder ein Lebenspanorama handelt, für den kranken Menschen ist es besonders wertvoll, wenn er über seine Darstellung ins Gespräch kommen kann – sei es mit Mitpatienten oder Begleitern – und mögliche Ressourcen für die Zukunftsgestaltung benennen kann.

Fragen, die einen Bezug zur Vergangenheit herstellen und Ressourcen für die Zukunft aufzeigen:

- „An welcher Stelle Ihrer Lebenslinie gab es Krankheiten?"
- „Welche Krankheiten waren das? Wie sind Sie mit Ihnen umgegangen? Was hat geholfen?"
- „Was ist zu diesem Zeitpunkt noch alles in Ihrem Leben passiert?"
- „Welche persönlichen Antworten haben Sie auf die Schicksalsschläge gefunden?"

- **Stammbaum**

In „entwurzelten" Zeiten ist es hilfreich, sich seiner Herkunft und der Menschen bewusst zu werden, die sie prägten. Das Sprechen über die Familie, die Mitteilungen über die großen und kleinen Ereignisse innerhalb eines Familienverbandes führen oft zum Bedürfnis, genauer den Spuren der Ahnen zu folgen (◘ Abb. 3.3). „Wer bin ich?" „Woher komme ich?" – Diese Fragen tauchen ein Leben lang auf und suchen immer wieder aufs Neue nach einer Antwort. Die Erschütterung durch eine schwere Erkrankung oder die Folgen eines Unfalls machen viele Menschen offener für die Fragen der eigenen Geschichte.

In jedem lebensgeschichtlichen Gespräch spielt die Verbindung zu Personen vergangener Generationen und die Beziehung zu den Lebenden eine Rolle. Sich als Glied in einer langen Reihe zu verstehen, eingebettet in ganz unterschiedliche Schicksalsgeschichten, schafft ein stärkendes Solidaritätsgefühl und kann bei der Überwindung von Schicksalsschlägen hilfreich sein. Neben einem Gespräch über die Wurzeln der eigenen Herkunft, ist für manche Patienten auch die Anregung gut, einen Stammbaum zu zeichnen. Eine Form, sich systematisch mit der eigenen Herkunftsgeschichte auseinanderzusetzen, ist das sogenannte Genogramm.

◘ **Abb. 3.3** Ahnentafel

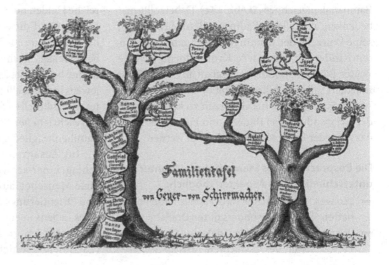

3

Erstellen eines Genogramms

Der erste Schritt besteht darin, eine Liste mit den Namen aller Verwandten aufzuschreiben und dabei bereits eine Zuordnung in die verschiedenen Generationenebenen vorzunehmen (I. Elternebene – Eltern/Tanten/Onkel/Cousinen/Cousins; Partnerebene; Kinderebene; II. Großelternebene/Enkelebene usw.). Jede Person erhält ein Kästchen, in dem die Geburts-, Todes- und Eheschließungsdaten mittels Symbolen eingetragen werden (Geburt = Stern, Tod = Kreuz, Eheschließung = zwei Ringe). Von der eigenen Person ausgehend kann man dann den Familienbaum entwickeln und je nach Nachforschungsmöglichkeiten (Ahnenpass, Verwandte, Taufregister, Stadtarchive, Kirchengemeinden) bis in seine feinen Verästelungen nachvollziehen.

Manchmal ist es auch möglich, den schlichten Namen Fotos beizufügen, wodurch der Baum zu ganz besonderem Leben erwacht.

Das Bild eines Stammbaums kann das Bewusstsein stärken, Glied einer langen Kette von Vor- und Nachfahren zu sein. Es trägt auch zu einer Auseinandersetzung mit der Endlichkeit bei und macht den Blick frei dafür, dass die eigene Lebenslinie schon lange vor der Geburt begonnen hat und sich nach dem Tod fortsetzen wird.

Nicht immer ist ein nüchternes Genogramm das Mittel der Wahl. Für manche Menschen ist es besser, sie können dem Bild eines Baumes – ihres „Lebensbaumes" – nachspüren (◘ Abb. 3.4 a), mit einer vorgegebenen Skizze arbeiten (◘ Abb. 3.4 b) oder „ihren" Baum malen/zeichnen (◘ Abb. 3.4 c). Dabei sollte man bedenken, alle Teile des Baumes in Betracht zu ziehen: seine Wurzeln, den Stamm mit einer ganz bestimmten Rinde, die besondere Kronenform, Zweige, Blätter, Blüten … und die Landschaft, in der er wächst. In jedem Fall ist es hilfreich, mit dem Patienten über seinen Stammbaum ins Gespräch zu kommen. Bei der Verwendung von Bildern und Fotos sollte auch das Alter der Patienten berücksichtigt werden.

Die Besprechung des Stammbaums ist unter unterschiedlichsten Aspekten möglich:

- „Zu welchen Menschen Ihrer Familie haben oder hatten Sie einen besonders guten Draht?"
- „Wen haben Sie persönlich gekannt, über welche Person wissen Sie Geschichten, Aussagen … ?"

- „Wer war Ihr Vorbild?"
- „Von wem haben Sie Ihren Namen? Gibt's dazu eine Geschichte?"
- „Mit wem haben Sie Ähnlichkeiten?"
- „Welche Schicksale einzelner Familienmitglieder haben Sie besonders beeindruckt?"
- „Welche Eigenschaften passen zu welchen Personen der Großfamilie?"
- „Welche Eigenschaften sind für Ihre Familie typisch? Welche können Sie für Ihre jetzige Situation nutzen?"
- „Von wem haben Sie bestimmte Sätze, Empfehlungen – „Leitsprüche" – mitbekommen? Wie lauten diese?"

▪ Familiengeschichten

Neben den grafischen Methoden gibt es auch die Möglichkeit, den verschiedenen Geschichten der eigenen Familie nachzugehen und gleichsam zu einer Expedition in das Land seiner Vorfahren aufzubrechen. Viele Familien haben ihre über mehrere Generationen erhalten gebliebene Familiensaga. Es sind dies Berichte über das Leben der Eltern und Großeltern, über Freud und Leid der Familie, über Familientraditionen. Erstrebenswerte Ziele und verdammenswerte Eigenschaften werden, in Geschichten verpackt, von Generation zu Generation weitergegeben. Die Bedeutung bestimmter sozialer, religiöser oder politischer Orientierungen, die akzeptierten und verpönten Werte und Normen der jeweiligen Familien tauchen meist in Form von Erzählungen über konkrete Personen und deren Erlebnisse auf. Ruhmreiche Helden oder „schwarze Schafe" einer Familie erlangen auf diese Weise oft weit über ihren Tod hinaus Bedeutung. Eingebettet sind diese Familienberichte stets in ein ganz bestimmtes soziales Umfeld, in eine bestimmte Kultur-Geschichte. So fließt in der jeweils individuellen Familiensaga persönlich Erlebtes und kulturell Geformtes zusammen und bilden ein ungeschriebenes Familiengesetz, das die einzelnen Familienmitglieder ein Leben lang begleitet.

Im Zusammenhang mit einem Schicksalsschlag, einer schweren Erkrankung o. Ä. greifen viele Menschen auf jene Werte, Verhaltensweisen und Orientierungshilfen zurück, die ihnen im Laufe ihres Lebens in einer ganz bestimmten Familie vorgelebt wurden, so z. B. der Umgang mit Schmerz („Schmerzgeschichte"), die Auseinandersetzung

□ **Abb. 3.4 a, b und c.** Bildvorlage „Mein Lebensbaum"

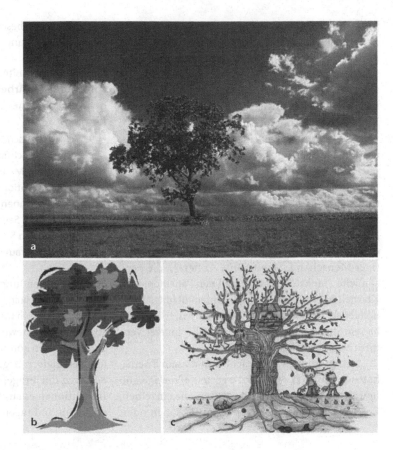

mit Verlusten („Abschiedsgeschichten") oder die Auswahl bestimmter unterstützender Maßnahmen („Was schon immer geholfen hat ... ").

Mit Hilfe des narrativen Interviews (► Abschn. 3.1.2) können Patienten bei ihrer Auseinandersetzung mit der Familiengeschichte im Allgemeinen und jenen Aspekten, die im Zusammenhang mit der Erkrankung stehen, unterstützt werden. Manchen ist es eine Hilfe, wenn sie das Erzählte niederschreiben.

Beispiel: Eine Kopfschmerzgeschichte als Teil einer Familiengeschichte

„Seit ich 12 oder 13 Jahre alt bin, habe ich immer wieder Kopfweh. 'Migräne liegt in der Familie', hat man mir gesagt, die Mutter, der Onkel – das ist halt so. Die Kopfschmerzattacken haben meistens drei Tage gedauert. Medikamente waren nicht da oder haben nicht wirklich geholfen. Das hat dazu geführt, dass ich den Schmerz einfach weggeschoben, verdrängt habe. Das hat sich über Jahre so hingezogen.

Schreckliches Kopfweh, Erbrechen ... und ich bin einfach aufgestanden, habe den Tag absolviert, einfach gearbeitet. Es war unerträglich, ich hatte das Gefühl, in Trance zu sein. Ich habe nicht darauf geachtet, was das für mich bedeutet.

Ich habe mich nicht einmal hingesetzt und gefragt, woher der Schmerz kommt, wie lange er dauert, ob er immer gleich schlimm ist ... es war automatisch klar: Er dauert drei Tage. Und es war auch klar: Ich muss da „durch", knallhart durch.

Die Eltern waren auch sehr hart. Zähne zusammenbeißen, war die Devise. Schmerzen zu zeigen, einzugestehen, darüber zu reden, war ein Zeichen der Schwäche. Das war die Familienregel. Dadurch habe ich auch keine Chance gehabt, dieses „Ereignis Kopfschmerz" anders zu leben, etwa mich ins Bett zu legen oder vor mich hinzujammern. Es gab nur absolutes Verdrängen ... " (aus: Specht-Tomannm u. Sandner-Kiesling 2005).

▪ Soziales Netz

In Ausnahmesituationen stellt sich sehr oft die Frage nach einem tragfähigen sozialen Netz, nach Menschen, die den Patienten mit all seinem Leid und seiner Brüchigkeit aushalten. „Wo sind die Menschen, die mich ertragen, die mir beistehen, die mir Mut machen, die mit mir lachen und weinen?", ist für viele Kranke die entscheidende Frage. Daher ist es auch in der Begleitung hilfreich, mit dem Patienten über Menschen zu sprechen, die für ihn wichtig sind. Jede Auseinandersetzung mit Krankheit, Behinderung, Leid und Sterben führt dazu, Hilfe annehmen zu lernen, sich abzugrenzen, nein zu sagen aber auch bewusster Beziehungen einzugehen bzw. zu pflegen, die für einen „wesentlich" sind. Das Benennen wichtiger Menschen („signifikante Andere"), die persönliche „Tankstellen" sind, hilft den Patienten, sich Klarheit über konkrete soziale Unterstützungsmöglichkeiten zu verschaffen. Diese Klarheit trägt dazu bei, ein Stück Sicherheit in Zeiten großer innerer Verunsicherung zurück zu gewinnen.

Neben offenen Gesprächen zu diesem Thema hat sich die in ◘ Abb. 3.5 dargestellte Vorlage gut bewährt. Der Patient wird gebeten, die einzelnen Eckpunkte mit den Namen jener Personen oder Institutionen zu besetzen, die er als wichtige Stützen bei der Bewältigung seiner Erkrankung erlebt.

Einleitend, begleitend oder in der Nachbesprechung der Arbeit zum sozialen Netz können verschiedene Fragen zu einer Vertiefung führen:

— „Welche Menschen sind in Ihrer jetzigen Situation besonders wichtige Stützen?"
— „Zu welchen Menschen haben Sie in Ihrer jetzigen Situation Vertrauen?"
— „Mit wem können Sie alles besprechen, was Ihnen auf der Seele liegt?
— „Wem würden Sie sich in Ihrer jetzigen Situation gerne anvertrauen?"

Bei der Verwendung dieser Methode in Patientengruppen hat es sich gezeigt, dass dem Einzelnen oft erst im Austausch mit anderen Patienten bestimmte soziale Stützen bewusst werden, die auch seine Situation entlasten könnten. Gezielte Fragen zum sozialen Netz liefern Begleitern wichtige Bausteine zur Klärung der Frage, mit welchen Menschen oder Institutionen es aus Sicht der Betroffenen sinnvoll erscheint, in Fragen der Begleitung und Beratung

◘ **Abb. 3.5**   Das soziale Netz

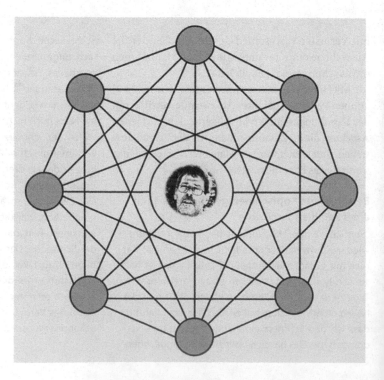

zusammenzuarbeiten (z. B. Seelsorger, Heimhilfen, Nachbarschaftshilfe, Hausarzt). Darüber hinaus lassen sich auch Anhaltspunkte für persönlich erlebte Isolation oder aber Integration finden, auf die man dann von professioneller Seite im Sinne einer Kompensation oder Kooperation Bezug nehmen kann.

- **Krankengeschichten**

Mit dem Begriff Krankengeschichte verbinden die meisten Menschen das Ergebnis diagnostischer Gespräche mit dem Arzt oder Therapeuten. Doch dies ist nicht die einzige Form von Krankengeschichten. Für die persönliche Bewältigung einer Krankheit oder Behinderung ist besonders jene Schreibweise der Krankengeschichte wichtig, die vom Betroffenen selbst erzählt wird (▶ Abschn. 2.1.3). Der Stoff, aus dem diese Geschichte zusammengestellt wird, ist nicht so sehr von diagnostischen Fragen geleitet als vielmehr vom persönlichen Zugang des Einzelnen zu seiner Situation. Beim Entwurf dieser Krankengeschichte kommt es gleichsam zu einer Begegnung zwischen dem Erkrankten und der Krankheit oder Behinderung. Solch eine Begegnung schafft Raum, das „Andere", „Unbegreifliche", „Bedrohliche" kennen zu lernen. Das aktive Gestalten der Geschichte ist mit dem Ringen um eine persönliche Wahrheit verbunden, die ein Leben im Einklang mit der veränderten Lebenssituation erleichtert und Leid lindert. Oft stellt das Kennenlernen der „Sprache einer Krankheit" den Ausgangspunkt für den Versuch dar, aus den versteckten oder offenen Botschaften einer Krankheit Lösungsansätze im Umgang mit der aktuellen Lebenssituation zu entwickeln. Mit Hilfe des narrativen Interviews

(▶ Abschn. 3.1.2) können Begleiter die Patienten bei diesem Prozess unterstützen. Meist genügt es, dem Entstehungsprozess der Krankengeschichte mit Anteilnahme und Interesse zu folgen (▶ Abschn. 3.1.1).

Hilfreiche Fragen zur Erstellung einer persönlichen Krankengeschichte – Beispiele:
- „Können Sie mir erzählen, wie alles angefangen hat … ?"
- „Wie war das damals, als Sie zum ersten Mal ins Krankenhaus kamen … ?"
- „Gibt es so etwas, wie eine Geschichte Ihrer Krankheit? Welchen Titel würden Sie ihr geben?"

Hilfreich können auch Impulse sein, diese Geschichte aufzuschreiben. „Versuchen Sie einmal, Ihre ganz persönliche Krankengeschichte aufzuschreiben … ", könnte die Einladung an den Patienten sein, in Ruhe und ganz seinem Tempo entsprechend die Gedanken über seine Krankheit zu Papier zu bringen. Das schriftliche Festhalten hat den Vorteil, dass der Patient sich seine Geschichte wieder und wieder durchlesen kann. Er kann Details verändern, kann sie umschreiben und neu gestalten. Er kann so lange an ihr feilen, bis er eine Form gefunden hat, mit der er gut leben kann. Auch Impulse zum Zeichnen, zur Darstellung des Dialogs zwischen Krankheit und Patient in Farbe oder mit plastischem Material lassen sich in ein lebensgeschichtliches Gespräch gut einbetten (◻ Abb. 3.6).

⟩ **Das Verfassen einer Krankengeschichte kann den Patienten helfen, einen persönlichen Zugang zu ihrer Situation zu finden und aus dem „Dialog mit der Krankheit" Bewältigungsstrategien zu entwickeln.**

◻ **Abb. 3.6**   Kreative Auseinandersetzung mit der Krankheit: prozessbegleitende Bildfolge

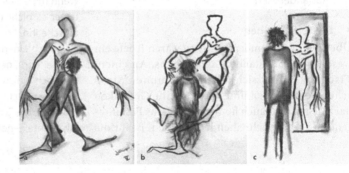

Dieser Prozess stellt häufig eine große seelische Entlastung dar. Die Krankengeschichte kann erzählt, aufgeschrieben oder kreativ gestaltet werden.

■ **Biografisches Schreiben**

Neben dem Erzählen spielt in der Biografiearbeit auch das (Auf)Schreiben eine wichtige Rolle. Der Vorteil liegt zum einen in der freien Zeiteinteilung und Tempowahl, zum anderen in einem größeren Spielraum der Gestaltung. Während im Erzählen etwas Flüchtiges liegt, kann Geschriebenes immer wieder hervorgeholt, überarbeitet, neu bedacht oder verändert werden. Nicht nur für kranke oder alte Menschen ist eine schriftliche Auseinandersetzung mit unterschiedlichen Lebensthemen sinnvoll. Die Teilnehmer sogenannter Schreibwerkstätten liefern immer wieder eindrucksvolle Beweise, welche Möglichkeiten im Schreiben liegen. Vielfältige Literatur zum Thema „Schreiben" gibt Impulse und Anregungen, Gedanken in Worte zu fassen und seinen persönlichen Stil zu finden (Cameron 2003, Gesing 2004). In der Begleitung kranker Menschen kann biografisches Schreiben sowohl als Einzelarbeit angeboten werden als auch in Form von Schreibgruppen, wobei ein besonders achtsamer Umgang mit der Themenvorgabe wichtig ist. Als Ausgangspunkt sollte eine neutrale oder eher positive Anregung gewählt werden. Der „Schreiber im Patienten" wird dann selbst bestimmen, wohin die Geschichte führt (▶ Abschn. 3.2.2) und welche „Wunder", wie Rose Ausländer es nennt, sichtbar werden.

》 Ich glaube an die Wunder der Worte,
die in der Welt wirken
und die Welten erschaffen.
(Ausländer 2001)

■ **Briefe-Schreiben**

Über viele Jahrhunderte hinweg waren Briefe ein wesentlicher Bestandteil des Lebens. An einem Tisch zu sitzen, sich einen bestimmten Menschen vorzustellen und diesem seine Gedanken darzulegen, hat auch heute noch etwas Faszinierendes. Dieses „schreibende Gespräch" ist für die Vorstellungsgabe des Schreibers eine Herausforderung. Wer ist dieses Gegenüber, dem man seinen Brief schreibt? Wie muss ich schreiben, damit er mich versteht? Und was möchte ich ihm mitteilen? Anders als beim mündlichen Dialog, kann sich der Schreiber zwar sicher sein, dass er nicht unterbrochen wird. Allerdings fehlt ihm auch die Möglichkeit, sofort eine Rückmeldung oder weiterführende Fragen zu erhalten.

So muss er seine Fantasie und sein Einfühlungsvermögen anstrengen, um sowohl seine Anliegen entsprechend aufs Papier zu bringen als auch den jeweils vorgestellten Anderen zu erreichen.

Einladungen an Patienten, sich mit ihrer Situation schreibend auseinander zu setzen:

— „Vielleicht haben Sie das Bedürfnis, Ihre Gedanken in einem Brief festzuhalten. Wem möchten Sie diesen Brief schreiben? Möchten Sie den Brief abschicken oder lieber behalten?"

— „Versuchen Sie, sich Ihre Krankheit als eine Person vorzustellen, der Sie einen Brief schreiben … !"

— „Stellen Sie sich vor, die Krankheit wäre Ihr Freund. Was würden Sie diesem Freund gern schreiben?"

— „Schreiben Sie Gott einen Brief. Was könnte in diesem Brief stehen? Wofür könnten Sie danken und um was könnten Sie bitten?" „Was wollen Sie ihn fragen?"

Beispiel: Ausschnitt aus einem Brief an den lieben Gott:

„Lieber Gott, ich heiße Oskar, ich bin zehn Jahre alt (…). Das Krankenhaus ist echt spitze, wenn man ein Kranker ist, der Freude macht. Ich, ich mach keine Freude mehr. Seit meiner Knochenmarktransplantation merke ich, dass ich keine Freude mehr mache. Wenn mich Doktor Düsseldorf morgens untersucht, tut er es nicht mehr mit ganzem Herzen, ich enttäusche ihn. Er schaut mich ohne was zu sagen an, als ob ich einen Fehler gemacht hätte. Obwohl ich mir bei der Operation jede Menge Mühe gegeben habe. Ich bin super artig gewesen, ich habe die Betäubung über mich ergehen lassen, ich habe, ohne zu mucksen, die Schmerzen ertragen, ich habe alle Medikamente genommen. An manchen Tagen habe ich

Lust, ihn anzubrüllen, ihm zu sagen, dass vielleicht er, der Doktor Düsseldorf mit seinen schwarzen Augenbrauen, die Operation vermasselt hat. Aber er sieht so unglücklich aus, dass mir die Schimpferei im Hals stecken bleibt. Und je mehr Doktor Düsseldorf mit traurigen Augen schweigt, desto mehr fühle ich mich schuldig. Ich habe verstanden, dass ich ein schlechter Kranker bin, ein Kranker, der einem den Glauben daran nimmt, dass die Medizin etwas ganz Tolles ist (…). So, lieber Gott. Nun habe ich Dir in meinem ersten Brief ein wenig von meinem Leben hier im Krankenhaus erzählt, wo man mich inzwischen für einen medizinischen Bremsklotz hält, und ich möchte Dich um eine Erklärung bitten: Werde ich wieder gesund? Antworte mit Ja oder Nein. Ist doch nicht zu schwer. Ja oder Nein. Streich einfach die falsche Antwort durch. Bis morgen, Küsschen, Oskar."
(Schmitt 2003)

- **Biografische Texte**
Eine weit verbreitete Form des Schreibens ist das Verfassen von Tagebüchern. Was in ruhigen Zeiten der Muße und Entspannung dient, gewinnt in Ausnahmesituationen von Krankheit und Leid eine besondere Bedeutung. Gedanken und Gefühle müssen nicht im Inneren verborgen bleiben, sondern können ausgedrückt und zu Papier gebracht werden. In dem Prozess des Aufschreibens können Patienten sich bis zu einem gewissen Grad vom Erlebten distanzieren. Diese punktuelle Außenansicht schafft in vielen Fällen Erleichterung, kann manches relativieren oder akzentuieren und leistet einen wichtigen Beitrag für eine seelische Balance.

Anregungen zum Verfassen von Tagebüchern:
- **Langzeittagbuch:** Konsequentes tägliches Schreiben über einen längeren Zeitraum ohne inhaltliche Vorgabe
- **Kurzzeittagebuch:** Tägliches Schreiben für eine bestimmte Lebenssituation ohne inhaltliche Vorgabe
- **Themenbezogene Schreib-Tagebücher,** z. B. Festhalten eines Klinikaufenthaltes, Gedanken zum Krankheitsverlauf …
- **Fototagebuch,** z. B. tägliche Fotostudie unter dem Motto: „Der Blick aus meinem

Krankenzimmerfenster", Fotosequenzen wiederkehrender Therapieabläufe, Fotostudie unter dem Motto: „Meine Betreuer", „Mein Krankenzimmer" …
- **Traumtagebuch:** Festhalten der Träume und Verfassen von Eigenkommentaren unter besonderer Berücksichtigung der speziellen Lebenssituation.

Neben dem Tagebuchschreiben können Patienten auch dazu angeregt werden, kleine Geschichten, Texte oder Gedichte zu verfassen. Als einfache und vielseitig einzusetzende Vorlage für Gedichte bewährt sich in vielen Arbeitsbereichen das sogenannte Elfchen (Göpel 2008, Weber 2008). Es handelt sich dabei um ein kurzes Gedicht aus elf Worten, die grafisch so angeordnet werden, dass in der ersten Zeile das „Schlüsselwort" steht, in der zweiten Zeile folgen zwei neue Worte, die dem Schreiber gerade in den Sinn kommen, in der dritten Zeile sind es drei neue Worte, in der vierten Zeile vier neue Worte und in der fünften steht wieder das „Schlüsselwort".

Beispiele:
Krankheit
Ganz allein
Niemand hilft mir
Morgen will ich gehen
Krankheit
Klinik
Immer wieder
Kommen neue Menschen
Diese Hilfe tut gut
Klinik
Operation
Viele Schmerzen
Immer wieder Hoffnung
Morgenlicht scheint mir entgegen
Operation

Anregungen für biografische Texte:
- **„Personbeschreibung":** Beschreiben der Krankheit in bildhafter Form („Welche Gestalt könnte die Krankheit haben, wie schaut sie aus, woher kommt sie, was könnte sie von mir wollen … ?").
- **Vergleiche finden:** „Mit welchen Worten,

- Farben, Tönen, Tieren, Landschaften … könnte man die Krankheit/Behinderung vergleichen und beschreiben?"
- **Meditatives Schreiben:** Nach einer Entspannungsübung oder Meditation wird das eigene Erleben in Form eines Selbst-Gespräches zu Papier gebracht.
- **Persönliche Krankengeschichte**
- **Hoffnungs- und Wunschtexte:** der Hoffnung Raum geben unter dem Motto: „Ich habe einen Traum … "
- **Assoziative Texte/Bildunterschriften/Gedichte** zu persönlich ausgewählten Fotos oder Bildern mit Bezug zur speziellen Lebenssituation.

Bei der Arbeit mit Fotos oder Bildern als Impuls für eine schriftliche Auseinandersetzung kann man unterschiedliche Ansätze wählen. Eine Möglichkeit besteht darin, bereits durch die Bildvorlage Alternativen anzubieten, sich entweder mit „dem Ganzen" oder „mit einem Details" zu beschäftigen (Abb. 3.7a–d).

Besonders bewährt haben sich fotografische Schnappschüsse, deren Motive sich auf unterschiedliche Lebensbereiche und -aspekte beziehen. Hilfreich sind konkrete Vorgaben, z. B. „Bitte wählen Sie aus diesen vier Fotos eines aus, das Sie besonders anspricht und bringen Sie zu Papier, was Ihnen dazu einfällt, woran Sie das Bild erinnert … " (Abb. 3.8).

- **Arbeit mit Assoziationen: Clusterbilder, Schreibkommunikation und Sprachbilder**

Gefühlszustände lassen sich mehr oder weniger leicht in Worte übersetzen. Manchmal gelingt es leichter, dann wieder schwerer, das „richtige" Wort zu finden. Doch meistens gibt es für eine Situation oder ein Gefühl nicht nur ein ganz bestimmtes Wort, sondern eine Reihe verwandter Begriffe, die assoziativ miteinander in Verbindung stehen. Hängt man ganz frei seinen Gedanken nach, so können ganz unterschiedliche und oft ungewöhnliche Verbindungen entstehen. Sie sind Ausdruck unbewusster Prozesse und ein Schlüssel zum besseren Verständnis des „Innenlebens". Bei der Bewältigung krisenhafter Lebenssituationen, geht es auch darum, sich selbst in neuen Situationen verstehen zu lernen und einen Weg zu den eigenen Kraftquellen zu finden. Freie Gedankenverbindungen oder angeleitete Assoziationsübungen können dabei helfen. Der Umgang mit freien oder gelenkten Assoziationen ist eine Form der Selbstentfaltung, bei der Wahrnehmungen, Gedanken, Vorstellungen, Bilder und Erinnerungen miteinander in Beziehung treten und neue, ungewöhnliche Sichtweisen ermöglichen. Hilfreich ist es, Patienten darauf hinzuweisen, dass es bei dieser Form der Auseinandersetzung nicht darauf ankommt, einen Gedanken in voller Konzentration weiter zu verfolgen. Vielmehr ist es wichtig, entspannt „auf den Wogen der Fantasie" dahin zu gleiten.

 Abb. 3.7a–d. Fotos als Schreibimpuls: Das Ganze – Das Detail

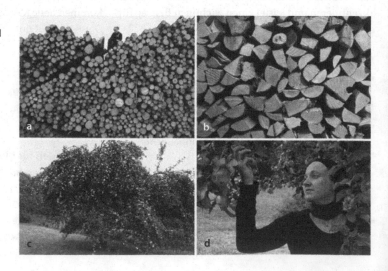

Abb. 3.8 Fotos als Schreibimpuls: Schnappschüsse

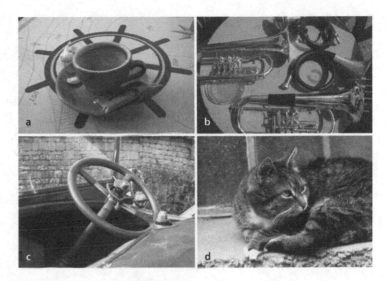

Anregungen zu einfachen Assoziationen:

- Beispiel für einen unspezifischen Impuls: „Welche Worte fallen Ihnen ein, wenn Sie Ihre jetzige Situation beschreiben sollen? Lassen Sie sich von Ihren Gedanken einfach treiben."
- Beispiel für einen spezifischen Impuls: Man fordert den Patienten auf, zu einem bestimmten „Kern- oder Schlüsselwort" Gedankenverbindungen zu knüpfen. Als Kernworte in der Begleitung von kranken Menschen eignen sich beispielsweise: Leben, Krankheit, Therapie, Krebs, Unfall, Hoffnung, Sinn, Leiden, Angst …

▪ Clusterbilder

Einen systematischen Zugang bietet das Erstellen eines sogenannten Clusterbildes, bei dem die Ideen- und Assoziationsketten miteinander verbunden werden (◘ Abb. 3.9). Für manche Patienten kann diese Form der Auseinandersetzung einen seelischen Wachstumsprozess einleiten. Ängste und negative Gedanken werden ebenso sichtbar wie mögliche Quellen zur Bewältigung der aktuellen Situation.

Erstellen eines Clusterbildes

Man legt dem Patienten ein Blatt Papier vor und lädt ihn ein, in die Mitte des Blattes ein Wort/einen Begriff zu schreiben, der ihn im Moment sehr beschäftigt (oder man gibt ein Kernwort vor). Dieses Wort im Zentrum (Zentrumswort/Kernwort) wird mit einem Kreis markiert. Der Patient wird dann aufgefordert, seine Gedanken und Einfälle zu diesem Wort aufzuschreiben. Dabei soll er zunächst einem Gedankenstrang folgen und die einzelnen Wort durch Striche mit einander verbinden. Jeder Inhaltlich neue Gedanke nimmt seinen Ausgangspunkt wiederum beim Zentrums- oder Kernwort.

Die verschiedenen Wortassoziationen ergeben Gedankenketten und ermöglichen einen interessanten Einblick in die Vielfältigkeit der ausgelösten Gedanken und Gefühle. Zusammengehörende Ideen und Einfälle können hervorgehoben, durch Striche miteinander verbunden oder durch bestimmte Farbgebungen betont werden.

Ob man es dabei belässt, über die gedanklichen Verknüpfungen zu sprechen, diese aufzeichnen lässt oder den Impuls gibt, aus diesem Clusterbild vielleicht die eine oder andere Geschichte zu schreiben, das eine oder andere Bild zu malen, das bleibt der Fantasie der Begleiter und dem Wunsch des Patienten freigestellt.

▪ Schreibkommunikation

Für die Arbeit mit Gruppen bietet sich die sogenannte Schreibkommunikation an, die auch als „Schreibgespräch" bezeichnet wird (◘ Abb. 3.10). Für viele Menschen ist es nicht nur eine sehr positive Erfahrung, sich dem eigenen Gedankenfluss anzuvertrauen, sondern auch die Gedankenverbindungen

Abb. 3.9   Clusterbild

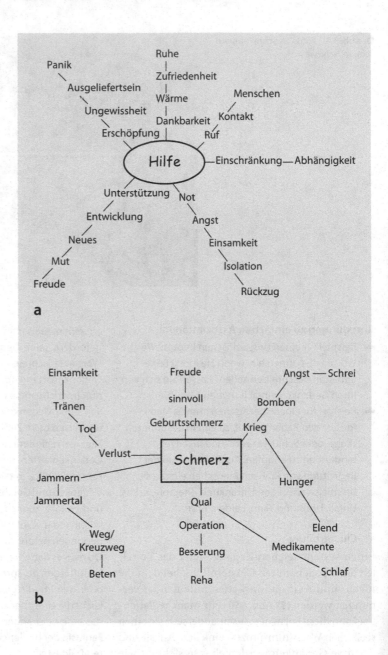

a

b

anderer Menschen „schwarz auf weiß" zu sehen – das ermöglicht oft ganz neue Sichtweisen. Bei dieser Übung entsteht meist eine eigene Dynamik von Lesen – Nachspüren – Aufschreiben …

Anleitung für eine Schreibkommunikation

In die Mitte einer Tafel (Plakat/Pinwand) wird ein Kernwort, z. B. Hoffnung, geschrieben. Der Gruppenleiter stellt viele Stifte in unterschiedlichen

Farben zur Verfügung. Zur Einstimmung bietet sich eine kurze meditative Übung an. Leise Hintergrundmusik kann die ganze Übung begleiten. Die Gruppenmitglieder werden gebeten, nicht miteinander zu sprechen und in aller Stille ihren Gedanken freien Lauf zu lassen.

Die auftauchenden Assoziationen sollen rund um das Schlüsselwort aufgeschrieben werden. Jeder entscheidet selbst, wann er aufsteht, sich einen Stift

Abb. 3.10 Schreibkommunikation

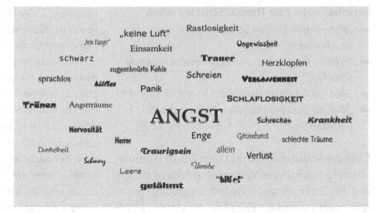

nimmt und seinen Gedanken rund um das Kernwort auf die Tafel schreibt. Nach ca. 10–15 Minuten beendet der Gruppenleiter die Übung und regt zu einer gemeinsamen Reflexion über die Assoziationsketten an.

Sprachbilder

Eine weitere Möglichkeit, über gedankliche Verknüpfungen einen Zugang zu den eigenen Gefühlen zu bekommen, sind die sogenannten Sprachbilder. Begleiter hören oft Sätze wie: „Ich fühle mich wie zerschlagen", „Es ist, als würde die Welt zerbrechen" oder „Diese Diagnose ist nur mit einem großen Knall zu vergleichen". Das Bedürfnis, Unsagbares in Worte zu kleiden, kann behutsam unterstützt werden.

Anregungen zur Entwicklung eigener Sprachbilder:

Allgemeine Fragen:

- „Können Sie beschreiben, wie Sie sich jetzt fühlen?"
- „Welche Vergleiche fallen Ihnen zur jetzigen Situation ein?"

Vorgabe einer Liste mit angefangenen Sätzen, die der Patient ergänzen kann:

- „Es ist, wie wenn … "
- „Es geht mir dabei wie … "
- „Das kann man nur vergleichen mit … "
- „Ich fühle mich … "
- „Am liebsten würde ich … "

Schattenseiten

Nicht alle Eigenschaften und Verhaltensweisen eines Menschen sind positiv und lassen ihn in strahlendem Licht erscheinen. In der Seele jedes Menschen gibt es auch dunkle Ecken, in denen sich Versäumtes, Unerledigtes, Feigheit, Angst, Konflikte, Selbstbetrug und alle anderen negativen Aspekte verbergen, die schattenhaft vorhanden sind. Diese Schattenseiten des Menschen werden meist unterdrückt und symbolisch einem Wächter anvertraut. In der Psychologie spricht man in diesem Zusammenhang auch vom „Hüter der Schwelle", der dafür verantwortlich ist, dass moralische oder spirituelle Tabubereiche nicht an die Oberfläche treten (Jung 1999). Besonders in Übergangszeiten und Zeiten großer Verunsicherung wird die Schwelle durchlässiger und die Schattenseiten kommen häufiger zum Vorschein. Die Menschen reagieren darauf mit Gereiztheit, Unzufriedenheit, diffusen Lebensängsten und fühlen sich an Körper und Geist „unrund". In den aufgewühlten Zeiten von schwerer Krankheit oder in der Auseinandersetzung mit veränderten Lebensumständen ist es hilfreich, sich mit dem „Hüter der Schwelle" zu beschäftigen und auch die Schattenseiten der eigenen Person zu erkennen und anzunehmen. Neben vielen anderen Zielen lebensgeschichtlicher Gespräche (▶ Abschn. 1.2) kann es in der Begleitung kranker Menschen besonders wichtig sein, Licht in die dunklen Ecken der Persönlichkeit zu bringen. In der Begegnung mit den eigenen Schattenseiten liegt die Chance zur Versöhnung mit sich selbst, was zu einer größeren inneren Gelassenheit und Ruhe führt.

Beispielfragen zum Thema „Schattenseiten":

- „Wie würden Sie Ihre Schattenseiten beschreiben?"
- „Welche Eigenschaft von Ihnen macht Ihnen zu schaffen?"
- „Was gefällt Ihnen denn nicht so gut an Ihnen?"
- „Welche dunkle Seiten Ihrer Persönlichkeit belasten Sie?"

Über die Schattenseiten ins Gespräch zu kommen, setzt ein besonderes Vertrauen zwischen Patient und Begleiter voraus, erfordert ein großes Fingerspitzengefühl und die Fähigkeit des aktiven Zuhörens (▶ Abschn. 1.3.2). Selten wird dieser Bereich im Zentrum eines lebensgeschichtlichen Gespräches stehen. Umso häufiger kommt es jedoch vor, dass Patienten ihre Schattenseiten da und dort ins Gespräch einfließen lassen. Sie klingen manchmal als Frage an, tauchen als Seufzer auf oder werden als Anklage formuliert. Eine Form, sich in der Begleitung kranker Menschen behutsam den Schattenseiten zu nähern und gleichzeitig immer auch die Sonnenseiten im Auge zu behalten, bieten sogenannte Flussmeditationen.

Beispiel einer geführten Fantasiereise zum Thema Lebensstrom:

Nach einleitenden Entspannungsübungen wird der Patient oder die Patientengruppe eingeladen, sich auf eine Reise zu den Quellen des Lebensstromes zu begeben …

„ … stellen Sie sich vor, Sie sitzen an einem wunderbar stillen Ort, inmitten einer Waldlichtung, die von der Sonne beschienen ist … Sie hören die Vögel zwitschern … Sie riechen das Harz der Baumrinden … Sie spüren die wärmenden Sonnenstrahlen auf Ihrer Haut … ganz leise dringt ein Ton an Ihr Ohr … es ist das Plätschern einer Quelle … langsam stehen Sie auf und nähern sich dem Ort, an dem sich das Wasser seinen Weg aus der Erde bahnt … der Boden ist mit Moos bedeckt … ein kühler Hauch streift Ihr Gesicht … Sie vergleichen die Quelle mit Ihrer Kindheit und beginnen eine Reise durch Ihr Leben … Sie sehen sich als Kind im erfrischenden Wasser herumtollen … und entdecken das Ufer … Sie schauen auf das Elternhaus … sehen die Menschen, die wichtig waren … in Ihrer Kindheit … Ihrer Jugend … in Ihrem Leben … Sie sehen, wie sich die Landschaft verändert … Sie merken, wie aus der kleinen Quelle ein Bächlein wird … Sie folgen seinem Lauf … manchmal ist das Ufer in goldenes Licht getaucht … Glück durchströmt Sie und Sie überlassen sich den inneren Bildern. Sie sehen. hören. spüren. riechen … schmecken … dann fließt der Bach durch dunkle Waldstellen, zu denen kein Sonnenlicht dringt … Ihre Erinnerungen bringen andere Bilder … es schmerzt … es ist kalt und Sie frieren … doch nach der nächsten Bachwindung sehen Sie wieder goldene Sonnenflecken auf der Wasseroberfläche … Sie schauen um sich und erkennen, wie viel Sie gemeistert haben … die Quelle ist zu einem Bach geworden … der Bach zu einem Fluss … Sie gehen am Ufer entlang … setzen sich an einen schönen Ort … Sie atmen kräftig die frische Luft ein und aus … Sie spüren sich getragen von ihrer Atmung … und vor Ihren Augen liegt der Fluss Ihres Lebens … Sie sehen die Stromschnellen und die Stellen, an denen das Wasser ruhig fließt … Sie sehen Uferstellen, die im Schatten liegen, unzugänglich, unwirtlich … auch sie gehören zu Ihrem Lebensstrom … Sie sehen Uferstellen, die in helles Sonnenlicht getaucht sind, und sind dankbar für die Sonnenseiten Ihres Lebens … noch einmal nehmen Sie das Bild Ihres kräftigen Lebensstromes in sich auf … Sie atmen ein und aus … Sie stellen sich darauf ein, gedanklich wieder in diesen Raum zurück zu kommen. Sie räkeln und strecken sich und machen die Augen auf."

Solch eine Flussmeditation kann natürlich variiert werden und jene Elemente ansprechen, die für einen speziellen Patienten oder eine Patientengruppe besonders wichtig sind. Um möglichst viele Assoziationen herbeizuführen, ist es wichtig, alle Sinnesqualitäten anzusprechen – schauen (visuell), hören (akustisch), fühlen (kinästhetisch), riechen (olfaktorisch) und schmecken (gustatorisch). Zur Unterstützung kann man auch „Wasser-Musik" verwenden – etwa die „Moldau" von Smetana, bei der der Weg von der Quelle bis zur Strommündung nachempfunden wird.

■ **Kraftquellen und Lebensenergie**

Die Kraft, schwierige Situationen zu meistern, hat von Mensch zu Mensch ganz unterschiedliche Quellen. Mit der Frage: „Was hat Ihnen bisher geholfen, die Klippen des Lebens zu meistern?" kann man sich gemeinsam mit dem Patienten auf die Suche nach wichtigen Ressourcen begeben. Oft entwickelt sich daraus ein Gespräch, das auch einen Einblick in die Weltanschauung, den religiösen Hintergrund, die sozialen Verhältnisse und die individuellen Eigenarten gewährt. Für den Patienten ist das Sprechen über hilfreiche Stützen nicht nur ein Bericht aus der Vergangenheit, sondern ermöglicht eine bewusste Auseinandersetzung mit den persönlichen Handlungsstrategien. Dabei ist auch die wertschätzende Anteilnahme des Zuhörers (▶ Abschn. 1.3.2 und ▶ Abschn. 3.1.1) eine Quelle der Ermutigung für neue schwierige Lebensabschnitte. Neben dem Gespräch über hilfreiche Aspekte kann man den Patienten auch Impulse geben, die Kraftquellen aufzuschreiben, aufzuzeichnen oder Symbole dafür zu suchen.

Eng verbunden mit der Frage nach den Kraftquellen ist die Frage nach der Lebensenergie. Dazu kann man sowohl allgemeine Fragen stellen als auch mit dem sogenannten Energiekuchen arbeiten, bei dem der Patient die Verteilung seiner Energie auf unterschiedliche Bereiche und Lebensthemen einzeichnet (◨ Abb. 3.11). Das Besprechen dieser Zeichnung kann der Ausgangspunkt intensiver lebensgeschichtlicher Gespräche werden.

Fragen zur Lebensenergie:
- „Wie haben Sie Ihre Energie und Lebenskraft bisher verteilt (im letzten Jahr/in der Zeit vor der Erkrankung/seit dem Umfall …)?"
- „Wie viel Kraft hat Sie das Leben bisher gekostet? Wofür haben Sie die meiste Energie aufgebracht?"
- „Was war schwer, was ist Ihnen leicht gefallen?"
- „Wie viel Energie haben Sie noch? Für welche Bereiche möchten Sie diese Energie einsetzen?"
- „Wie möchten Sie Ihre Lebenskraft heute verteilen?"

▪ Text-Welten
Die heilsame Kraft von Märchen und Geschichten ist seit alters her bekannt und hat auch in die Psychotherapie Eingang gefunden (Kast 2002, Schäfer 2002, Peseschkian 2006). Dabei können Texte unterschiedliche Funktionen übernehmen. Einmal dienen sie als Spiegel der eigenen Lebenssituation, dann wiederum halten sie Anregungen und Handlungsalternativen bereit und erreichen durch die Kraft ihrer Bilder oftmals nachhaltige „Depotwirkung" (Peseschkian 2007). In der konkreten Begleitung kann man immer wieder erleben, dass Patienten sich selbst auf die Suche machen nach den Helden vergangener Kindheitserzählungen, nach Sinnsprüchen, Liedern, die aus der Seele sprechen oder stärkenden Gebeten. Diese Texte können Orientierungshilfen in belastenden Zeiten sein und einen gewissen Halt geben. Doch nicht alle finden aus sich heraus einen Zugang zu den Worten vergangener Tage. Hier setzt die Arbeit mit unterschiedlichem Textmaterial an. Um alte Erinnerungsschichten anzuregen, ist es sinnvoll, nach Momenten der emotionalen Rührung, Betroffenheit oder Distanzierung beim Hören von Geschichten, Märchen oder anderen Texten zu fragen und das Erinnerungspotential anzuregen (▶ Abschn. 2.2.2). Die nachfolgende Geschichte aus der persischen Mystik ist ein in der Beratung, Begleitung und Psychotherapie oftmals verwendeter Text, der den genannten Kriterien entspricht (Peseschkian 2007).

Eine Geschichte auf den Weg
In der persischen Mystik wird von einem Wanderer erzählt, der mühselig auf einer scheinbar endlos langen Straße entlangzog. Er war über und über mit Lasten behangen. Ächzend und stöhnend bewegte er sich Schritt für Schritt vorwärts, beklagte sein

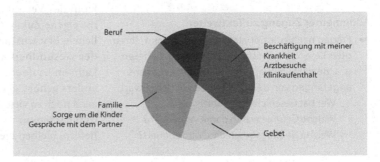

◨ **Abb. 3.11** „Mein Energiekuchen" – Beispiel aus der Arbeit mit einer 38-jährigen Krebspatientin

Beruf

Beschäftigung mit meiner Krankheit
Arztbesuche
Klinikaufenthalt

Familie
Sorge um die Kinder
Gespräche mit dem Partner

Gebet

3

hartes Schicksal und die Müdigkeit, die ihn quälte. Auf seinem Weg begegnete ihm in der glühenden Mittagshitze ein Bauer. Der fragte ihn: „Oh müder Wanderer, warum belastest du dich mit diesen Felsbrocken?" – „Zu dumm", antwortete der Wanderer, „aber ich hatte sie bisher noch nicht bemerkt." Darauf warf er die Brocken weit weg und fühlte sich viel leichter. Wiederum kam ihm nach einer langen Wegstrecke ein Bauer entgegen, der sich erkundigte: „Sag, müder Wanderer, warum plagst du dich mit einem halbfaulen Kürbis auf dem Kopf und schleppst an Ketten so schwere Eisengewichte hinter dir her?" Es antwortete der Wanderer: „Ich bin sehr froh, dass du mich darauf aufmerksam machst; ich habe nicht gewusst, was ich mir damit antue." Er schüttelte die Ketten ab und zerschmetterte den Kürbis im Straßengraben. Wieder fühlte er sich leichter. Doch je weiter er ging, umso mehr begann er wieder zu leiden. Ein Bauer, der vom Feld kam, betrachtete den Wanderer erstaunt: „Oh guter Mann, du trägst Sand in deinem Rucksack, doch was du in weiter Ferne siehst, ist mehr Sand, als du jemals tragen könntest. Und wie groß ist dein Wasserschlauch – als wolltest du die Wüste Kawir durchwandern. Dabei fließt neben dir ein klarer Fluss, der deinen Weg noch weit begleiten wird!" „Dank dir, Bauer, jetzt merke ich, was ich mit mir herumgeschleppt habe." Mit diesen Worten riss der Wanderer den Wasserschlauch auf, dessen brackiges Wasser auf dem Weg versickerte, und füllte mit dem Sand aus dem Rucksack ein Schlagloch. Er blickte an sich herab, sah den schweren Mühlstein an seinem Hals und merkte plötzlich, dass der Stein es war, der ihn noch so gebückt gehen ließ. Er band ihn los und warf ihn, soweit er konnte, in den Fluss hinab. Frei von seinen Lasten wanderte er durch die Abendkühle, eine Herberge zu finden.
(Persische Mystik, zit. aus: N. Peseschkian)

Allgemeiner Zugang zu Textwelten:
- Fragen nach emotionalen Momenten beim Hören oder Lesen von Geschichten, Märchen, Gebeten u. a. Bezug zu Situationen im Laufe des Lebens angefangen von der Kindheit bis zur Gegenwart:
  - Wer hat Geschichten erzählt?
  - Welche Gefühle waren damit verbunden?
  - Welche Lieblingsgeschichte wird erinnert?

- Anregen assoziativer Erinnerungen („Dazu fällt mir ein ... ").
- Anregen konkreter Erinnerungen („Ich kann mich noch genau erinnern ... ").
- Intellektuelle Auseinandersetzung (z. B. Textinterpretationen).

Bei der Arbeit mit unterschiedlichen Texten nehmen die Märchen einen besonderen Platz ein und werden im Folgenden auch ausführlicher dargestellt. Andere Textformen, die im Rahmen der Biografiearbeit hilfreich sind, werden nur beispielhaft angeführt und sind als Anregung zu sehen, sich selbst auf die Suche nach verschiedenen Texten zu machen bzw. Patienten zu ermutigen, ihnen Gebete, Sprüche, Lieder, Sentenzen o. Ä. mitzuteilen und sich darüber auszutauschen.

- **Märchen**
Was macht gerade ein Märchen zu einem so besonderen Lebensbegleiter? Märchen schenken verdichtete Lebensweisheit und sprechen universelle Menschheitsthemen in bildhafter Sprache an. Sie stellen existenzielle Themen kurz und pointiert dar, beschönigen nichts und nennen die Dinge beim Namen. Sie nehmen Daseins-Ängste ernst. Sie sprechen widerstrebende Kräfte im Menschen ebenso an wie ambivalente Gefühle und Spannungen, die aus dem unbändigen Gefühl der Liebe zum Leben einerseits und der großen Furcht vor dem Tod andererseits entstehen. Das Pendeln zwischen „Ich bin die Welt" und „Ich bin nichts", zwischen „Alle lieben mich" und „Niemand findet mich lieb", zwischen „schön und gut" und den Sorgen, „auf ewig ein Aschenputtel" zu bleiben, und die Furcht „vor den Riesen" – all das hat im Märchen Platz. Es darf gedacht, gefühlt und ausgesprochen werden!

Ein „richtiges" Märchen zur „richtigen" Zeit kann das Vertrauen in die eigenen Kräfte und in die eigene Zukunft stärken – bei Kindern, Jugendlichen, Erwachsenen und alten Menschen in Zeiten der Gesundheit und Krankheit! Jedes Märchen kann im Laufe eines Lebens immer wieder neu und anders gehört, gelesen und erlebt werden. Mögen auch noch so viele Märchendeutungen den Versuch unternehmen, verbindliche Interpretationen zu liefern, bleiben diese Versuche doch nur ein vages

Herantasten. Märchen-"Wahrheiten" sind immer auch „persönliche Wahrheiten".

Im Gegensatz zu den mythologischen Erzählungen handelt es sich im Märchen um Bilder und Ereignisse, die nicht auf einer realen Ebene zu verstehen sind. Dies drückt sich auch im klassischen Einleitungssatz so vieler Märchen aus: „In den alten Zeiten, als das Wünschen noch geholfen hat … " Der Hinweis auf diese „alten" Zeiten führt in die Tiefenschichten der Seele und macht deutlich, dass es sich bei den Ereignissen der Märchenwelt um Ur-Bilder menschlicher Entwicklung handelt (Jung 1999, Uther 2008). Durch den hohen Symbolgehalt der Märchengestalten können Türen zu tiefen Emotionen in Menschen geöffnet werden. Feen, Hexen, schöne Prinzessinnen, mächtige Zauberer, wilde Tiere – sie alle sind Aspekte des realen Menschseins. In der Beschäftigung mit diesen Bildern liegt auch eine heilende Kraft, die jene inneren Quellen zum Fließen bringen kann, die im Laufe des Lebenskampfes leicht zu versiegen drohen. Im Märchen hat alles Platz, muss nichts beschönigt oder verschwiegen werden. Die Helden dürfen schwach sein – ja werden oft gerade durch ihre Schwächen zu den wahren, den „starken" Helden. Diese Dimension kann im kranken und verzweifelten Menschen Vorstellungen stärken, das eigene Schicksal zu meistern, ganz unabhängig, ob es sich um junge oder alte Patienten handelt.

Textarbeit in der Begleitung lässt unterschiedliche Formen zu. Vom einfachen Vorlesen, über Meditationen bis hin zu Anregungen, sich künstlerisch mit den Textinhalten zu beschäftigten, ist der Fantasie von Patient/Klient und Begleiter keine Grenze gesetzt. Nach vorbereitenden Sätzen, in denen man vielleicht seinen persönlichen Zugang zu Texten und Symbolbildern anspricht, kann man versuchen, Patienten an ihre innere Bilderwelt heranzuführen. Hier sind Fragen nach Geschichten der Kindheit hilfreich: „Können Sie sich noch an die Märchen Ihrer Kindheit erinnern? Hatten Sie ein Lieblingsmärchen? Welches Märchen war das?" Wenn es sich um Kinder oder junge Patienten handelt, gelingt der Einstieg meist über ein aktuelles Lieblingsmärchen oder eine Lieblingsgeschichte. Eine andere Möglichkeit besteht darin, dass man selbst bestimmte Märchen oder Geschichten dem Patienten mitbringt und so in einen Dialog eintritt, bei dem es

darum geht, die symbolische Kraft der inneren Bilderwelt als Kraftquelle zu nützen. Die Arbeit mit Märchen bewährt sich auch ganz besonders in der Begleitung alter Menschen, deren Erinnerungswelt ihren Schwerpunkt meist in den jungen Jahren hat (▶ Abschn. 2.2.2).

Gesprächsschwerpunkte in der Arbeit mit Märchen:

Man kann z. B. besprechen:

- … wieso gerade dieses Märchen zum jetzigen Zeitpunkt so wichtig ist,
- … welche Figur den Patienten besonders anspricht,
- … welche Aussagen als Leitmotiv zur Bewältigung der eigenen Situation dienen könnten,
- … wie man die Geschichte weiterführen würde,
- … wie die Personen mit ihrem Schicksal umgehen oder
- … wie Schwierigkeiten gemeistert wurden und was hilfreich war.

Viele Märchensammlungen, z. B. die Kinder- und Hausmärchen der Brüder Grimm (Grimm 2008), bieten eine Fülle von Texten, in denen ganz unterschiedliche Lebenssituationen, Lebensläufe und Lebensabschnitte vorkommen von der Geburt über Kindheit, Erwachsensein und Alter bis zum Tod. Märchen berichten darüber, wie die unterschiedlichsten Schicksalsschläge gemeistert werden, worauf es im Leben ankommt und welche unerwarteten Hilfen auftauchen können. Damit werden sie zu wichtigen Wegweisern in schwierigen Lebenssituationen. Doch nicht nur ganze Märchen eignen sich für die Biografiearbeit in der Begleitung kranker Menschen. Auch typische Sätze aus Märchen können zu wichtigen Gesprächshilfen werden.

> **Typische Sätze aus Märchen**
> - „Die guten ins Töpfchen, die schlechten ins Kröpfchen" (Aschenputtel)
> - „Knusper, knusper, Kneischen, wer knuspert an meinem Häuschen?" (Hänsel und Gretel)

3

- „Manntje, Manntje, Timpe Te, Buttje, Buttje in der See, meine Frau die Ilsebill, will nicht so als ich es will." (Vom Fischer und seiner Frau)
- „Bäumchen, rüttel dich und schüttel dich, wirf Gold und Silber über mich"(Aschenputtel)
- „Ei, Großmutter, was hast du für große Ohren! – Dass ich dich besser hören kann! – Ei, Großmutter, was hast du für große Augen! – Dass ich dich besser sehen kann …" (Rotkäppchen)
- „Heut back ich, morgen brau ich, übermorgen hol' ich der Königin ihr Kind … " (Rumpelstilzchen)
- „Spieglein, Spieglein an der Wand, wer ist die Schönste im ganzen Land?" (Schneewittchen)

Beispiel für Märchen:

Das Märchen von den Sterntalern

Es war einmal ein kleines Mädchen, dem war Vater und Mutter gestorben, und es war so arm, dass es kein Kämmerchen mehr hatte, darin zu wohnen, und kein Bettchen mehr, darin zu schlafen, und endlich gar nichts mehr als die Kleider auf dem Leib und ein Stückchen Brot in der Hand, das ihm ein mitleidiges Herz geschenkt hatte. Es war aber gut und fromm. Und weil es so von aller Welt verlassen war, ging es, im Vertrauen auf den lieben Gott, hinaus ins Feld. Da begegnete ihm ein armer Mann, der sprach: „ Ach, gib mir etwas zu essen, ich bin so hungrig." Es reichte ihm das ganze Stückchen Brot und sagte: „Gott segne dir' s!" und ging weiter. Da kam ein Kind, das jammerte und sprach: „ Es friert mich so an meinem Kopf, schenk mir etwas, womit ich ihn bedecken kann." Da tat es seine Mütze ab und gab sie ihm. Und als es noch eine Weile gegangen war, kam wieder ein Kind und hatte kein Leibchen an und fror: da gab es ihm seins; und noch weiter, da bat eins um ein Röcklein, das gab es auch von sich. Endlich gelangte es in einen Wald, und es war schon dunkel geworden, da kam noch eins und bat um ein Hemdlein, und das fromme Mädchen dachte: Es

ist dunkle Nacht, da sieht dich niemand, du kannst wohl dein Hemd weggeben, und zog das Hemd aus und gab es auch noch hin. Und wie es so stand und gar nichts mehr hatte, fielen auf einmal die Sterne vom Himmel und waren lauter harte blanke Taler. Und obwohl es sein Hemdlein weggegeben, so hatte es ein neues an, und das war vom allerfeinsten Linnen. Da sammelte es sich die Taler hinein und war reich für sein Lebtag.

(Brüder Grimm)

Beispiel für alte Texte (Mythen, Sagen, Fabeln, Balladen):

Über das ewige Leben

„König Anoschirwan, den das Volk auch den Gerechten nannte, wandelte einst zur Zeit, als der Prophet Mohammed geboren wurde, durch sein Reich. Auf einem sonnenbeschienenen Hang sah er einen ehrwürdigen Mann mit gekrümmtem Rücken arbeiten. Gefolgt von seinem Hofstaat trat der König näher und sah, dass der Alte kleine, gerade ein Jahr alte Stecklinge pflanzte. „Was machst du da", fragte der König. „Ich pflanze Nussbäume", antwortete der Greis. Der König wunderte sich: „Du bist schon so alt. Wozu pflanzt du dann Stecklinge, deren Laub du nicht sehen, in deren Schatten du nicht ruhen und deren Früchte du nicht essen wirst?" Der Alte schaute auf und sagte: „Die vor uns kamen, haben gepflanzt, und wir konnten ernten. Wir pflanzen nun, damit die, die nach uns kommen, ernten können."

(Anoschirwan, in: N. Peseschkian)

Beispiel für Parabeln:

Die Straße

Ich gehe die Straße entlang. Da ist ein tiefes Loch im Gehsteig. Ich falle hinein. Ich bin verloren … Ich bin ohne Hoffnung. Es ist nicht meine Schuld. Es dauert endlos, wieder herauszukommen.

Ich gehe dieselbe Straße entlang. Da ist ein tiefes Loch im Gehsteig. Ich tue so, als sähe ich es nicht. Ich falle wieder hinein. Ich kann nicht glauben, schon wieder am gleichen Ort zu sein. Aber es ist nicht meine Schuld. Immer noch dauert es sehr lange, herauszukommen.

Ich gehe dieselbe Straße entlang. Da ist ein tiefes Loch im Gehsteig. Ich sehe es. Ich falle immer noch

hinein … aus Gewohnheit. Meine Augen sind offen. Ich weiß, wo ich bin. Es ist meine eigene Schuld. Ich komme sofort heraus.
Ich gehe dieselbe Straße entlang. Da ist ein tiefes Loch im Gehsteig. Ich gehe darum herum.
Ich gehe eine andere Straße.
(S. Rinpoche)

Beispiel für religiöse Texte (Bibeltexte, Gebete, Psalme):

„Ich-bin-Worte" von Jesus nach dem Johannesevangelium

„Ich bin das Brot des Lebens. Wer zu mir kommt, wird nicht mehr hungern, und wer an mich glaubt, wird nie mehr Durst haben." (Kap. 6/35)„
Ich bin das Licht der Welt. Wer mit mir geht, tappt nicht mehr im Dunkel herum, sondern hat das Licht des Lebens." (Kap. 8/12)
„Ich bin der Eingang. Wer durch mich hineingeht, wird gerettet. Er kann kommen und gehen und findet Nahrung." (Kap. 10/9)
„Ich bin der gute Hirte. Der gute Hirte setzt sein Leben für die Herde ein." (Kap. 10/11)
„Ich bin die Auferstehung und das Leben. Wer mir vertraut, lebt, auch wenn er sterben sollte. Und keiner, der lebt und mir vertraut, wird je sterben." (Kap. 11/25)
„Ich bin der Weg und die Wahrheit und das Leben." (Kap. 14/6)
„Ich bin der richtige Weinstock, und mein Vater ist der Weingärtner dazu." (Kap. 15/1)

Beispiele für Gedichte:
Ich lebe mein Leben

Ich lebe mein Leben in wachsenden Ringen,
die sich über die Dinge ziehn.
Ich werde den letzten vielleicht nicht vollbringen,
aber versuchen will ich ihn.
Ich kreise um Gott, um den uralten Turm,
und ich kreise jahrtausendelang;
und ich weiß noch nicht: bin ich ein Falke, ein Sturm
oder ein großer Gesang.
(R. M. Rilke)

Wanderers Nachtlied
Der du von dem Himmel bist,
Alles Leid und Schmerzen stillest,
Den, der doppelt elend ist,

Doppelt mit Erquickung füllest,
Auch ich bin des Treibens müde!
Was soll all der Schmerz und Lust?
Süßer Friede,
Komm, ach komm in meine Brust!
(J. W. v. Goethe)

Beispiel für Liedtexte:
Ade

Ade zur guten Nacht!
Jetzt wird der Schluß gemacht,
Daß ich muß scheiden.
Im Sommer da wächst der Klee,
Im Winter da schneits den Schnee,
Da komm ich wieder. (…)
(Volkslied)

Beispiel für Prosatexte:
Auszug aus Malte Laurids Brigge

„Und jetzt auch noch diese Krankheit, die mich immer schon so eigentümlich berührt hat. Ich bin sicher, daß man sie unterschätzt. Genau wie man die Bedeutung anderer Krankheiten übertreibt. Diese Krankheit hat keine bestimmten Eigenheiten, sie nimmt die Eigenheiten dessen an, den sie ergreift. Mit einer somnambulen Sicherheit holt sie aus einem jeden seine tiefste Gefahr heraus, die vergangen schien, und stellt sie wieder vor ihn hin, ganz nah, in die nächste Stunde. (…) Ich liege in meinem Bett, fünf Treppen hoch und mein Tag, den nichts unterbricht, ist wie ein Zifferblatt ohne Zeiger. Wie ein Ding, das lange verloren war, eines Morgens auf seiner Stelle liegt, geschont und gut, neuer fast als zur Zeit des Verlustes, ganz als ob es bei irgendjemandem in Pflege gewesen wäre: so liegt da und da auf meiner Bettdecke Verlorenes aus der Kindheit und ist wie neu. Alle verlorenen Ängste sind wieder da."
(R. M. Rilke)

Beispiele für Lebensweisheiten (Sentenzen):

„Alles wirkliche Leben ist Begegnung." (M. Buber)
„Um ein tadelloses Mitglied einer Schafherde sein zu können, muss man vor allem ein Schaf sein." (A. Einstein)
„Es ist leicht, das Leben schwer zu nehmen – aber schwer, es leicht zu nehmen." (N. Peseschkian)

„Man lernt nur kennen, was man liebt." (J.W. v. Goethe)

„Es kommt einzig darauf an, bei sich zu beginnen." (M. Buber)

Beispiel für Anekdoten:

Der Taube

„Ich habe von meinem Großvater gehört: Ein Fiedler spielte einst auf mit solcher Süßigkeit, daß alle die es hörten, zu tanzen begannen, und wer nur in den Hörbereich der Fiedel gelangte, geriet mit in den Reigen. Da kam ein Tauber des Wegs, der nichts von Musik wußte, dem erschien, was er sah, als das Treiben Verrückter, ohne Sinn und Geschmack." (M. Buber)

Beispiele für Biografien:

Bei der Beschäftigung mit Biografien „anderer" Menschen kann vieles stellvertretend erlebt und erfahren werden. Nicht nur die Beschäftigung mit den vielfältigen Ereignissen, Erfahrungen, Begegnungen und Berichten über Erfolg oder Misserfolg anderer hält hilfreiche Hinweise bereit. Es geht vielmehr auch um das Aufspüren einer inneren Dynamik, um das Entdecken der inneren Lebens-Zusammenhänge, des „roten Fadens" in der jeweiligen Lebensgeschichte. Beim Lesen von biografischen Berichten kann man den Gesetzmäßigkeiten der menschlichen Entwicklung nachspüren und Einsichten über Problemlösungsmöglichkeiten bekommen, die anders sind als die eigenen.

Beispiel: Berichte, die sich für die Biografiearbeit besonders eignen

- Berichte von Menschen, die sich selbst als Suchende begreifen (z. B.„Andersdenkende", politisch Verfolgte).
- Berichte von Menschen, die schwierige Lebenssituationen bewältigt haben (z. B. Krieg, Verlust, Krebs, Trauer).
- Berichte von Menschen, die durch ihre Arbeit, ihr Werk„in die Welt hineinwirken" (z. B. sozial Engagierte).
- Berichte von Menschen, die Glück und Freude, Not und Pein in einer Art ausdrücken, dass man sich in seinem eigenen Glück und seiner eigenen Not verstanden fühlt (z. B. Dichter, Philosophen).

■ **Lebens-Bilanz**

Ein Innehalten und Überdenken der eigenen Lebensgeschichte ist nicht nur am Ende des Lebens sinnvoll (▶ Abschn. 3.2.2) und wichtig. Vielmehr kann eine „Lebensbilanz mitten im Leben" zu einem bewussten Umgang mit den persönlichen Stärken und Schwächen führen, Ordnung schaffen und den Blick für Neues öffnen. Für Patienten ist es meist hilfreich, wenn sie Begleiter finden, die sie bei ihrer Lebensbilanz einfühlsam unterstützen.

Fragen zur Lebensbilanz:
- „Was war Ihnen in Ihrem Leben bisher besonders wichtig?"
- „Welche Lebensziele haben Sie sich gesteckt?"
- „Wie würden die Überschriften zu Ihren Lebensabschnitten lauten?"
- „Welche Erinnerungen sind besonders lebhaft im Gedächtnis?"

Für viele Menschen ist es hilfreich, wenn man ihnen Fotos oder Bilder als Anregung für eine Beschäftigung mit der eigenen Lebensgeschichte anbietet. Das ausgewählte Bildmaterial kann entweder einen konkreten Bezug zu bestimmten Lebensaspekten herstellen, die es zu besprechen gilt (◘ Abb. 3.7, ◘ Abb. 3.8), oder einen allgemeingehaltenen Stimulus bieten, den Spuren der eigenen Lebensgeschichte zu folgen (◘ Abb. 3.12).

Neben dem Eintauchen in einen allgemein gehaltenen Dialog über „das Leben", in dem man zu den unterschiedlichen Lebensthemen Fragen stellen kann, gibt es auch eine Reihe konkreter Arbeitsunterlagen. Da es sich sehr oft um heikle Themen handelt, ist ein besonders sensibles und behutsames Vorgehen notwendig. Bei der Auswahl der Arbeitsvorlagen muss man besonders auf die Situation der Patienten, deren Bedürfnisse und Möglichkeiten Rücksicht nehmen. Besonders wichtig ist es, die Patienten mit den Arbeitsvorlagen nicht allein zu lassen, sondern für Fragen offen zu sein und die Ergebnisse zu besprechen. Nur so kann Bilanzieren seine positive Wirkung voll entfalten. Hilfreich ist es auch, wenn Begleiter sich zunächst selbst mit den Arbeitsblättern vertraut machen.

■ **Prioritätenliste**

In der Arbeitsvorlage werden die Lebensbereiche Beruf, Partnerschaft/Familie, Freizeit, Kultur,

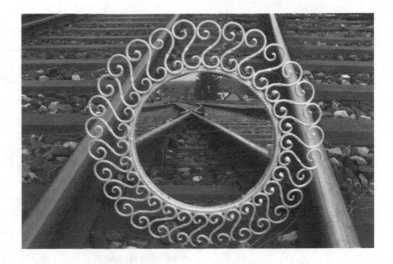

Abb. 3.12 Auf den Spuren meines Lebens … (Copyright: www. spechtarts.at.tf)

Werte, Politik und Gesundheit angesprochen. Sie sollen vom Patienten oder Patientengruppen hinsichtlich ihrer subjektiven Bedeutung für das Leben eingeschätzt werden. Die Ergebnisse können der Ausgangspunkt für intensive Gespräche zu den jeweiligen Themen sein. Der Vorteil dieser und ähnlicher Vorlagen (**Abb. 3.13**) liegt darin, dass sich die Betroffenen zunächst allein in Ruhe mit unterschiedlichen Themen beschäftigen können. Diese Arbeitsblätter eignen sich auch gut für „Hausübungen".

Einsatz der Prioritätenliste

Auf die Frage: „Wie wichtig sind folgende Bereiche in Ihrem Leben?" soll eine quantitative Einschätzung gegeben werden. Die Zahl 1 steht für „unwichtig" und die Zahl 5 für „sehr wichtig".

Balance-Viereck

Bei dieser Methode werden die Bereiche Körper/ Gesundheit – Leistung/Beruf – Sozialkontakte/ Beziehungen – Spiritualität/Glaube mit dem Grad der subjektiven Zufriedenheit in Verbindung gebracht.

Die Frage lautet: „Wie zufrieden sind Sie mit den angeführten Bereichen? Versuchen Sie den Grad Ihrer Zufriedenheit zwischen 0% und 100% einzutragen." Die jeweils eingetragenen Prozentangaben kann man miteinander verbinden und erhält so ein Viereck, das mehr oder weniger ausgewogen – also in Balance – ist. Dieses Balance-Viereck (**Abb. 3.14**)

soll dann mit dem Patienten besprochen werden. Im Anschluss an die quantitativen Einschätzungen lassen sich vertiefende Fragen stellen und Gespräche im Sinne eines narrativen Interviews einleiten (▶ Abschn. 3.1.2).

Beispiele für vertiefende Fragen zum Balance-Viereck:

- „Welche körperlichen Beschwerden belasten Sie im Moment besonders?"
- „Betrachten Sie Ihren Körper eher als Freund oder als Feind?"
- „Wie wichtig ist Ihnen beruflicher Erfolg?"
- „Wie kam es zu Ihrer Berufswahl?"
- „Sind Sie gerne in Gesellschaft?"
- „Fühlen Sie sich in Ihrer Familie wohl?"
- „Sind Sie optimistisch oder pessimistisch?"
- „Welche Lebensziele möchten Sie erreichen?"

Pole des Lebens

Als Arbeitsvorgabe dienen Gegensatzpaare („Polaritätenpaare"), die in einem Arbeitsblatt angeordnet sind. Die Strecke zwischen den „Polen des Lebens" ist als Kontinuum zu verstehen. Dieser Weg von einem Pol zum anderen wird durch eine Linie verbunden. Es geht darum, jeweils einen Punkt auf jeder Linie zu markieren, der die Frage beantwortet: „Welche Rolle hat dieser Aspekt des Lebens bisher für Sie gespielt?" Die Punkte können miteinander verbunden werden und ergeben ein Profil, das zum Ankerpunkt für weiterführende Gespräche wird (**Abb. 3.15**).

◻ **Abb. 3.13**   Prioritätenliste

Bereiche	unwichtig ‹ › sehr wichtig				
Beruf					
Beruflicher Erfolg / Karriere	1	2	3	4	5
Arbeitsplatzsicherheit	1	2	3	4	5
Verdienst / materielle Sicherheit	1	2	3	4	5
Partnerschaft / Familie					
Partnerschaft	1	2	3	4	5
Sexualität	1	2	3	4	5
Familienbeziehungen	1	2	3	4	5
Kindererziehung	1	2	3	4	5
Freizeit					
Hobbies / Interessen	1	2	3	4	5
Soziable Kontakte	1	2	3	4	5
Sport	1	2	3	4	5
Reisen	1	2	3	4	5
Kultur					
Lesen / literatur	1	2	3	4	5
Musik	1	2	3	4	5
Malerei / Gestalten	1	2	3	4	5
Werte					
Religion	1	2	3	4	5
Selbstverwirklichung	1	2	3	4	5
Ethik / Moral	1	2	3	4	5
Politik					
politisches Interesse	1	2	3	4	5
politische Aktivität	1	2	3	4	5
Gesundheit					
Wohlbefinden	1	2	3	4	5
körperliche Attraktivität	1	2	3	4	5
Ernährung	1	2	3	4	5
Sonstiges ...					
	1	2	3	4	5
	1	2	3	4	5

Nachbesprechung des Arbeitsblattes „Pole des Lebens":

▬ Besprechen der einzelnen Dimensionen (z. B. Gesundheit/Krankheit)

▬ Besprechen der individuellen Einschätzung (z. B.: „Ich sehe, Sie haben auf der Dimension Gesundheit/Krankheit Ihren Punkt in die Nähe des Begriffs Krankheit gesetzt. Worunter leiden Sie zurzeit besonders?")

▬ Hinweis auf den jeweiligen Gegenpol (z. B.: „Sehen Sie Möglichkeiten, etwas für Ihre Gesundheit zu tun?"), um gedanklich eine Balance herzustellen

▬ Frage nach jenen Bereichen, bei denen eine Unterstützung besonders erwünscht ist (z. B.: „In welchem der angeführten Bereiche halten Sie eine Unterstützung für besonders wichtig? Wie könnte diese aussehen?").

◘ Abb. 3.14 Balance-Viereck: Beispiel, erarbeitet von einem 44-jährigen Patienten nach erfolgreicher Rehabilitation

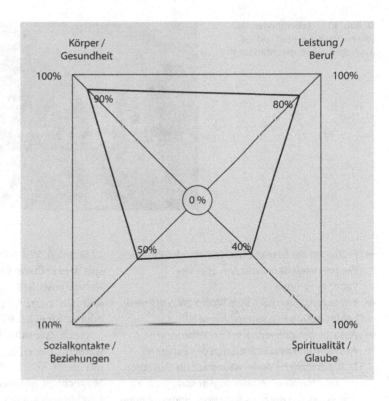

■ **Plus-Minus-Liste**

Mit wenig Aufwand lassen sich Plus-Minus-Listen erstellen, in denen man wichtige Bereiche des Lebens auflistet oder gemeinsam mit den Patienten/Patientengruppen erarbeitet. Im Anschluss daran erfolgen dann die individuellen Einschätzungen zu den einzelnen Bereichen.

Möglichkeiten für die Erstellung einer Plus-Minus-Liste:

— Festlegen der Bereiche durch die Begleiter oder gemeinsames Erarbeiten; Vorgabe der Antwortmöglichkeiten (+/-, erledigt/unerledigt, gelungen/nicht gelungen)

◘ Abb. 3.15 Polaritätenprofil: Beispiel, erarbeitet von einem 56-jährigen Parkinsonpatienten

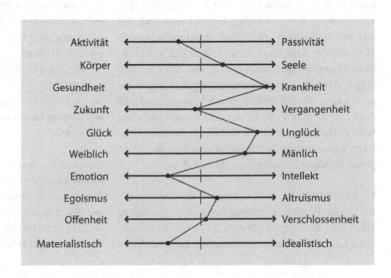

◘ **Abb. 3.16**   Lebensbogen: Mein
Leben zwischen Geburt und Tod
(Copyright: www.spechtarts.at.tf)

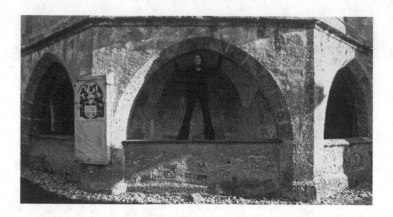

- Festlegen der Bereiche nach einem einführenden
  Gespräch mit dem Patienten oder der
  Patientengruppe
- Freies Aufzählen nach dem Motto: „Was in Ihrem
  Leben gelungen und misslungen ist"
- Ausarbeiten differenzierter Bereiche in
  Abstimmung mit der Situation des Patienten
  (z. B. persönliche Vorbereitung auf die Operation,
  Informations- und Aufklärungsgespräche,
  Anpassung an die neue Situation, Eingewöhnung
  in der Rehaklinik, soziale Kontakte zu den
  Mitpatienten)

■ **Lebensbogen**

Bereits bei den Zeitleisten und Lebenskurven
(◘ Abb. 3.2) wurde der Lebensbogen vorgestellt.
Man kann ihn auch gut als Hilfsmittel für die Erstellung einer Lebensbilanz heranziehen. Die Einstiegsfrage könnte lauten: „Der Mensch ist einge-
spannt zwischen den Polen Geburt und Tod. An
welcher Stelle Ihres Lebensbogens befinden Sie sich
zurzeit?" Im Anschluss daran lassen sich verschiedene Lebensphasen besprechen. Der Blick auf das
Ganze des Lebensbogens erleichtert die Integration
ganz unterschiedlicher Lebenserfahrungen und hilft
dort „abzurunden", wo Ecken und Kanten nur allzu
schmerzhaft hervortreten. Neben nüchternen Gra-
fiken kann man auch mit Fotos arbeiten, die einen
ganzheitlichen Impuls geben (◘ Abb. 3.16)

■ **Lebensuhr**

Bei dieser Form der Lebensbilanz dient die Skizze
einer Uhr als Vorgabe (◘ Abb. 3.17). Die Einstiegsfrage lautet: „Stellen Sie sich vor, Ihr Leben umfasst

12 Stunden. Wie würden Sie die Zeiger stellen? Wie
spät ist es in Ihrem Leben?" An diese Frage lassen sich
weitere anschließen, so etwa für welche Dinge es zu
spät oder zu früh ist, wofür man noch Zeit braucht
oder wofür es gerade an der Zeit ist, tätig zu werden
… Auch Zukunftsvisionen können angesprochen
werden. Speziell bei kranken Menschen muss man
mit dieser Arbeit sehr behutsam vorgehen und die
Möglichkeit anbieten, im Gespräch die „Zeiger der
Uhr" immer wieder zu verstellen, um so einen Perspektivenwechsel einzuleiten und Verkrustungen
aufzubrechen.

**Weiterführende Fragen für die Arbeit mit der
Lebensuhr:**
- „Welche Kraft hat die Zeiger Ihrer Uhr
  angetrieben?"
- „Was war Ihnen in der Vergangenheit
  besonders wichtig?"
- „Wo standen die Zeiger, als es Ihnen besonders
  gut/schlecht ging?"
- „Wenn Sie an die Zukunft denken, wie
  möchten Sie Ihr Leben gestalten? Was ist
  wichtig?"
- „Was ist in Ihrem Leben noch offen?"
- „Gibt es Dinge, nach denen Sie sich besonders
  sehnen?

Beispiele für Satzanfänge, die der Patient zu Ende
führen kann, verbunden mit der Aufforderung, die
Zeiger der Uhr entsprechend einzustellen:
- „Es ist der richtige Zeitpunkt für … "
- „Ich brauche Zeit für … "
- „Es ist zu früh (zu spät) für … "

◘ **Abb. 3.17** Die Lebensuhr

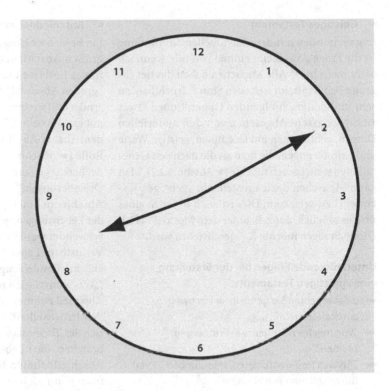

▪ Lebenssinn

Krisenzeiten sind oft Zeiten, in denen der Sinn des Lebens verloren geht oder nicht gesehen werden kann. Um Depressionen, Resignation und Verzweiflung entgegenzuwirken, sollten Patienten bei der „Suche nach dem Sinn" unterstützt werden. Wenn es gelingt, zur eigenen Leidensgeschichte einen Zugang zu bekommen, der es möglich macht, auch schwere Krisen als „Botschaft des Lebens" zu betrachten, ist eine Sinnfindung auch im Leid möglich. Bereits die Art und Weise, wie Menschen mit ihrem Schicksal und den verschiedenen Prüfungen des Lebens umgehen, kann zu einer einzigartigen sinnstiftenden Leistung werden. Die „Sinn-Arbeit" (Frankl 2007, 2008) ist natürlich auch in der Begleitung alter Menschen ein wichtiges Element (▶ Abschn. 3.2.2) und oftmals Ansatzpunkt für interdisziplinäres Zusammenwirken, z. B. von Pflegekräften, Therapeuten, Seelsorgern.

Fragen, die bei der Sinn-Suche hilfreich sind:
— „Was macht aus Ihrer Sicht ein Leben sinnvoll?", „Was macht Ihr Leben sinnvoll?"
— „Welche Personen und Ereignisse haben Ihrem Leben bisher Sinn gegeben?"

— „Gab es in Ihrem Leben bestimmte „Taten" (große oder kleine), mit denen Sie einen Sinn verbinden können?"
— „Können Sie sich an Ereignisse erinnern, die Sie verändert und Ihrem Leben einen neuen Sinn gegeben haben?"
— „Was könnte in schwierigen Lebenssituationen dem Leben trotzdem Sinn verleihen?"
— „Können Sie persönlich vielleicht einen Sinn in all dem Leiden entdecken … ?"

Oft können Schritte zur Klärung der Sinnfrage Patienten aus der Erstarrung und den quälenden Warum-Fragen lösen. Der Erkrankung, dem Unfall, dem Schicksalsschlag einen ganz persönlichen Sinn abzuringen, kann jene seelisch-geistigen Kräfte mobilisieren, die den Patienten nicht mehr als Opfer seiner Situation zurücklässt, sondern zum aktiven Gestalter seiner Zukunft macht. Oftmals ist die Situation selbst kaum zu verändern und die einzige Möglichkeit besteht darin, die eigene Einstellung zu ändern. Bei diesem Prozess kann Biografiearbeit unterstützend wirken und zu einer echten Lebenshilfe werden.

■ Geistiges Testament

Eng verbunden mit der individuellen Sinnfindung ist die Frage „Was bleibt einmal von mir, wenn ich nicht mehr bin?" Alle Menschen haben das tief sitzende Bedürfnis, im weitesten Sinne „fruchtbar" zu sein und den nachfolgenden Generationen etwas zu hinterlassen. Abgesehen von den materiellen Dingen, geht es auch um Gedanken, geistige Werte und Erinnerungen, die man an die nächsten Generationen weitergeben möchte (▶ Abschn. 3.2.2). Man kann Menschen dazu anregen, ein „geistiges Testament" zu verfassen. Dies ist auch in Form eines Briefes möglich, der z. B. unter dem Motto „Was ich Dir noch sagen möchte … " geschrieben wird.

Unterstützende Fragen bei der Erstellung eines geistigen Testaments:

- „Was möchten Sie gerne Ihrer Nachwelt zurücklassen?"
- „Wie möchten Sie gerne in Erinnerung bleiben?"
- „An welche Eigenschaften, Handlungen … von Ihnen soll man sich erinnern?"
- „Welche Ihrer Gedanken, Gefühle … sollen in anderen Menschen weiterleben?"
- „Was möchten Sie Ihren Kindern/Enkeln noch sagen?"
- „Welche Ihrer Erinnerungen sollen in den Köpfen und Herzen Ihrer Nachkommen weiterleben?"

■ Abschiednehmen

Ein bewusster Umgang mit den vielen kleinen und großen Abschieden des Lebens ist ein Einüben in das Loslassen und eine Vorbereitung auf den „großen Abschied". Speziell in der Begleitung trauernder und sterbender Menschen spielt der Umgang mit existenziellen Fragen im Allgemeinen und mit dem Thema Abschied im Besonderen eine große Rolle (▶ Abschn. 2.1.1 und ▶ Abschn. 2.2.4). Viele der bereits genannten Methoden können Menschen Orientierungshilfen für ihre Beschäftigung mit dem Abschiednehmen geben. So kann beispielsweise der Lebensbogen (▶ Abb. 2.1 und ◘ Abb. 3.16) dazu verwendet werden, die vielen großen und kleinen Verluste im Laufe des Lebens einzutragen. Daran anschließende Fragen können sich auf Wünsche („Was wünsche ich mir in Situationen, in denen ich Abschied nehmen muss?") und Ressourcen („Was/Wer hat geholfen?") beziehen. Eine einfache Form, sich der Thematik zu nähern, kann in dem Hinweis bestehen, dass Leben von Geburt an immer auch Abschiednehmen bedeutet, und das sanfte Hinführen auf viele unterschiedliche Abschiede im Verlauf der persönlichen Lebensgeschichte. Auch Clusterbilder, das Arbeiten mit unterschiedlichen Texten oder kreative Angebote, wie Malen, Gestalten, Modellieren oder die Vorlage von unterschiedlichen themenbezogenen Fotos (◘ Abb. 3.18), können das Thema Abschied aufgreifen.

◘ **Abb. 3.18**   „Was wird von mir bleiben?"

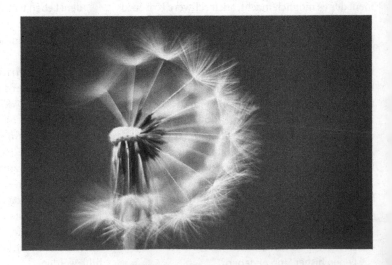

Leben bedeutet Abschiednehmen:

- „Von welchen Menschen müssen/möchten Sie sich verabschieden?"
- „Von welchen Dingen müssen/möchten Sie sich verabschieden?"
- „Von welchen Vorstellungen müssen/möchten Sie sich verabschieden?
- „Von welchen Wünschen/Sehnsüchten müssen/möchten Sie sich verabschieden?"

3.2.2 Methoden zur Erinnerungsarbeit

In der Begleitung alter Menschen (auf eine Differenzierung im Sinne der WHO-Definition, ▶ Abschn. 2.2.1, wird verzichtet) spielen lebensgeschichtliche Gespräche mit dem Schwerpunkt Erinnerungsarbeit eine zentrale Rolle (▶ Abschn. 2.2.2). Sie können einen wichtigen Beitrag dazu leisten, die Verbindung zur Außenwelt aufrecht zu erhalten, die Gegenwart besser zu gestalten, Anregungen für „Hirn, Herz und Körper" zu bieten und dem Gefühl sozialer Isolation vorzubeugen. Darüber hinaus ermöglichen sie eine Abrundung der Lebensgeschichte und können zu einer Steigerung des subjektiven Wohlbefindens beitragen. Weitere Vorteile ergeben sich aus den ausführlich besprochenen Funktionen und Wirkweisen biografischer Gespräche (▶ Abschn. 1.2).

> **Vorteile der Erinnerungsarbeit mit alten Menschen**
> - Erleichterung bei der Gestaltung der gegenwärtigen Situation (Kontakt zum „gelebten Leben" enthält Hinweise auf Kontinuität, Ressourcen für notwendige Neuorientierungen, Bewusstmachen von Bewältigungsstrategien ...)
> - Stärkung des Selbstbewusstsein, der Selbstachtung und des Selbstwertes (Benennen eigener Stärken, Verständnis für Rollenbilder, Bewusstmachen vollbrachter Leistungen, „Ernte" des Lebens ...)
> - Unterstützung bei notwendigen seelischen Anpassungsleistungen (Identität fördernde

> Aspekte, Ich-Sein und Ich-Bleiben, Arbeit an der persönlichen Kontinuität.)
> - Stärkung der Konzentrations- und Ausdrucksfähigkeit (Zusammenführen von Erinnerungssplittern, (Re)Aktivierung von Sprache, Gedächtnis, Ausdrucksverhalten, Sinnesstimulation.)
> - Möglichkeit der Beziehungsgestaltung (Kontakt zu Mitbewohnern, Kontakt zu Pflegekräften ...).

Ein erster Zugang zu den Erinnerungslandschaften alter Menschen lässt sich relativ leicht über die Aktivierung sogenannter Erinnerungszentren finden. Dabei geht man von dem Bild eines „inneren Dachbodens" aus, einem inneren Ort, an dem persönlich wichtige Dinge aufbewahrt sind. Die meisten Menschen haben das Bestreben, wichtige Dokumente ihres Lebens aufzubewahren und zwar nicht nur jene, die in einer Dokumentenmappe verwahrt werden und Zeugnis geben von Herkunft, Ausbildung oder Wohnort. Viele Erinnerungssplitter, die zu subjektiv wichtigen Dokumenten gelebter Geschichte werden, ruhen auf einem „inneren Dachboden" und warten, bis sie durch den Prozess des Erinnerns wieder lebendig werden (◘ Abb. 3.19). Das kann beispielsweise eine Ansichtskarte sein, ein halbzerrissenes Taschentuch, eine alte Puppe, eine getrocknete Blume, eine Kaffeedose, eine Nähmaschine, ein glitzernder Stein, ein Wanderstock, Brillen, eine Pfeife, alte Schuhe, ein Hut, ein Heiligenbild, ein alter Rosenkranz. Diese stillen Zeugen der persönlichen Lebensgeschichte werden nach unterschiedlichen Ordnungsprinzipien aufbewahrt. Während sie bei einem kunterbunt durcheinander liegen und auch die Erinnerungen selbst von einer Situation zur anderen springen, werden sie bei einem anderen Menschen nach dem Grad der Ähnlichkeit gemeinsam verwaltet oder in „Zeitordnern" abgelegt. Die Situation vieler alter Menschen bringt es häufig mit sich, dass die eigene Wohnung oder das eigene Zimmer mit realen Erinnerungsstücken nicht mehr existieren.

Umso wichtiger werden die symbolischen Räume der Erinnerung, die Erinnerungszentren, die man in

◘ **Abb. 3.19**   Meine
Erinnerungsvitrine

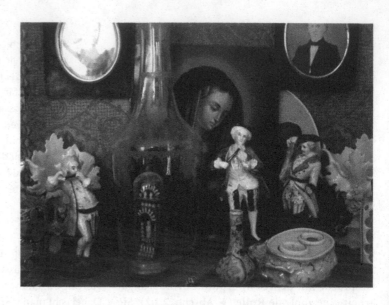

Gedanken aufsuchen und über die man einem interessierten Zuhörer erzählen kann. Ein lebensgeschichtliches Gespräch wird dann wie eine Reise zu verschiedenen Stationen des Lebens sein.

Einstiegsfragen zur Aktivierung der Erinnerungszentren:

- „Wenn Sie an Ihre Wohnung denken, welche Gegenstände sind/waren da besonders wichtig?"
- „Stellen Sie sich vor, Sie könnten eine Erinnerungsecke einrichten. Was würde sich da alles versammeln? Bilder, Steine, Bücher, Stoffreste, Tassen … ?"
- „Gibt es einen Gegenstand, an dem Sie besonders hängen? Was verbinden Sie damit?
- „Stellen Sie sich vor, hier würde ein Koffer stehen, in dem viele Dinge Ihres Lebens aufgehoben sind. Was ist da alles drinnen?"
- „Gibt es bestimmte Gegenstände, z. B. Fotos, kleine Schmuckstücke, Bücher, Glücksbringer, die Sie als Erinnerungsstücke verschenken würden? Welche Geschichten sind damit verknüpft?"
- „Hatten Sie in Ihrer Kindheit oder Jugend einen Lieblingsgegenstand? Was verbinden Sie mit ihm?"

- „Stellen Sie sich vor, dieser Glücksbringer …, den Sie mir gezeigt haben, der könnte mir etwas von Ihnen erzählen. Was würde er erzählen?"
- „Welcher Raum war für Sie in der Kindheit besonders wichtig? Wie hat er ausgesehen? Welche Erinnerungen verknüpfen Sie mit ihm?"

Die Erinnerungszentren lassen sich durch viele Impulse anregen, die in die tägliche Betreuungssituation eher beiläufig einfließen und ihren Ausgangspunkt manchmal bei den Gegenständen nehmen, die so manches Nachtkästchen schmücken (▶ Abschn. 2.2.3). Doch auch in Form gezielt geführter Gespräche, wie es ein narratives Interview darstellt (▶ Abschn. 3.1.2), oder in geführten Gruppenaktivitäten können Erinnerungszentren aktiviert werden. Meistens ist es für alte Menschen einfacher, durch eine Vorgabe an den Strom der Erinnerungen herangeführt zu werden. Dieses Vorgehen gibt Sicherheit und die oftmals notwendige Orientierung, ohne die sich die Erzähler in ihrer Erinnerungslandschaft nur allzu leicht verirren. Ein zusätzlicher Vorteil liegt darin, dass die Eigenständigkeit unterstützt und die Kreativität gefördert wird. Oft ist die Beschäftigung mit den kleinen Aufträgen, die im Rahmen der Erinnerungsarbeit an die Menschen herangetragen werden, auch eine letzte wichtige Möglichkeit, Aufgaben zu meistern und „Erfolg" zu haben. Dadurch kann die Beschäftigung mit der eigenen Geschichte zu einem besonderen Lebenselexier werden.

Die Begleitung alter Menschen ist häufig zeitlich nicht beschränkt und endet in vielen Fällen erst mit deren Tod. Dies bedeutet zum einen, dass man über einen längeren Zeitraum mit den Menschen kontinuierlich arbeiten kann, was von vielen in der Altenarbeit Tätigen als äußerst positiv erlebt wird. Zum anderen stellt diese Situation aber auch spezielle Anforderungen an die Geduld, Kreativität und Selbstreflexion (▶ Abschn. 3.1) der Begleiter. Im Sinne der Psychohygiene ist ein kollegialer Austausch, gezielte Weiterbildung und gegebenenfalls professionelle Begleitung im Rahmen einer Supervision besonders wichtig.

Die nachfolgenden Informationen und Methodenbeispiele sollen Impulse für die konkrete Erinnerungsarbeit geben und Mut machen, die eine oder andere Anregung in der Praxis umzusetzen. Prinzipiell sind die Methoden sowohl für die Einzelarbeit als auch für die Arbeit mit Gruppen geeignet. Es muss jeweils im Vorfeld abgeklärt werden, was für den konkreten Menschen zum jeweiligen Zeitpunkt sinnvoll und möglich ist. Die Arbeit in Gruppen hat den Vorteil, dass zusätzlich zum biografischen Element noch Kontakte geknüpft oder gepflegt werden können und dass das gemeinsame Tun vielfältige Anregungen und Spaß mit sich bringt. Auch wird durch die zeitliche Verteilung der Erzählzeit auf mehrere Menschen die Konzentrationsfähigkeit und Aufmerksamkeit des Einzelnen nicht zu sehr strapaziert. So kann einer Überforderung vorgebeugt werden. Neben dem Erzählen spielt in der Biografiearbeit im Allgemeinen und in der Begleitung alter Menschen im Besonderen auch das (Auf)Schreiben eine wichtige Rolle (▶ Abschn. 3.2.1). Vorteile einer schriftlichen Auseinandersetzung mit Lebensthemen liegen in der freien Zeiteinteilung und Tempowahl, in einem größeren Spielraum der Gestaltung und der Möglichkeit des Nacharbeitens oder Umgestaltens.

■ **Wiederherstellungssignale**

Ein zentraler Aspekt der Erinnerungsarbeit oder Erinnerungspflege, wie die Biografiearbeit mit Hochbetagten oft bezeichnet wird (Sautter et al. 2004), liegt in der Unterstützung, das Bild von der eigenen Person im Kern aufrechtzuerhalten. Der portugiesische Schriftsteller und Dichter Fernando Pessoa bringt das auf den Punkt, in dem er sagt:

» Jawohl, was ich bin, wäre unerträglich, könnte ich mich nicht erinnern, was ich war.
(Pessoa 2003)

Gerade im Alter entsteht oft das Bedürfnis, sich diesem Kern zu nähern und der Mensch zu sein, der man im Grund seines Herzens immer sein wollte. Dies kann man selbst bei Menschen erfahren, die durch verschiedene altersbedingte Einbrüche viel von „sich" verloren haben. Auch wenn vieles in Vergessenheit geraten ist und nicht mehr erkannt oder erinnert wird, so bleiben doch bei den allermeisten Menschen kleinere und größere Erinnerungsscherben zurück. Mit Hilfe Anteil nehmender Begleiter wird es möglich, die eine oder andere Erinnerung in die Gegenwart zu holen und zum Leuchten zu bringen. Dabei haben sich einige Impulse besonders bewährt, die auch als sogenannte Wiederherstellungssignale bezeichnet werden.

■ **Interesse an der Lebensgeschichte**

Bevor noch an konkrete Impulse oder methodische Anregungen zu denken ist, geht es bei der Erinnerungsarbeit zunächst um das Herstellen einer angenehmen Atmosphäre. Die Einstellung dem alten Menschen gegenüber, die so wichtigen Grundhaltungen der Begleiter (▶ Abschn. 3.1.1) und vor allem das deutlich ausgedrückte Interesse an den Lebensgeschichten stellen die Basis für eine gute und Ziel führende Erinnerungsarbeit dar. Dieses Interesse der Begleiter wird von vielen alten Menschen zuerst staunend, dann dankbar angenommen. So kann aus einem: „Mein Leben war nicht so interessant …, da gibt es nichts zu erzählen … " ein: „Wenn ich mich so zurück erinnere …, da möchte ich Ihnen noch diese Geschichte erzählen … " werden.

■ **Schaffen eines Freiraums**

Aus der Gedächtnisforschung (▶ Abschn. 2.2.2) ist bekannt, dass Gedächtnisspuren in einer entspannten Atmosphäre eher zurückverfolgt werden können als unter externem Druck. Zu einer gelockerten

Stimmung können sowohl äußere Rahmenbedingungen als auch die innere Haltung der Begleiter beitragen. Leider sind in vielen Alteneinrichtungen die räumlichen Gegebenheiten nicht sehr einladend und lassen wenig Raum für ungestörte Gespräche. Umso wichtiger wird die innere Haltung des Begleiters, seine Wertschätzung und die Fähigkeit, einen zwischenmenschlichen Raum der Wärme und Akzeptanz zu schaffen, in dem Erinnern nicht nur erlaubt, sondern auch erwünscht ist (► Abschn. 1.3.3).

■ **Achtsamkeit auf den Gefühlszustand**

Erinnerungen sind stark von Gefühlen abhängig, und so ist es in der konkreten Begleitung hilfreich, auf den jeweils vorherrschenden Gefühlszustand der alten Menschen besonders zu achten (► Abschn. 2.2.3). Eine freudige, ausgeglichene Stimmung wird eher zu positiven Erinnerungen führen, während eine gedrückte, depressive Gemütslage eher Negatives auslöst. Denkt man an die oft schwierige Situation alter Menschen in Heimen, an die vielfältigen Kränkungen im Alter, den Verlust von Menschen und vertrauter Umgebung (► Abschn. 2.2.1), ist es nicht verwunderlich, wenn sich ihre Erinnerungswelt düster gestaltet. Manchmal geht dies soweit, dass es zu einem scheinbaren Gedächtnisverlust kommt und jede positive Erinnerung verloren scheint. Gelingt es jedoch, jenen positiven Gefühlszustand wiederherzustellen, in dem das ursprüngliche Ereignis sich ereignet hat, kann es meist auch einwandfrei erinnert werden. „Zauberworte", die auch die Vergangenheit in milde Farben tauchen und Abschiednehmen erträglich machen könnte, sind Beziehungsarbeit, Atmosphäre schaffen und das Zulassen von Nähe.

■ **Kontakte stiften**

Erinnerungen sind bis zu einem gewissen Grad ebenso „ansteckend" wie Gefühle. In Gruppen kann man immer wieder beobachten, wie einzelne Teilnehmer durch ihre Erzählungen Impulse und Anregungen für die Erinnerungen der anderen Gruppenmitglieder geben. Besonders die Möglichkeit, mit anderen Menschen ins Gespräch zu kommen, die Ähnliches (Gesetz der Gleichheit) oder ganz Anderes (Gesetz des Kontrasts) erlebt haben, bringt oftmals verborgene Erinnerungen an die Oberfläche. In der Begleitpraxis haben sich Erzähl- und Schreibrunden oder „Erzählcafes" bewährt (Kämmer 2007), die durch eine behutsame Begleitung noch an Qualität gewinnen. Die Themenauswahl kann entweder in gemeinsamer Absprache erfolgen (gemeinsames Sammeln von Ideen) oder durch die Begleiter vorgegeben werden (z. B. Arbeit an zeitgeschichtlichen Themen: „Jahrzehnte meines Lebens", Arbeit an kollektiven Erfahrungen: „Meine Schulzeit", Arbeit an persönlichen Erlebnissen: „Meine schönste Erinnerung"). Auch gestaltete Abende zu einem Thema (z. B. Mein Lieblingsbuch; Lieder meiner Kindheit und Jugend; Die Geschichte meines Geburtsortes) oder gemeinsame Aktivitäten, wie Besuche von Ausstellungen, Ausflüge und Spiele, können den Rahmen für Erinnerungsarbeit bilden.

■ **Autobiografische Objekte**

Ein besonders wichtiges Wiederherstellungssignal ist das Bereitstellen sogenannter autobiografischer Objekte. Manchmal bringen alte Menschen bei ihrem Eintritt in eine Altenpflegeeinrichtung o. Ä. selbst den einen oder anderen Gegenstand mit, der eine Brücke zur Vergangenheit darstellt. Gespräche über diesen Gegenstand lassen Erinnerungen aufleben und können zu wichtigen Momenten innerer Zufriedenheit werden und den Prozess der Eingewöhnung erleichtern (► Abschn. 2.2.3). In der gezielten Erinnerungsarbeit hat sich der Einsatz eines sogenannten Erinnerungskoffers vielfach bewährt. In diesem Koffer haben Alltagsgegenstände ebenso Platz wie kleine Besonderheiten. Einige Beispiele: Kinderspiele, Murmeln, Springseil, Kreisel, Ball, Brettspiele, Puppen, Tiere, Abziehbilder, Bleistifte, Ausmalblöcke, Küchengeräte, Stopfholz, Nadel-Faden-Schere, Sieb, Schürze, Kochbuch, Bimsstein, Gummiring, Wischtuch, Schuhwachs, Hammer, Nägel, Hobel, Taschentuch, Fahrradklingel, Visitenkarte, Tanzkarte, Fächer, getrocknete Blumen, Steine, Halskettchen, Kerze, Buch, Engelbild, Schulheft, Tintenfass, Kreide, Blumenzwiebel, Wärmflasche, Wattestäbchen, Windelhose, Kinderlätzchen, Babyrassel, „Hundeknochen", Hufeisen …. Für die Beschäftigung mit diesem Erinnerungskoffer eignen sich besonders Gruppen. Meistens bringen die Begleiter den schon gefüllten Koffer mit und laden zu Erinnerungsgeschichten ein. Es ist aber auch möglich, die Gruppenteilnehmer zu bitten, selbst Gegenstände, wichtige Wegbegleiter, Erinnerungsstücke aus bestimmten Lebensabschnitten oder zeitgeschichtlich Typisches für einen Gruppenkoffer mitzubringen und über die Gegenstände zu erzählen. Für die Einzelarbeit kann man Menschen einladen, sich solch einen Koffer auszudenken oder aufzumalen – tatsächlich oder in Gedanken. „Was müsste in Ihren Erinnerungskoffer hineinkommen?" könnte ein Impuls sein, den inneren Dachboden „aufzuräumen" und nach wichtigen Erinnerungsstücken zu durchforsten.

Impuls für eine Gruppenarbeit mit dem Erinnerungskoffer:

Vorbereitung: Auswahl von Gegenständen unter Berücksichtigung möglichst vieler Lebensbereiche und Lebensabschnitte sowie einem ausgewogenen Verhältnis zwischen Gegenständen aus der „Männer- und Frauenwelt".

Durchführung: Die Gegenstände werden einzeln herausgenommen, laut und deutlich benannt, für alle gut sichtbar herumgezeigt und auf einen Tisch abgelegt. Danach werden die Gruppenmitglieder aufgefordert, sich nach der Reihe jenen Gegenstand auszuwählen, bei dem ihnen spontan eine Erinnerung eingefallen ist. Sie sollen den Gegenstand in die Hand nehmen und ihre Erinnerungsgeschichte erzählen. Nach der Erzählung wird der Gegenstand zurückgelegt und der nächste Teilnehmer nimmt einen Gegenstand und erzählt seine Erinnerungsgeschichte.

▪ Autobiografische Orte

Neben autobiografischen Gegenständen sind sogenannte autobiografische Orte wichtige Stützen in der Erinnerungsarbeit. Vieles wird erst dann wieder erinnert, wenn man den Ort der Ereignisse wieder aufsucht. Dort, wo sich bestimmte Dinge ereignet haben, „liegen" gleichsam auch die entsprechenden Erinnerungen. Manchmal wird es möglich sein, den einen oder anderen Ort gemeinsam mit dem alten Menschen aufzusuchen, z. B. das Heimatdorf, die Dorfkirche, die Straße, die man täglich zur Schule ging, den Bahnhof, von dem einst die erste große Reise ausging, die Wiese hinter dem Elternhaus, das Seeufer … In einigen Familien werden anlässlich von Geburtstagen gemeinsam mit dem alten Jubilar solche Orte der Vergangenheit aufgesucht. Da kann es dann vorkommen, dass Erinnerungen auftauchen und die Familie alte Geschichten zu hören bekommt, von denen sie noch nie etwas wusste. Wenn es nicht möglich ist, die tatsächlichen Orte aufzusuchen, kann man den alten Menschen einladen, sich auf eine gedankliche Reise zurück an die Orte der Vergangenheit zu begeben. Der eine oder andere wird im Anschluss an so ein Gespräch vielleicht alte Fotos auskramen, die „inneren Archive" nach Fakten durchforsten oder versuchen, erinnerte Orte, Gebäude oder Landschaften aufs Papier zu bringen (◧ Abb. 3.20).

Autobiografische Orte sind oft mit ganz bestimmten Gerüchen verbunden, die ihrerseits eine Fülle von Erinnerungen auslösen. „Der Duft von Apfelblüten wird mich ewig an den Garten meiner Großmutter

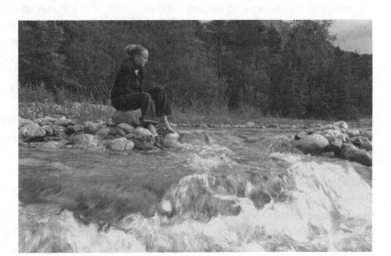

◧ **Abb. 3.20** Mein (Lebens)Fluss (Copyright: www.spechtarts.at.tf)

erinnern … ", „Der Keller war unser geheimer Treff-punkt. Noch heute habe ich den Geruch von feuch-ter Erde in der Nase.", „Der Duft von Heu bringt mir alle Sommer meiner Kindheit wieder!" oder „Der Geschmack von Zimt und Honig führt mich zurück in die alte Stube … " – das sind typische Äußerun-gen sehr früher autobiografischer Erinnerungen. Das Wissen über die enge Verknüpfung von Gerüchen und bestimmten Geschmacksrichtungen mit Gefüh-len und Erinnerungen wird in neueren Pflegeansät-zen durch den Einsatz der Aromatherapie gezielt genützt (Steflitsch 2007). Ein bekanntes Beispiel aus der Literatur sind die Ausführungen von Marcel Proust, in denen er die Wirkung von Geruchs- und Geschmacksempfindungen beschreibt, Empfindun-gen, die ihm das Tor zu differenzierten Erinnerungen an längst vergangene Tage öffneten.

„Sobald ich den Geschmack jener Madeleine wie-dererkannt hatte, die meine Tante mir, in Linden-blütentee eingetaucht, zu verabfolgen pflegte (obwohl ich noch immer nicht wusste und auch erst späterhin würde ergründen können, weshalb die Erinnerung mich so glücklich machte), trat das graue Haus mit seiner Straßenfront, an der ihr Zim-mer sich befand, wie ein Stück Theaterdekoration zu dem kleinen Pavillon an der Gartenseite hinzu, der für meine Eltern nach hinten heraus angebaut worden war (also zu jenem verstümmelten Teilbild, das ich bislang allein vor mir gesehen hatte) und mit dem Haus die Stadt, der Platz, auf den man mich vor dem Mittagessen anschickte, die Straßen, die ich von morgens bis abends und bei jeder Witterung durchmaß, die Wege, die wir gingen, wenn schönes Wetter war. Und wie in den Spielen, bei denen die Japaner in eine mit Wasser gefüllte Porzellanschale kleine, zunächst ganz unscheinbare Papierstück-chen werfen, die, sobald sie sich vollgesogen haben, auseinandergehen, sich winden, Farbe annehmen und deutliche Einzelheiten aufweisen, zu Blumen, Häusern, zusammenhängenden und erkennbaren Figuren werden, ebenso stiegen jetzt alle Blumen unseres Gartens und die aus dem Park von Monsieur Swann, die Seerosen auf der Vivonne, die Leuchten aus dem Dorfe und ihre kleinen Häuser und die Kir-che und ganz Combray und seine Umgebung, alles deutlich und greifbar, die Stadt und die Gärten aus meiner Tasse Tee."
(Proust 2008)

■ **Aufgreifen von Schlüsselwörtern**

Gutes Zuhören ist für jede Begleitung wichtig (▶ Abschn. 1.3.2). Dabei sind nicht nur Inhalte eines Gesprächs zu beachten, sondern auch die individu-ellen Sprachgewohnheiten, der Sprachrhythmus, die Wortmelodie sowie immer wiederkehrende Rede-wendungen und Wörter. Durch aufmerksames Zuhören gelingt es meist gut, den jeweils bevorzug-ten Sinneskanal eines Gesprächspartners zu erken-nen. Diese Beobachtungen können ein Gespräch vertiefen und optimieren. Im Verlauf eines lebens-geschichtlichen Gesprächs kann man dann auffal-lende Schlüsselwörter immer wieder ins Gespräch bringen und für weitere Anregungen und Gedan-kenanstöße Begriffe verwenden, die dem bevorzug-ten Sinneskanal (visuell, akustisch, kinästhetisch, olfaktorisch oder gustatorisch) des Gesprächspart-ners entsprechen.

> **Typische Aussagen, die auf einen bevor-zugten Sinneskanal hinweisen**
> — Visueller Typ: „Ich hatte schon immer einen Blick für … ", so drückt sich ein Mensch aus, für den Sehen wichtig ist
> — Akustischer Typ: „Meine Stärke war es, auf die Zwischentöne zu achten … ", da liegt ein musikalisches Schlüsselwort verborgen
> — Kinästhetischer Typ: „Ich hatte eben immer so ein feines Gespür … ", hier wird die Sprache der Empfindungen gewählt
> — Olfaktorischer Typ: „Mein Riecher war berühmt! Mir konnte keiner so leicht etwas vormachen!", das ist die Äußerung eines Menschen, für den der Geruchssinn besonders wichtig ist
> — Gustatorischer Typ: „Da musste man sich schon sehr anstrengen, mir das schmackhaft zu machen … ", dieser Satz weist auf die Bedeutung des Geschmackssinns hin

■ **Betrachten alter Fotos**

Alte Fotos eignen sich als Wiederherstellungssig-nal auf mehrfache Weise gut. Sie legen nicht nur zu sehr persönlichen Geschichten Erinnerungs-spuren, sondern führen auch zu bestimmten

Zeitepochen und kollektiven Erfahrungen. Beim Betrachten alter Fotos verbinden sich Gesichter oder Gebäude nach und nach mit Namen, Namen mit Erlebnissen, Erlebnisse mit Zeitabschnitten, Zeitabschnitte mit typischen Erfahrungen. Ein einfaches Bild kann durch intensives Betrachten und Besprechen gleichsam lebendig werden und es ist fast so, als würden die Personen zu sprechen beginnen, sich bewegen, ihre Position verändern, Reisen antreten … Manchmal nimmt sie der Erzähler auch aus dem Foto heraus und baut sie in andere Geschichten und Ereignisse ein. Für diese Form der Erinnerungsarbeit kann man entweder die persönlichen Fotos der jeweiligen Menschen verwenden oder aber auf alte Ansichtskarten zurückgreifen (◘ Abb. 3.21a, b).

- **Themenschwerpunkte in der Erinnerungsarbeit**

Thematisch lassen sich für die Erinnerungsarbeit die Bereiche „Zeitgeschichte", „Familiengeschichte" und „individuelle Geschichte" nennen, wobei die Übergänge oft fließend sind. In der Beschäftigung mit zeitgeschichtlichen Themen kann der Schwerpunkt einmal eher in einer persönlichen Betrachtung liegen, die dann vielleicht an Kinder oder Enkel weitergegeben wird (▶ Abschn. 3.1.1), zum anderen in einer öffentlichen Rolle als sogenannter Zeitzeuge. Der zweite wichtige Bereich innerhalb der Erinnerungsarbeit ist die Beschäftigung mit der eigenen Familiengeschichte, mit den eigenen Wurzeln. Methodisch können Begleiter auf viele der bereits besprochenen Ansätze zurückgreifen (▶ Abschn. 3.2.1), z. B. auf die Gestaltung eines Stammbaums oder das Aufspüren typischer Leitsätze, Familiensagas oder Tabuthemen. Alte Menschen erfahren durch dieses Eintauchen in ihre Herkunftsfamilie oft sehr intensiv, dass sie in einer langen Tradition vorausgegangener Generationen stehen. Diese Erfahrung vermittelt häufig ein Gefühl der

Geborgenheit. Schließlich kann noch der ganz persönlichen Lebensgeschichte im Rahmen der Erinnerungsarbeit oder Erinnerungspflege nachgegangen werden. Biografiearbeit wird hier zur Identitätsarbeit und dient der Selbstvergewisserung ebenso wie der Aussöhnung und Abrundung lebensgeschichtlicher Themen.

❯ **Inhaltliche Schwerpunkte der Erinnerungsarbeit mit alten Menschen sind die Beschäftigung mit der Zeitgeschichte, mit der persönlichen Familiengeschichte und mit der individuellen Lebensgeschichte.**

- **„Meine Zeit"**

Erinnerungsarbeit kann ihren Ausgangpunkt im Heute nehmen und Schritt für Schritt in die Vergangenheit führen. Dabei geht es bei einer persönlichen Auseinandersetzung weniger um historisch belegbare Fakten als vielmehr um die erlebte Zeitgeschichte. Als Anhaltpunkte kann man mit einem groben Zeitraster arbeiten und bestimmte Jahrzehnte festlegen, über die man ins Gespräch kommt. Dies hat sich sowohl für die Einzelbegleitung als auch für die Arbeit mit Gruppen bewährt. Für manche Menschen ist es ein besonderer Anreiz, die aus einer intensiven Beschäftigung mit der persönlichen Zeitgeschichte gewonnenen Einsichten an die jüngere Generation weiterzugeben. So können Autobiografien mit einem starken Bezug zur Zeitgeschichte entstehen oder Briefe an Kinder, Enkel und Freunde, in denen persönliches Handeln in bestimmten sozialpolitischen Zusammenhängen erklärt oder beschrieben wird. Für manche ist es auch eine interessante Herausforderung, ihre zeitgeschichtlichen Erinnerungen und persönlichen Erfahrungen auf einen Tonträger festzuhalten. John Kotre verweist auf die Bedeutung der selektiven Erinnerungsauswahl und meint:

◘ **Abb. 3.21a, b.** Alte Fotos als Erinnerungsimpuls

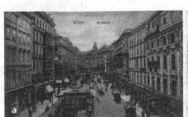
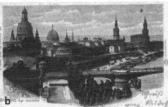

» Die Jahre, an die wir uns am besten erinnern, sagen eine Menge darüber aus, wer wir sind und warum unser Leben sich so und nicht anders entwickelt hat.
(Kotre 1998)

Arbeitsanregungen zum Thema „Meine Zeit":
Auf einem großen Papier (Tafel/Pinwand) wird ein Zeitraster erstellt (z. B. 20er, 30er, 40er Jahre); die Gruppenteilnehmer werden aufgefordert, möglichst viele Ereignisse zu nennen, die für das jeweilige Jahrzehnt typisch waren, wobei zwischen öffentlichen und privaten Aspekten zu unterscheiden ist (z. B.: Wie haben die einzelnen Gruppenteilnehmer damals gelebt? Welche sozialen, politischen, kulturellen Ereignisse hat es gegeben? Was hat diesen Zeitabschnitt geprägt? Wie war die Wohnsituation in der Stadt und auf dem Land? Welche Musik war typisch?).
Auf einem großen Papier (Tafel/Pinwand) wird eine Zeitlinie aufgezeichnet, die mit dem Geburtsdatum des jüngsten Teilnehmers der Gruppe beginnt; gemeinsames Besprechen wichtiger Ereignisse und Markierung auf der Zeitschiene, wobei auf der linken Seite alle erinnerten offiziellen Ereignisse und Fakten notiert werden und auf der rechten Seite die jeweils persönlichen Erinnerungen zu den einzelnen Jahren oder Epochen; erinnerungsaktivierende Fragen können sich entweder auf ein gemeinsam festgelegtes Thema /Zeitabschnitt beziehen oder als unspezifischer Impuls gesetzt werden.
Zusammenstellung epochentypischer Gegenstände (typische Kleidungsstücke, Sitzgarnituren, Autos, erste Fernsehgeräte, Schallplatten …) oder Fotografien von diesen Gegenständen (◘ Abb. 3.22) als Anregung, in Gedanken jene Epochen wieder aufzusuchen, sich zu erinnern und auf unterschiedliche Weise zu bearbeiten (z. B. Erzählen, Gruppengespräche, Geschichten schreiben, gestalten von Kollagen …).

Die Leitfrage bei Methoden, die sich mit Zeitepochen beschäftigen (Haubold u. Wolf 2008), ist stets „Was war für die jeweilige Epoche typisch?" und „Wie habe ich das erlebt?" Das Hin- und Herpendeln zwischen persönlichem Erleben und historischen Gegebenheiten kann dabei immer wieder

zu gewissen Verzerrungen führen und die Frage nach der „wahren Geschichte" aufwerfen. Hier ist eine behutsame Begleitung wichtig, Respekt vor den jeweils berichteten Lebensgeschichten und der sanfte Hinweis, dass subjektiv Erlebtes und objektiv Berichtetes nicht immer übereinstimmen. Manchmal wird es auch hilfreich sein, darauf aufmerksam zu machen, dass ein und dasselbe von zwei Menschen ganz unterschiedlich erlebt und erinnert werden kann. Dieser Hinweis lässt Raum für vielfältige Sichtweisen und entschärft die manchmal angespannte Diskussion um den Begriff Wahrheit. Oftmals sind Begleiter besonders gefordert, wenn es darum geht, die subjektiven Wahrheiten unterschiedlicher Personen zu ein und demselben Sachverhalt zu akzeptieren, ohne dabei in eine Schiedsrichterposition zu kommen. Der portugiesische Schriftsteller Fernando Pessoa schreibt:

„Heute traf ich nacheinander auf der Straße zwei meiner Freunde, die sich zerstritten hatten. Jeder erzählte mir, wie es zu dem Streit gekommen war. Jeder sagte mir die Wahrheit. Jeder legte mir seine Gründe dar. Beide waren im Recht. Beide waren vollkommen im Recht. Keiner sah etwas, das der andere nicht gesehen hätte, keiner sah die Sache von nur einer Seite. Nein, jeder sah den Sachverhalt so, wie er war, jeder sah ihn unter dem gleichen Gesichtspunkt wie der andere, doch sah ihn jeder anders, und somit hatte jeder Recht. Diese doppelte Existenz der Wahrheit verwirrte mich. (Pessoa 2003)

Die Beschäftigung mit den verschiedenen Zeitepochen und die Verbindung zum eigenen Leben kann auch dafür genützt werden, sich als Zeitzeuge für öffentliche Diskussionen zur Verfügung zu stellen. Immer mehr Schulen greifen beispielsweise auf die Möglichkeit zurück, das Wissen und die Erfahrungen alter Menschen für einen persönlicheren Zugang der Schüler zu zeitgeschichtlichen Fragen zu nützen. Der Vorteil liegt darin, dass durch die Verbindung von historischen Fakten mit Berichten von Zeitzeugen ein tieferes Verstehen über die Bedeutung historischer Ereignisse auf der individuellen und kollektiven Ebene erleichtert wird. Damit solch ein Projekt gelingen kann, sind sowohl auf Seite der Schule wie auch auf Seite der Zeitzeugen Vorbereitungen zu treffen.

◘ Abb. 3.22   Mode von damals

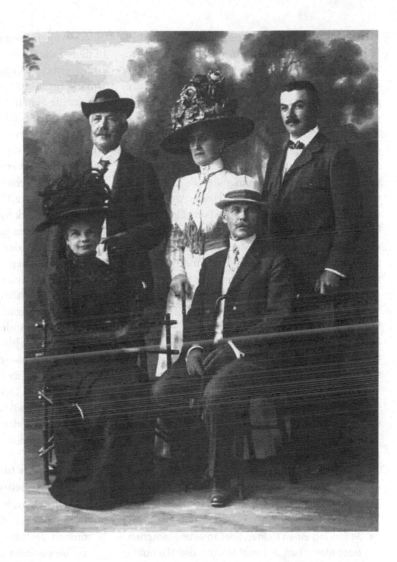

Zeitzeugenarbeit am Beispiel Schule:

- In einer Vorbesprechung mit der Lehrperson, die dieses Projekt begleitet, muss der Zeitabschnitt festgelegt werden, der zum Thema des Gesprächs wird. Man kann auch einen Themenschwerpunkt ausmachen, z. B. „Schule damals – Schule heute".
- Vorbereitung der Schüler durch (a) Vermittlung von Faktenwissen über die ausgewählte Zeit und (b) Zusammenstellung von Fragen für die Zeitzeugen.
- Vorbereitung der Zeitzeugen durch Brainstorming („Was fällt mir alles spontan zu der bestimmten Zeitspanne ein?") und Suche nach Berichten (alte Zeitungsartikel, literarische Quellen) oder persönlichen Erinnerungsstücken.

Um als Zeitzeuge mit Jugendlichen ins Gespräch zu kommen, ist es wichtig, sich mit der persönlichen Geschichte und deren Bezug zur Zeitgeschichte bereits auseinandergesetzt zu haben.

- Die Lehrperson moderiert das Gespräch. Die Schüler können ihre vorbereiteten Fragen stellen.
- In der Nachbereitung ergibt sich die Möglichkeit, die Unterschiede zwischen erlebter Geschichte und historischer Wahrheit herauszuarbeiten und zu diskutieren.

Die Beschäftigung mit dem Thema „Meine Zeit" muss jedoch nicht nur in der Vergangenheit liegen.

Gerade im Alter wird das Erinnern an die erst kürzlich erlebten Ereignisse oft mühsam. Biografiearbeit kann auch als Stütze herangezogen werden, eine Chronologie der aktuellen Ereignisse anzuregen. Dazu eignen sich unterschiedlichste schriftliche Aufzeichnungen angefangen vom Tagebuch über „Sprichwort/Gedicht/Gebetzeile des Tages" bis hin zum Festhalten eines Tagesereignisses. Auch kreative Impulse können „Meine Zeit" beschreibend festhalten: gemalte Bilder oder Fotografien als Tagesbegleiter und Zeugen eines Hier und Heute. Anregungen, die eigene Stimmung jeden Tag in Form einer kleinen Farbskizze festzuhalten, können für anschließende Gespräche über Gefühle, Stimmungen und Befindlichkeiten herangezogen werden. In dieser „Erinnerungsarbeit in der Gegenwart" liegen vielfältige Chancen für ein sanftes Gedächtnistraining.

Das Heute als Basis für die Erinnerung von Morgen:
Dialog mit einem „Tagebuch"/Tagesbegleiter:
- Jeden Tag eine kleine Geschichte, eine Beobachtung aufschreiben (Geschichtenkalender).
- Jeden Tag eine kleine zeichnerische Skizze (Skizzenkalender) anfertigen.
- Jeden Tag ein Kochrezept aus dem Kochbuch der Erinnerung aufschreiben (Rezeptekalender).
- Jeden Tag einen Spruch, eine Weisheit, ein Gebet aufschreiben, das man in seinen Erinnerungen findet (Poesiekalender).
- Jeden Tag einen kleinen Brief an liebe Menschen, böse Menschen, „höhere" Mächte, den Nachbarn, das Enkelkind … schreiben (Briefkalender).

- **„Meine Familien- und Lebensgeschichte"**
Wer war ich? Wer bin ich? Wer werde ich sein? Auch wenn man sich diese Fragen immer wieder gestellt hat, so werden sie am Ende des Lebens noch einmal existenziell wichtig. In der letzten Lebensphase gilt es, einen Blick in die eigene Geschichte zu werfen, Abschied zu nehmen und in einer Lebensrückschau „die Ernte des Lebens" zu betrachten. Bestimmte Lebensabschnitte sind mit typischen Lebensthemen verknüpft (▶ Abschn. 2.2.1). In lebensbegleitenden Gesprächen kann der Begleiter sich auf solche Stationen und ihre Hauptthemen beziehen (Erikson

2008). Angefangen von den ersten Lebensjahren, in denen die Beziehung zu den Eltern, die Erfahrungen in der Familie und dem engeren sozialen Umfeld im Mittelpunkt seelischen Erlebens stand, führen die Schritte weiter in die Jugendjahre mit den wichtigen Erfahrungen in der Gruppe Gleichaltriger, die Partnerwahl, die Entscheidung für einen Beruf und die Gestaltung des eigenen Umfeldes bis hin zur Verwirklichung von Lebenszielen und der Möglichkeit „zu sein, was man geworden ist" (▶ Abb. 2.1). In den Gesprächen kann das Hauptaugenmerk einmal stärker auf den einzelnen Lebensbausteinen liegen, dann wiederum auf dem Gesamtaufbau, der Konstruktion der Lebensgeschichten und den verbindenden Elementen zwischen den einzelnen Bausteinen.

Für die Beschäftigung mit einzelnen Abschnitten der Lebensgeschichte eignen sich eine ganze Reihe von Methoden – vom Zeitstrahl über den Stammbaum bis hin zur Gestaltung eines Lebenspanoramas – die bereits im Zusammenhang mit der Begleitung kranker Menschen besprochen wurden (▶ Abschn. 3.2.1). Darüber hinaus können Anregungen zu kreativen Arbeiten alte Menschen auf eine ganzheitliche Weise ansprechen und im positiven Sinn herausfordern.

Kreative Impulse für eine Beschäftigung mit der eigenen Lebensgeschichte:
- „Bilderbuch meines Lebens": Altes und Neues, Gesammeltes und Gefundenes zusammentragen, ordnen, gestalten, beschriften oder in Gedanken zusammenstellen, erzählen oder aufzeichnen
- „Bilderbuchgeschichten": alte Fotos als Impuls für eine persönliche Geschichte, die mit der abgebildeten Person, dem Gegenstand oder der Landschaft in Verbindung steht
- Erinnerungsstücke „erzählen" eine Geschichte, z. B.: „Stellen Sie sich vor, die Muschel, die Sie sich aufgehoben haben und die jetzt auf Ihrem Tisch liegt, erzählt Ihnen, wie sie in Ihre Hände kam."
- Zeichnen, Modellieren, Gestalten: mit unterschiedlichem Material (z. B. Ton, Knetwachs, Naturmaterialien, Woll- und Stoffresten, Stiften, Farben) den eigenen Lebensweg darstellen, ein Symbol für die eigene Lebensgeschichte gestalten, Freudens- und Trauerwege malen, die

eigene Familie als Blumen/Bäume/Tiere zeichnen oder beschreiben
- „Lebensmandala“: Ausgestalten eines Mandalas unter dem Aspekt unterschiedlicher Lebensabschnitte (Mandalavorlage oder eigenes Mandalagestalten nach Betrachten einiger Vorlagen)
- Arbeit mit Fotos: „Den passenden Rahmen finden“, Fotoalben gestalten, Fotokollagen zusammenstellen, für die einzelnen Lebensabschnitte geeignete Symbolbilder suchen und zu einem „Lebensbild“ zusammenfügen, ein Lieblingsfotos auswählen und dazu eine Geschichte erzählen/schreiben (◘ Abb. 3.23)

Die Gespräche, die die Autorin selbst im Rahmen vieler Begleitungen und Beratungen führen konnte, haben gezeigt, welche Lebensthemen Menschen immer wieder aufgreifen und welche Bausteine auf die eine oder andere Weise wohl in jedem Leben vorkommen. Im Laufe der Jahre wurde ein Textblatt zu den am häufigsten genannten Elementen von Lebensgeschichten entwickelt. Dabei diente das Lebensalter als gliederndes Element. Die Lebensabschnitte Kindheit, Jugend, Erwachsensein und Alter wurden zu wichtigen Orientierungshilfen, dies vor allem aus dem entwicklungspsychologischen Wissen heraus, dass jedes Alter seine typischen körperlichen, seelisch-geistigen und sozialen Merkmale hat. Diese schaffen Fakten. Beispielsweise kann ein Kind nicht die Verantwortung für andere Menschen übernehmen oder ein alter Mensch nicht voller Vitalität und Leidenschaft an einem neuen Werk schaffen.

Fragt man Menschen, was ihnen zum Begriff Jugend oder Alter einfällt, bekommt man ganz bestimmte Gedankenverbindungen oder Assoziationen. Mit „Kindheit“ wird beispielsweise Geborgenheit, Schutz, Vertrauen, Spielen, Neugierde verbunden; mit „Jugend“ Idealismus, Auflehnung, Ungeduld, erste Liebe, Berufswahl; mit dem „Erwachsen-Sein“ Verpflichtungen, Lebenskampf, Familie, Leistungsfähigkeit; mit dem „Alter“ Schwachwerden, Abhängigkeit, Gelassenheit, Ruhe, Rückschau. Einige dieser Begriffe sind austauschbar, weil sie in jedem Alter eine Rolle spielen. Andere gehören unverwechselbar in einen bestimmten Lebensabschnitt und würden Kopfschütteln, ungläubiges Achselzucken oder Stirnrunzeln zur Folge haben, kämen sie an anderer Stelle vor. Ein Erwachsener, der als „jugendlicher Rebell“ herumläuft, hat sein Lebensthema ebenso verfehlt, wie ein Kind, das mit altkluger Miene „Weisheiten“ von sich gibt. Lebensthemen sind mit dem Lebensalter eng verwoben. Einige Themen verwandeln sich, bekommen einen „Schliff“ oder nehmen eine andere Gestalt an, z. B. kann aus dem Urvertrauen junger Tage das Vertrauen in eine Zukunft im Jugendalter werden. Dieses kann sich wiederum zu einem Streben des Erwachsenen entfalten, für Zukunftsideen zu arbeiten und zu leben. Aus Urvertrauen kann im Alter die Fähigkeit

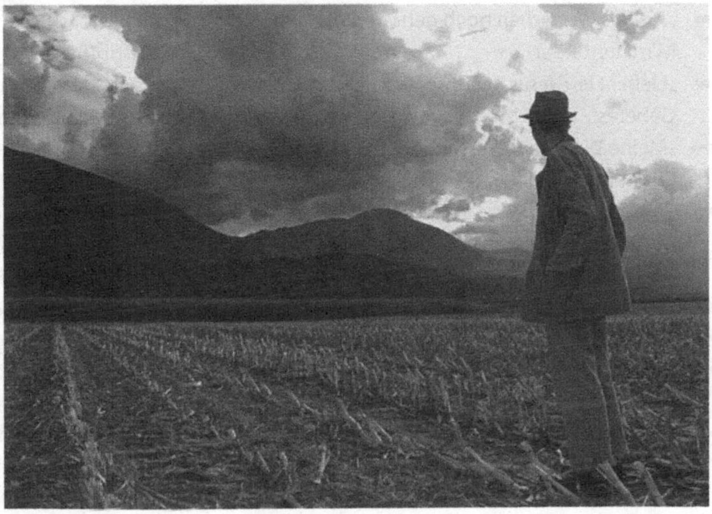

◘ **Abb. 3.23** „Abgeerntet“ – Ein Blick zurück (Copyright: www.spechtarts.at.tf)

werden, sich wiederum anderen Menschen anzuvertrauen – in neuer Hilflosigkeit und Abhängigkeit und mit der Sehnsucht, angenommen zu werden, wie es Fernando Pessoa berührend ausdrückt:

Einen Schoß zum Weinen, groß, übergroß, gestaltlos, weit wie eine Sommernacht und dennoch nah, warm, weiblich, neben einem Herdfeuer … Dort über Unvorstellbares weinen können, über unerklärliche Niederlagen, über inexistente Lieben und ein großes, angstvolles Erschaudern vor ich weiß nicht welcher Zukunft …
(Pessoa 2003)

Methodenblatt: Leben aus der Erinnerung
Bausteine einer Lebensgeschichte

1. Das Leben in der Familie
- „Damals blühte der Jasmin": Kindheitserinnerungen
- „Heile, heile Segen": Rituale der Kindheit
- „Sprichwörtlich": Leitsätze für's Leben
- „Kerzenduft und Lichterglanz": Weihnachtsgeschichten

2. Dorfleben – Stadtleben
- „Jahreszeiten – Lebenszeiten": Brauchtum und Tradition
- „Heimat-Klänge": Wortspiele und „Sprachschätze"
- „Festliches": Große und kleine Ereignisse
- „Es tönen die Lieder": Musikalischer Bilderbogen
- „Rosen, Veilchen, Nelken": Der Duft der Heimat

3. Glaubensbilder – Wertstrukturen
- „Himmel und Hölle": Glaubensbilder der Kindheit
- „Als das Wünschen noch geholfen hat": Märchenbilder
- „Lieber Herr Jesus, sei unser Gast": Stunden des Gebetes
- „Meine Wahrheit": Verschobene Bilder der Erinnerung
- „Weil nicht sein kann, was nicht sein darf": Denk-Traditionen

4. Lehr- und Wanderjahre
- „Schritte in die Ferne": Ablösungsprozesse
- „Einer von vielen … ?": Suche nach der eigenen Identität
- „Extrawurst und Hochhinaus": Fremd- und Selbstbilder

- „Sag zum Abschied … ": Verlust- und Abschiedsgeschichten

5. Schätze des Lebens
- „Schatzkiste des Lebens": Biografische Höhepunkte
- „Was ich noch gerne sagen möchte … ": Gedanken zu Nie-Gesagtem
- „Lebens-Wege": Strategien zum Überleben
- „Und wenn sie nicht gestorben sind … ": Zukunftsvisionen

Das Arbeitsblatt „Bausteine einer Lebensgeschichte" kann man in einer längeren Begleitung wie einen Wegweiser zu den einzelnen Lebenstationen verwenden. Es ist aber auch möglich, das Blatt Menschen mitzubringen und sie zu fragen, ob ihnen zu der einen oder anderen Überschrift etwas aus dem eigenen Leben einfällt. Es ist erstaunlich, wie sehr dieses „Gerüst" die Phantasie zu beflügeln vermag! Einige bekommen gleich glänzende Augen und beginnen zu erzählen. Andere wollen die vorgegebenen Titel ändern, ergänzen, erweitern. Wieder andere schauen mürrisch, nehmen das Blatt, falten es zusammen – und bringen beim nächsten Treffen einen kleinen Text mit, ein Foto, eine Zeichnung … oder eine Fülle von Texten, die im Laufe vieler Jahre geschrieben wurden und nun wieder hervorgeholt, durchgelesen, eingeordnet, besprochen oder ergänzt werden. Auch als Orientierungshilfe bei unterschiedlichen Projekten zur Lebensgeschichte haben sich die „Bausteine einer Lebensgeschichte" bewährt, die zu den einzelnen Stationen führen (◘ Abb. 3.24).
So wie der chilenische Dichter Pablo Neruda es in dem nachstehenden Gedicht berührend festhält,

---

Einsatzmöglichkeiten des Arbeitsblattes „Bausteine einer Lebensgeschichte"
- Die Gesprächssplitter des Alltags können in eine lebensgeschichtliche Ordnung gebracht werden (zeitliche Orientierung)
- Übersicht über Themenschwerpunkte der eigenen Lebensgeschichte (inhaltliche Orientierung)

■ **Abb. 3.24**   Stationen eines Lebens

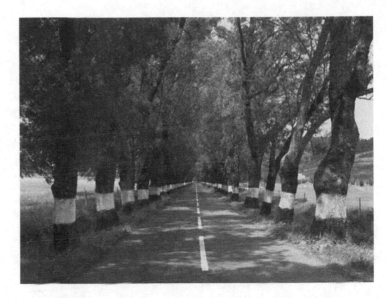

- Gesprächsbegleitender Einsatz (Impuls für „ausgesparte Bereiche", vertiefende Anregungen)
- Gesprächseinstieg bei längeren Begleitungen (Vorteil der weitgehend freien Themenwahl)
- Überbrückung von Begleitpausen durch den Einsatz für „Hausübungen"
- Unterstützung bei biografischen Projekten (Zeitzeugen, Lebensrückschau u. Ä.)
- Orientierungshilfe für kreative Arbeiten (Schreiben, Zeichnen, Werken, darstellende Elemente)

so ist es tatsächlich vielen Menschen ein Bedürfnis, immer wieder an die Orte der persönlichen Geschichte zurückzukehren – sei dies in der Realität oder auch nur in der Phantasie.

» Darum muss ich noch einmal
Zurück an so viele Orte,
um mich wiederzufinden
und rastlos zu prüfen,
zum Zeugen einzig den Mond,
und danach munter zu pfeifen;
Steine und Erdbrocken zu kicken,

einzig damit betraut zu leben,
einzig verwandt mit dem Weg."
(Neruda 2007)

■ **Fazit**

- Unterschiedlichste Methoden aus den Arbeitsfeldern Psychologie, Medizin, Pädagogik, Theologie und anderen verwandten Disziplinen können in den Dienst der Biografiearbeit gestellt werden.
- Formal ist bei den Methoden der Biografiearbeit zwischen freien Impulsen, halbstrukturierten und strukturierten Vorgaben zu unterscheiden.
- Inhaltlich müssen die Methoden auf die jeweilige Situation der Menschen und deren Möglichkeiten abgestimmt werden (Krankheit/Unfall/kritische Lebensabschnitte/Alter …). In der Begleitung Kranker haben sich Methoden bewährt, die den Aspekt der Krankheitsverarbeitung abdecken und der Frage nach Ressourcen nachgehen, während in der Altenarbeit die Erinnerungsarbeit stärker im Vordergrund steht.
- Biografiearbeit kann als Einzelarbeit angeleitet, im Rahmen eines lebensgeschichtlichen Gespräches durchgeführt oder als Gruppenaktivität angeboten werden.

3

— In der Biografiearbeit spielen drei Aspekte eine
  große Rolle: der personelle Faktor (Wer ist der
  Mensch, den man zur Biografiearbeit anleitet?),
  der professionelle Faktor (Wer ist der Begleiter
  und welchen beruflichen Zugang hat er?) und
  der methodische Faktor (Welche Methode ist
  für die jeweilige Begleitsituation zielführend?).
  Das Gelingen biografischen Arbeitens wird
  weitgehend vom optimalen Zusammenwirken
  der genannten Aspekte abhängen.

Beispiele aus der Praxis der Biografiearbeit

© Springer-Verlag GmbH Deutschland 2018
M. Specht-Tomann, *Biografiearbeit*,
https://doi.org/10.1007/978-3-662-54393-1_4

Die im ersten Abschnitt dieses Kapitels vorgestellten Beispiele aus der Praxis sollen Begleiterinnen und Begleitern zeigen, wie Impulse zur Biografiearbeit eingeleitet und von Patienten bzw. alten Menschen umgesetzt werden können. Dabei werden Prozesse der Krisen- und Krankheitsbewältigung ebenso sichtbar wie die Bedeutung unterstützender Orientierungshilfen. Menschen in Umbruchsituationen müssen sich in ihrer Auseinandersetzung mit ihrer Lebenssituation auf geduldige Begleiter verlassen können, die den Prozess der Umschreibung von Geschichten im Sinne notwendiger Anpassungsleistungen ebenso ertragen wie häufige Perspektivenwechsel.

Im zweiten Teil stehen Pflegekräfte und ihre Arbeitssituation im Mittelpunkt der Ausführungen. Körperliche und seelische Belastungen sowie spannungsgeladene Situationen am Arbeitsplatz zählen gerade im Pflegebereich zu gefürchteten Stressoren. Informationen und Hinweise auf mögliche Strategien in der Frage nach einem adäquaten Stressmanagement werden auch im Zusammenhang mit biografischen Methoden beleuchtet. Ein Anknüpfen an vergangene bewährte Strategien oder ein Nachbessern fehlgeleiteter Umgangsweisen spielt sowohl bei problem- als auch bei emotionsbezogenen Stressbewältigungstechniken eine Rolle. Somit liefert die Biografiearbeit wichtige Hilfswerkzeuge im Kampf gegen Stress und Burnout.

4.1   Befreiende Geschichten

> Ich lese es heraus aus deinem Wort, aus der
> Geschichte der Gebärden ...
> (R. M. Rilke)

Im Rahmen einer Begleitung können viele sehr unterschiedliche Schwerpunkte biografischen Arbeitens gesetzt werden. Sowohl die Methoden als auch die Themenbereiche sind vielfältig. Um den Lesern einen konkreten Einblick in die Biografiearbeit zu geben, werden im Folgenden vier Bereiche herausgegriffen und exemplarisch ausgeführt. Es handelt sich dabei um den Bereich „Meine Erkrankung – Eine Chronik", „Mein Leben – Meine

Wurzeln", „Meine Sprache – Meine Welt" und „Mein Leben – Meine Ernte". Eine zusammenfassende Darstellung der jeweils speziellen Bedeutung der Biografiearbeit wird durch konkrete Berichte aus Begegnungen in Begleitsituationen ergänzt und abgerundet.

4.1.1   Meine Erkrankung: Eine Chronik

Um einen gewissen Anker in Zeiten großer innerer Unruhe zu finden, hat sich die Beschäftigung der Patienten mit ordnenden Elementen vielfach bewährt. Vielen Menschen ist es eine Stütze, wenn sie etwa die Chronologie ihrer Erkrankung festhalten (▶ Abschn. 3.2.1) oder die Aussagen vieler Gespräche im Verlauf von Diagnose und Therapie erinnern, aufschreiben, ordnen und mit persönlichen Kommentaren versehen können. Inhaltliche Schwerpunkte einer biografiegeleiteten Auseinandersetzung mit einer Erkrankung sind u. a. die zeitliche Abfolge der Ereignisse, die Geschichte der Erkrankung, Kindheitserinnerungen an Krankheit, Ressourcensuche und das Festhalten markanter Jahrestage im Zusammenhang mit dem Krankheitsverlauf.

Beispiele für Leitfragen rund um „Meine Erkrankung – Eine Chronik"
- „Wie hat alles begonnen? Gab es Vorzeichen ... ?"
- „An welchem Tag habe ich die Diagnose erhalten (war der Unfall ...)? Was hat sich da noch alles ereignet? Wer ist mir beigestanden ... ?"
- „Was ist seit dem Beginn der Therapie alles geschehen? Welche Veränderungen habe ich an mir bemerkt ... ?"
- „Welche Veränderungen gab es seither in meinem Leben? Wie reagiere ich auf meine Umwelt ... ?"
- „Welche Gefühle, Gedanken und Erinnerungen haben mich seit Beginn der Krankheit (nach dem Unfall ...) bis heute begleitet? Was/wer hat mir geholfen, die Situation zu bewältigen? Welche Kraftquellen kann ich nützen ... ?"

Diese und ähnliche Fragen helfen dem Patienten, das innere Gefühlschaos zu entwirren. Neben Angst, Panik, Schrecken und Verzweiflung lassen sich auch andere Gefühle orten – auch wenn sie noch so schwach vertreten sind. Je nach den Möglichkeiten und Vorlieben der Patienten kann die Beschäftigung mit der Geschichte der eigenen Erkrankung erzählt, geschrieben, gemalt … werden.

Einige führen eine Art Tagebuch oder zeichnen Zeit- und Ereignislinien. Andere wollen lieber ihr Notizbuch oder den Kalender zur Hand nehmen und zu den einzelnen Tagen ihre persönlichen Eintragungen machen. Aus einer einfachen Auflistung von Ereignissen kann manchmal sogar eine Geschichte der Krankheit entstehen. Ein Blick auf die Chronik der eigenen Erkrankung schafft die Möglichkeit, rückblickend Veränderung und Wandel wahrzunehmen, die unterschiedlichen Bewältigungsstrategien zu erkennen und die „Sprache" der Krankheit verstehen zu lernen. Das allein ist oft schon eine Hilfe, scheint doch das eigene Leben für viele Menschen seit dem Tag der Katastrophe, seit der Stunde der Diagnosestellung still zu stehen.

Im nachfolgenden Beispiel berichtet eine Dialysepatientin von ihren Gefühlen und Gedanken. Im Rahmen der Begleitung konnte sie viele Angebote annehmen, biografische Elemente bei der Auseinandersetzung mit ihrer Situation einzusetzen. Dabei griff sie sowohl auf stark strukturierte Methoden zurück (Zeitleisten ▶ Abschn. 3.2.1, Krankheitskalender ▶ Abschn. 3.2.1) als auch auf kreative Zugänge (Gestalten von Tagebüchern, Fotoarbeit). Die Situation der chronischen Erkrankung bringt es mit sich, dass die „Arbeit an der eigenen Lebensgeschichte" ein fortlaufender Prozess ist und hohe Anforderungen an die Patientin und deren Familie stellt, aber auch an die Begleiter und ihre Angebote.

Beispiel:

» Ich weiß nicht, was es heißt, keine Nierenfunktion zu haben.

Am Anfang der Krankheit ist es unfaßbar. Unendliche Weite der Ungewißheit, was auf mich zukommt. Müde, schwach, das Gefühl, erledigt zu sein. Was noch immer nicht klar ist: Warum bin ich müde, so müde von der Arbeit? Es fühlt sich so an, als wenn im Körper etwas nicht stimme. Oft meinte ich, im Sitzen einzuschlafen, im Bad oder am Klo einfach wegzudriften. Keine Kraft, keine Energie. Kopfschmerzen

begleiteten mich oft in den Tag hinein und aus ihm hinaus …

Worauf ich neugierig war? Wie andere Menschen ihr Leben verstehen und meine Interessen teilen. Ich achtete kaum auf meine innere Stimme. Wenn ich Müdigkeit spürte, hatte ich die Anmaßung, sie zu ignorieren …

Mein zweites Kind kam auf die Welt. In der Schwangerschaft hatte ich 25 Kilo zugenommen. Später stellte sich heraus, daß mein Körper mit Wasser angefüllt gewesen war. Einige Zeit später bekam ich Ödeme an den Beinen, das Signal einer schweren Krankheit. Das Ausmaß der Krankheit erkannte man aber erst nach einer Punktion der Nieren. Alarmstufe: Viel Gewebe ist bereits abgestorben! Das Gewebe würde sich nicht mehr nachbilden können, sagte man mir. Ruhe und Wärme als Therapie wurde mir von der Ärztin empfohlen. Niemand wußte, wie schnell die Krankheit fortschreiten würde. Ich gab die Hoffnung nicht auf. Die Möglichkeit, an die Dialyse zu kommen, war weit weg und gar nicht im Gespräch. Ruhe und Wärme! Ich glaubte, sie könnten mich heilen. Daß es aber immer schlimmer werden würde, ahnte ich nicht.

„Die Hölle" so nannte ich die Zeit, die nun anbrach. Es ging bergab. Es wurde immer schlimmer. Über die kaputten Nieren verlor ich das für den Körper wichtige Eiweiß. Ich hatte keine Abwehrkräfte mehr, viele Lungenentzündungen waren die Folge. Liegen, Erbrechen, Kopfschmerzen, kaum essen können, nicht arbeiten können, keine Gerüche ertragen. „Ich ertrage es nicht, so wie es ist!" Dieser Satz war immer in meinem Kopf. Liegen und warten.

Shuntoperation als Vorsorge für den Tag X. Einige Wochen der Unerträglichkeit standen bevor. Ich traute mich nicht mehr einkaufen zu gehen. Ich zog mich in mein Schneckenhaus zurück. Ich wollte es nicht glauben: Der Tod stand mir ins Gesicht geschrieben. Ich bekam kaum noch Luft, ich hatte das Gefühl zu ersticken. Und überall das Wasser! Das Wasser im Gesicht war das Schlimmste. In der Nacht, im Liegen, sammelte sich das Wasser im Gesicht an und am Morgen schaute ich aus, als hätten mich 100 Bienen gestochen.

Der Tag X ist da, die Dialyse! Erstes Angehängtwerden. Fünf Minuten Erklärung von Schwester M.:„Oh, Sie brauchen keine Angst haben – Schau, wie sie Angst hat! – Es ist nicht so schlimm. Das können

Ihnen Ihre Bettnachbarn erzählen." Endlich ist es so weit, ich werde an die Dialysemaschine angehängt. Erleichterung: Es kann jetzt nur mehr bergauf gehen!

Mir wird schlecht, in Sekundenschnelle heiß und schwindlig. Der Arzt stürzt herein. Eine gefährliche Situation, die aber überspielt wird. Ein kurzer Moment der totalen Verunsicherung. Ich kann nichts essen. Ich weiß nicht, wie ich diese 4 Stunden überstehen soll. Eine mongoloide Frau ist im selben Raum, ein alter Mann, eine ältere Dame. Es ist laut. Alle schauen fern, es ist NICHT zum AUSHALTEN und ich muß, ob ich will oder nicht.

Die Angst vor dem Stechen! Zwei Leitungen sind notwendig, um die Dialyse durchzuführen. Zwei Nadeln braucht man dazu. Also zweimal stechen. Zweimal stechen mit großen, dicken Nadeln. Die Nerven in der Haut verursachen am Anfang ziemliche Schmerzen. Ich werde mich nicht daran gewöhnen! Ich muß mich überwinden, nicht zu schreien. Es tut sehr weh. Ich bin verletzt. Die Verbindung von Mensch und Maschine: Ich habe eine große Wunde im Körper. Ein Stich. Ein Grund zum Schreien? Nein: Überwinden lernen! Ich jammere ein bißchen. Mein Blutdruck ist hoch. Mein Kopf ist heiß. Ich bekomme Hilfe von außen. Es wird gut, ich weiß, es wird gut!

Ich beginne mit einer Fotoreportage: Die Sicht des Patienten. Alles, was ich von meinem Bett aus sehen kann, fotografiere ich: die Türschnalle zum Beispiel, die mir immer vertrauter wird, je öfter ich herein komme …

Meine Tochter ist anfangs neugierig. Mein Mann hält mich manchmal im Arm. Wir schweigen. Wir wissen nicht, wie wir damit leben sollen. Es ist unerträglich. Die Dialyse fordert Regelmäßigkeit. Ob man will oder nicht, wartet die unermüdliche Maschine. Ein sehr lieber Pfleger hat mir geraten, die Maschine nicht zum Feind zu machen. „Sie ist eher dein Freund", sagte er. „Du mußt dich mit der Maschine arrangieren. Außerdem sind wir hier wie eine Familie, wir sehen uns sehr regelmäßig und oft viele Jahre lang jeden zweiten oder dritten Tag." …

Nichts ist selbstverständlich.

Ich hänge an der Leitung und bin mit der Maschine verbunden. Meine linke Hand liegt auf der Lehne ruhig auf. Die Liege kann man elektronisch verstellen: Füße hoch, Kopfteil kippen … Trotzdem ist bereits nach einer Stunde das Sitzen unbequem, doch ich brauche viereinhalb Stunden, um eine

Behandlung abzuschließen. Und das dreimal pro Woche! Zweieinhalb Jahre bekomme ich schon Dialyse. Der Punkt, der mir am schwersten fällt: körperlich erledigt zu sein und zu akzeptieren, abrasten zu müssen, um wieder zu Kräften zu kommen. Nichts verschieben zu können. Ein wenig – nein alles – so zu akzeptieren, wie es ist. Vieles nicht tun zu können und dabei nicht den Mut zu verlieren.

Ich bin immer durstig. Ich habe oft nicht die nötige Disziplin. Ich habe dann viel zu viel Flüssigkeit in mir, die der Körper nicht ausscheiden kann. Das ist wiederum für das Herz eine große Belastung und hat Spätfolgen. Also übe ich mich in Disziplin und bin dankbar für jeden Tag, den ich mit wenig Trinken überstehe. Ich hoffe auf eine gute Nierentransplantation, damit ich wieder mehr Kraft zur Verfügung habe.

Meine neue Wirklichkeit ist eingetreten: Ich bin nicht mehr krank, so empfinde ich es jetzt, sondern ich muß zur Dialyse. Meine Nieren arbeiten nicht mehr, sie sind tot. Die Dialysemaschine hat die Funktion meiner Nieren übernommen.

Vor ca. einem halben Jahr hat sich die Dialysebehandlung normalisiert. Ich habe nach der Behandlung keine Kopfschmerzen mehr. Ein Arzt war besonders bemüht, um die richtige Einstellung der Maschine zu finden. Ich bin ihm sehr dankbar. Ich habe wieder die Möglichkeit, mit Dialyse ein fast normales Leben zu führen. Dieses Leben hat eine beständige Regelmäßigkeit bekommen, die sowohl der Körper, als auch der Kopf akzeptiert. Wenn ich meine Diät einhalte – ich darf von allem essen, aber insgesamt sehr wenig und kein Salz – und wenig trinke, geht es mir gut. Ich kann und will mich nicht beklagen. Ich akzeptiere meine Behinderung. Das bedeutet für mich, alles langsamer anzugehen, als ich es eigentlich tun möchte. Ich kann wieder den Haushalt führen, meine Kinder versorgen. Mein Selbstwertgefühl steigt dadurch. Ich bin sicherer und stabiler.

Ich gestalte mein Leben wieder selbst.

(B. Weissensteiner)

4.1.2 Mein Leben: Meine Wurzeln

Bei schweren Erkrankungen und bleibenden Folgen traumatischer Ereignisse wird nicht nur das Aufarbeiten und Eingliedern in die Lebensgeschichte zum Thema. Manchmal muss das Leben völlig umgestaltet oder eine ständige Ungewissheit ausgehalten werden. Verlust- und Trauergeschichten sind auch immer Bestandteil lebensgeschichtlicher Gespräche rund um die Begleitung chronisch Kranker oder durch Krankheit bleibend Gezeichneter. Um mit dieser Lebenssituation umgehen zu lernen, machen sich die Betroffenen oft auf, eine Reise in die Vergangenheit ihres Lebens zu unternehmen. Für die einen ist es eine Art Abschiednehmen. Für andere eine intensive Suche nach Kraftquellen.

Beispiele für Leitfragen rund um „Mein Leben – Meine Wurzeln"

- „Wie ist mein Leben bis zur Erkrankung (Verunfallung …) verlaufen? Welche positiven und negativen Erfahrungen säumen meinen Lebensweg … ?"
- „Wie schaut meine Lebenslandschaft aus (Berge, Täler, Flusslandschaft) … aus? Womit könnte ich mein Leben vergleichen … ?"
- „Woher komme ich? Wer sind die Menschen, die meine Kindheit und Jugend geprägt haben? Gab es einen Menschen, der mein Vorbild war … ?"
- „Welche Rolle hat Krank-Sein in meinem Leben gespielt? Wie ist man in meiner Familie mit Krankheit (Behinderung, Einschränkungen u. Ä.) umgegangen? Was hat mir als Kind geholfen, was hätte ich mir gewünscht … ?"
- „Gibt es in meiner Familie Menschen mit schweren Schicksalen? Wie sind sie damit fertig geworden? Gibt es in meiner Familie bestimmte Leitsprüche, Geschichten, Texte, Gebete … ?"

Die Reise zurück in die eigene Geschichte führt oft nicht nur in die eigene Kindheit, sondern noch weiter zurück bis in die Zeit der Ahnen. Die Suche nach den eigenen Wurzeln kann dann zum Entdecken des eigenen Stammbaums führen und eine Verbundenheit mit den vielen Schicksalen der eigenen Familie schaffen. Das Gefühl der krankheitsbedingten Isoliertheit löst sich manchmal durch intensives „Ahnenforschen" ebenso auf, wie durch das Bewusstwerden, Teil eines größeren sozialen Gefüges zu sein, in dem auch Krankheit, Schmerz und Leid seinen Platz hat. Methodisch eignen sich besonders das Erstellen eines Stammbaums, die Beschäftigung mit dem eigenen Lebenslauf und den Lebenslinien sowie

die Auseinandersetzung mit tragfähigen Beziehungen und dem sozialen Netz (▶ Abschn. 3.2.1).

Beispiel: Auf der Suche

Lange Zeit war ich nicht in der Lage, das Wort „Krebs" auch nur in den Mund zu nehmen. Ich bin jeden Abend ins Bett gegangen im vollen kindlichen Vertrauen, über Nacht könnte ein Wunder geschehen. Alle Schutzengel meiner Kindertage habe ich angerufen, alle Eide der Welt habe ich geschworen … Und doch wachte ich jeden Morgen aufs Neue mit klopfendem Herzen und Panik auf. Nichts und niemand konnten mir helfen. Mutterseelenallein musste ich den Gang zur Operation antreten. Günther ging mit. Natürlich. Und meine Schwester. Und Regina versorgte die Kinder. Alle taten ihr Möglichstes – aber kein Wunder. Wunder gab es keine. Nach der Operation kam die übliche Prozedur, Bestrahlung, Chemo. Ich habe mich ergeben und glaubte an das Wunder Medizin – wenn es schon kein anderes geben konnte.

Wochen nach diesem Alptraum plagten mich andere Alpträume. Jede Nacht träumte ich von meiner Mutter, die ich kaum kannte. Ich wusste nur, dass sie früh gestorben war. Über ihren Tod wurde in unserer Familie nicht gesprochen. Vater hatte schon bald wieder geheiratet. Die neuen Geschwister wussten nichts von Alma, meiner Mutter. Nur meine große Schwester und ich saßen viele Stunden zusammen und blätterten im Fotoalbum, aus dem uns eine schöne, junge Frau entgegenlachte. Mit den Jahren verblasste das Bild dieser Frau, die so früh aus unserem Leben gegangen war. Doch jetzt meldeten sich diese Bilder wieder. Ich konnte sie nicht loswerden. Ich erzählte alles meiner Schwester und gemeinsam machten wir uns auf, das Schicksal unserer Mutter zu erforschen. Es war nicht einfach. Unser Vater ist vor zwei Jahren verstorben, seine zweite Frau hat den Kontakt zu uns abgebrochen. Aus dem Dorf, in dem wir aufgewachsen sind, kannten wir kaum noch jemanden. Aber mit viel Ausdauer und durch sogenannte Zufälle haben wir schließlich herausgefunden, woran unsere Mutter in so jungen Jahren verstorben war: Immer wieder litt sie an Schwächeanfällen, bis schließlich herausgefunden wurde, dass sie an Krebs litt.

Es traf mich wie ein Blitz, wie ein Donnerschlag – und doch fand ich auch Trost. Zum ersten Mal fühlte ich mich seit Beginn meiner Erkrankung nicht allein! Ich fühlte mich plötzlich mit dem geliebten Menschen verbunden, den ich so viele Jahre vermisst hatte! Gleichzeitig wusste ich, dass ich alle Kräfte in mir mobilisieren wollte, um nicht den Weg meiner Mutter zu gehen.

Ich will leben! Ich will meine Kinder ins Leben begleiten, solange nur irgendwie möglich! Vielleicht kann mich meine Mutter ja dabei unterstützen … wenn so etwas möglich ist … vielleicht gibt es wenigstens dieses Wunder.

(Frau P., 32 Jahre)

Die Begleitung von Frau P. gliederte sich in zwei Teile. Zum einen ging es um die Unterstützung bei der Bewältigung ihrer Krebserkrankung. In diesem Zusammenhang griff die Patientin auf viele Rituale der Kindheit zurück, wurde sich ihres „sozialen Netzes" bewusst und konnte dieses auch aktivieren (▶ Abschn. 3.2.1). Zum andern tauchte Frau P. ganz intensiv in ihre Traumbilder ein, die sie zu einem dramatischen Verlustereignis ihrer Kindheit führten: dem Tod ihrer Mutter. Viele Aspekte der Erinnerungsarbeit (▶ Abschn. 3.2.2) konnten sie bei der Suche unterstützen, Licht in das Dunkel ihrer Kindertage zu bringen. Auf der Basis eines tieferen Verstehens der Schicksalsgeschichte ihrer Mutter gelang es Frau P. schließlich, positive Zukunftsbilder zu entwickeln und auszuformulieren.

4.1.3   Meine Sprache: Meine Welt

Wie Menschen sprechen und sich ausdrücken kann Begleiterinnen und Begleitern Auskunft über persönliche Sichtweisen und Akzentsetzungen, über die Herkunft, über Werte und Einstellungen geben. Die Sprache ist immer auch Ausdruck der gesamten Persönlichkeit und spiegelt die Summe der Lebenserfahrungen wider. Und so ist der Bericht über eine Erkrankung, einen Unfall oder die Situation in einem Heim immer viel mehr als nur eine Mitteilung über „nackte" Tatsachen. Die Wahl der Worte kann ein Schlüssel für den Umgang mit der jeweiligen Lebenssituation sein. In folgenden Äußerungen wird beispielsweise die enge Verbindung zwischen schicksalhaften Ereignissen und körperlichen

Reaktionen deutlich: „Alles sträubt sich in mir.", „Es nimmt mir die Luft.", „Ich zerbreche mir den Kopf.", „Mein Herz steht still.", „Mir zieht es den Boden unter den Füßen weg.", „Mein Herz bricht." In einem lebensgeschichtlichen Gespräch kann dann versucht werden, den kranken und/oder alten Menschen bei der Suche nach hilfreichen „Gegenbildern" zu unterstützen. Wortspiele, Clusterbilder, Assoziationsketten, Geschichten, Märchen, Sentenzen u. Ä. bieten sich hier als nützliche Methoden an (▶ Abschn. 3.2.1). Biografiearbeit kann man in diesem Zusammenhang dann als gelungen bezeichnen, wenn Menschen weniger bedrohliche Sprachbilder entwickeln können, z. B. „Allmählich glätten sich die Wogen.", „Der Boden unter den Füßen wird fester." oder „Mir schnürt es nicht mehr bei jedem Gedanken an die Krankheit die Kehle zu."

Nicht nur jeder Patient spricht seine eigene Sprache, auch jede Krankheit hat eine „Sprache", mit der sie zum Patienten „spricht". Diesen Dialog zu unterstützen ist wichtig. Krankheit und/oder Behinderung nicht als „Feind" auszugrenzen und zu bekämpfen, hat vielen Patienten geholfen, die notwendige Anpassungsleistung zu erbringen. Märchen, Mythen, Gedichte, Gebete und Texte ganz unterschiedlicher Art können dabei eine große Stütze sein. Aber auch selbst Geschichten zu erzählen oder Texte zu schreiben, kann helfen. Im Schöpferischen liegt die Chance, innere Knoten zu lösen. Angst, Trauer, Verzweiflung sind weniger bedrohlich, wenn sie angesprochen, benannt und einem Gegenüber mitgeteilt werden können. In der Biografiearbeit spricht man auch vom sogenannten Freischreiben oder Freisprechen.

Beispiel: Walters Geschichte

Ich dachte immer, ein sehr gläubiger Mensch zu sein. Doch dann, als mich die Krankheit einfach überfallen hat – so aus heiterem Himmel – da war es für lange Zeit aus mit dem Glauben. In meinem Kopf war nur die eine Frage: „Wie konnte Gott das zulassen?" Niemand konnte mir helfen. Natürlich waren alle bemüht um mich, ich möchte auch nicht undankbar sein … Aber ich habe mich einfach so grundsätzlich verlassen gefühlt, verlassen von Gott und der Welt. Nein: von Gott! Das war der springende Punkt. Alle Menschen sorgten sich um mich, versuchten mir mein Los zu erleichtern, dachten an und für mich, organisierten meinen Alltag, sprachen mir Mut zu, waren aufmerksam, liebevoll. Aber Gott schien mich aus seiner Liste gestrichen zu haben. Ich ging nicht mehr zur Kirche. Ich konnte kein Gebet mehr sprechen, nicht laut, nicht leise. Gar nicht. Warum hat Gott das zugelassen? Warum hilft er mir nicht?

Das waren schreckliche Wochen oder Monate, ich weiß das nicht mehr so genau. Du fragst, wie es mir jetzt geht. Ja, das ist so eine Geschichte ... die klingt fast kindisch ... Du willst sie hören?

Also: Ich habe eines Tages einen Brief von meinem alten Deutschlehrer bekommen. Ich weiß gar nicht, wer ihm von meiner Krankheit erzählt hat. Unsere Kontakte waren eher spärlich, aber sehr herzlich. Er hatte mir als Jugendlicher die Tür zum Lesen geöffnet. Wir haben uns hin und wieder geschrieben, Büchertips ausgetauscht ... Ja, und in diesem „Wendebrief", wie ich ihn dann genannt habe, lag eine kleine Geschichte. Du kennst sie vielleicht. Es geht darin um einen Mann, der sich von Gott im Stich gelassen fühlt und ihm das auch sagt. Die Antwort, die Gott in dieser Geschichte gab, hat mich versöhnt. Jetzt ist der Glaube wieder eine wichtige Kraftquelle für mich und meinen Weg mit und durch die Krankheit. Das ist die Geschichte:

Vom lieben Gott

Es war einmal ein Mann, der träumte, daß er mit dem lieben Gott am Meer entlang wanderte. Über sich am Himmel sah er sein Leben wie in einem Film vorüberziehen. Da sah er auch Fußspuren von zwei Wanderern, die eine, so schien es ihm, war die des lieben Gottes, die andere war seine eigene.

Als der letzte Abschnitt seines Lebens aufleuchtete, blickte er noch einmal zurück auf die Spuren im Sand. Oft war die Spur eines einzelnen Wanderers zu sehen, und zwar immer in den Zeiten seines Lebens, die ihm als besonders düster und trostlos in Erinnerung waren.

Darüber geriet er ins Grübeln, und schließlich sagte er zum lieben Gott: „Als ich mich seinerzeit entschied, mich mit dir auf den Weg zu machen, hast du mir versichert, mir jederzeit beizustehen. In den dunklen Zeiten meines Lebens findet sich nur ein Fußabdruck; ich muß also annehmen, daß du mich immer dann im Stich gelassen hast, wenn ich dich am notwendigsten brauchte."

Da antwortete der liebe Gott: „Mein Freund, ich liebe dich. Ich würde dich nie allein lassen. Durch die Zeiten, in denen du dich allein gelassen fühltest, in denen du nur eine Spur siehst, hab ich dich hindurch getragen."

4.1.4 Mein Leben: Meine Ernte

Jeder Einbruch, jede Erschütterung bringt den Wunsch und das Bedürfnis mit sich, eine Art Bilanz zu ziehen. Eine Lebensbilanz mitten im Leben ist oft die Folge einer einschneidenden Erkrankung oder sich drastisch verändernder Lebensumstände. Schlagartig wird den Menschen klar, dass die Uhr des Lebens nicht auf unendlich gestellt ist, dass die Lebenszeit zerrinnt und die Energie nicht endlos vorhanden ist. Manche Pläne, Träume oder Wünsche wird man vielleicht noch verwirklichen können, für andere ist es endgültig zu spät. In vielen Gesprächen mit kranken Menschen und jenen, deren Lebenssituation sich durch einen Unfall massiv verändert hat, steht die Warum-Frage im Mittelpunkt: „Warum ich?!", „Warum jetzt?", „Warum so?" Dies sind existenzielle Fragen, auf die es keine vorgefertigten Antworten gibt. Das Eintreten in ein lebensgeschichtliches Gespräch macht es jedoch möglich, den Patienten auf seinem Weg der Sinnsuche zu unterstützen.

Beispiele für Leitfragen rund um „Mein Leben – Meine Ernte"

- „Welche Fragen kann ich statt: `Warum ich, warum jetzt und warum so?´ stellen? An wen richten sich die Fragen? Kann ich versuchen, mir selbst die eine oder andere Antwort zu geben? Gibt es Menschen, mit denen ich darüber sprechen möchte ... ?"
- „Welchen Sinn könnte die Krankheit/der Unfall für mich haben? Welche Botschaft könnte ich dabei entdecken? Welche Fragen helfen mir weiter ... ?"
- „Hat mein Leben überhaupt noch einen Sinn? Was könnte mir helfen, neue Sinnqualitäten zu entdecken? Welche kleinen Bausteine ermöglichen es, jedem Tag einen Sinn abzuringen ... ?"

- „Was hat meinem Leben bisher Sinn gegeben? Wie war das in meiner Kindheit, in der Jugend und in all den Jahren bis zu meiner/m Krankheit/ Unfall? Wer hat mir dabei geholfen (Menschen, Texte …) … ?"
- „Kann ich aus persönlichen Beziehungen, aus meiner Arbeit, aus dem Leben mit der Natur, aus dem Glauben … Sinn schöpfen? Welcher Bereich ist im Moment besonders wichtig und kann mir helfen … ?"

Nie wird die Sinnsuche so bedeutsam wie in Ausnahmesituationen. Viele Patienten können erst dann ihre Krankheit/Behinderung annehmen, wenn sie sich mit ihrer Vergangenheit ausgesöhnt haben und einen jeweils sehr persönlichen Sinn gefunden haben. Das genaue Hinschauen auf all das, was dem Leben „davor" Glanz und Schönheit verliehen hat, aber auch auf Sorge und Gram, ist die unverzichtbare Voraussetzung für Hoffnung. Der Blick in die Zukunft hat viel mit der durchlebten, bewältigten und angenommenen Vergangenheit zu tun und so werden Zukunftsvisionen immer auch aus den Fäden der Vergangenheit gewoben. Nicht nur kranke Menschen müssen sich von vielen Dingen verabschieden, auch Menschen, die an einem Wendepunkt ihres Lebens stehen und sich neu orientieren müssen. Das Eintreten in eine intensive Trauerarbeit (▶Abschn. 2.1.1) erleichtert den Prozess der Verabschiedung und Neuorientierung, auch wenn die Sehnsucht bleibt. Methoden der Biografiearbeit können unterstützend wirken, wobei sich speziell Hilfestellungen für eine umfassende Lebensbilanz in der Praxis bewährt haben, Anregungen zu kreativen Formen der Verarbeitung (z. B. Malen von Trauerwegen u. Ä.) sowie die Beschäftigung mit Texten, aus denen man für das eigene Leben Orientierungshilfen gewinnen kann. Auch das sogenannte kreative Schreiben (▶ Abschn. 3.2.1) hilft Menschen, sich mit ihrem Schicksalsschlag auseinanderzusetzen. Die entstehenden Abschieds- und Sehnsuchtsgeschichten sind wie Gefäße, in denen Trauer und Tränen aufgehoben sind.

Beispiel: Alles gerät ins Wanken: Vertrocknete Blumen

Auf dem Tisch steht sie, die Vase mit den vertrockneten Blumen. Ich sehe sie täglich, denn es fehlt mir die Kraft, sie wegzuwerfen. Nicht, dass die Arme schlaff wären, nein auch die Beine tragen mich gut. Aber die Seele hat die Vorhänge zugezogen, sie will ungehindert trauern. Dazu passen die braunen Blätter und die traurigen Knospen der Rosen, die kaum aufgeblüht waren. Er hatte sie mir gebracht – Sinnbild der Liebe und nun stehen sie da, fast beleidigt über die mangelnde Pflege. Sollte ich sie in ein Wasser legen? Wozu? Vielleicht ist alles umsonst und in Frage gestellt. Wonach hatte ich gefragt? Vielleicht ist es Krebs? Was dann? Ich hatte mir alles in den Büchern angesehen, Muskeln, Nerven, Organe. Es gab nicht allzu viele Möglichkeiten. Ich wollte Schluß machen. Nicht mit der Rasierklinge, einfach einschlafen. Vorher noch alles regeln: Schmuck? Er ist schnell verteilt. Geld? Ich habe keines, was sollte ich erspart haben? Es war immer zu wenig. Haus und Grund, das würde alles nach dem Gesetz gehen, wozu also diese Unruhe? Hatte ich lange genug gelebt? Was wollte ich eigentlich noch?
Einmal noch auf dem Tennisplatz stehen mit dem Schläger in der Hand, sportlich und fit. Eine schöne Reise machen. Wohin? Wozu? Hatte ich nicht genug gesehen? Genug ist nicht genug. Mit dem Flugzeug in die Luft brausen, in fremde Länder, immer über den Wolken, staunend die Erde betrachtend, Sonne und Mond zum Greifen nahe. Uralter Menschheitstraum. Schweben, ja schweben wollte ich, nicht immer mit dem Fuß auf der Erde stehen, arbeitsverbunden, zeitraffend, gedankenlos.
Will ich noch die Kinder sehen? Gute Ratschläge für das Leben geben? Was ist richtig, was Recht? Ich weiß es nicht, leere Worte, zu leicht für den schweren Inhalt. Tut Gutes, gebt die Liebe weiter, sie ist doch der Motor, der wie das Brausen des Windes die Flügel der Windmühlen des Lebens antreibt. Oder das Rauschen des Baches, in dem die Sonne ihre Strahlen verschenkt.
Eine muntere Forelle war ich, jetzt bin ich ein fetter Karpfen, träge und in dem Teich liegend, der auf das Netz wartet, das ihn einfängt. Krebs oder heilbare Krankheit? Morgen werde ich operiert, der letzte Abend vor der Schicksalswende. Ich will allein sein, muss beten, kann aber nicht, der Glaube schwindet, doch die Hoffnung bleibt. Und die Liebe in den vertrockneten Blumen. Soll ich sie doch noch einmal gießen – wozu? Morgen weiß ich es, ob ich sie wegwerfen lasse oder mir einen bunten Strauß kaufe.
(Frau R., 53 Jahre)

4.2 Reise in die Vergangenheit: Biografiearbeit als Burnout-Prophylaxe

» Erinnerungen, die ihre Bedeutung nur in der Vergangenheit haben, sind tot. Um zu leben, müssen sie von der Vergangenheit handeln, die in die Gegenwart führt.
(John Kotre)

Welche Möglichkeiten die Biografiearbeit im Allgemeinen und das lebensgeschichtliche Gespräch im Besonderen für die Begleitung von kranken und/oder alten Menschen bieten, war Thema der vorangehenden Kapitel. An dieser Stelle soll auf die Chancen des biografischen Ansatzes für die Pflegenden selbst eingegangen werden. Zwei Aspekte verdienen dabei eine besondere Beachtung. Zum einen geht es um ein Bewusstmachen jener Faktoren, die eine Zusammenarbeit mit dem Patienten/Klienten erleichtern. Das Wissen um die Geschichte eines „schwierigen" Patienten oder das Herausfinden lebensgeschichtlicher Ankerpunkte in Bezug auf Therapie- und Pflegeakzeptanz kann beispielsweise die Compliance der Patienten erhöhen (▶ Kap. 2) und sich in Folge auch entlastend auf die berufliche Situation der Pflegenden auswirken. Aber auch das Verständnis für den eigenen Zugang zu bestimmten Menschen („Sympathie/Antipathie") erleichtert den beruflichen Umgang. Es macht beispielsweise einen Unterschied, ob der Umgang mit „dem Patienten in Zimmer 5" deshalb so schwierig ist, weil er einen an den immer schimpfenden und nörgelnden Nachbarn aus Kindertagen erinnert, oder ob er einfach als „unsympathisch" erlebt wird. Im ersten Fall kann es gelingen, das Bild aus Kindertagen beiseite zu stellen und dem Patienten neu zu begegnen. Im zweiten Fall werden die unbewussten Bilder zu einer täglich neuen „Vorverurteilung" des Patienten führen und keinen Raum für eine unvoreingenommene Begegnung schaffen. Das ist für den Patienten unangenehm. Aber das ist auch für die Pflegeperson eine Situation, die unnötig viel Energie abzieht und negative Emotionen schürt. Häufen sich solche Begegnungen, kann die Stimmung nur allzu leicht kippen und die negativen Emotionen werden positive Gefühle nach und nach verdrängen …

Ein zweiter wichtiger Aspekt biografiegeleiteter Arbeit in der Stress- und Burnout-Prophylaxe liegt in der systematischen Erweiterung der Selbst- und Sozialkompetenz der Pflegekräfte. Dabei geht es um eine biografiegeleitete Standortbestimmung und um individuelle Ressourcenarbeit. Die berufliche Situation vieler Mitarbeiter in der Gesunden- und Kranken- oder Altenpflege ist durch ein hohes Stressrisiko gekennzeichnet. Diesem Druck können viele Kolleginnen und Kollegen nur schwer standhalten. Die Reaktionen auf anhaltenden Stress und hohe seelische Belastung zeigen sich sowohl auf der körperlichen Seite als auch im psychosozialen Bereich, beeinträchtigen die Berufszufriedenheit und führen oftmals zu verminderter beruflicher Leistungsfähigkeit. Eine gezielte Beschäftigung mit der augenblicklichen Situation kann auf dem Hintergrund der eigenen (Berufs)Geschichte, des Bewusstwerdens bevorzugter Copingstrategien oder der Beschäftigung mit den sogenannten persönlichen Glaubenssätzen einen wichtigen Beitrag zur akuten Krisenbewältigung bieten. Dabei geht es einmal stärker um den Blick zurück in die Anfänge der eigenen Berufsgeschichte, dann wieder um die Klärung der Motivationsfrage bei der Berufswahl oder ein Überdenken der eingefahrenen Reaktionsmuster auf Belastung und berufliche Anforderungen sowie ein Bewusstwerden wichtiger sozialer Netze und Vorbilder. Biografische Ansätze zur Entlastung der beruflichen Situation und zur Unterstützung persönlicher Kompetenzen werden im Rahmen von Supervisionen, Weiterbildungsseminaren oder Coaching angeboten. Darüber hinaus eignen sich viele der biografischen Methoden für den Einsatz in der „Selbstreflexion" (▶ Abschn. 4.2.1).

❯❯ Die Chancen des biografischen Ansatzes für Pflegekräfte liegen zum einen in der Verbesserung der Zusammenarbeit mit dem Patienten (z. B. Erhöhung der Compliance, Einsicht in patientenspezifisches Verhalten), zum anderen in der systematischen Erweiterung der Selbst- und Sozialkompetenz. Beide Aspekte sind in der Lage, berufsbedingten Stress zu reduzieren und geeignete Coping-Strategien zu finden.

4.2.1 Gefahren von Stress und Burnout im Berufsalltag

Der Berufsalltag in Pflege- und Sozialberufen bringt eine Fülle an Situationen mit sich, die als potenzielle Stressfaktoren gelten. Die Belastungsebenen beziehen sich auf den organisatorischen, den fachlichen, den persönlichen und den körperlichen Bereich (Kaluza 2007). Häufig genannte Stressoren sind u. a. die zeitlichen Rahmenbedingungen, unterschiedliche Rollenerwartungen, körperliche Anstrengungen, seelische Belastungen durch das Miterleben von Leid, Schmerz oder Tod und ein hohes Maß an Verantwortung. Für die Pflegekräfte ist es besonders wichtig, beizeiten einen angemessenen Umgang mit den vielfältigen beruflichen Belastungen zu finden, um die eigene Gesundheit nicht zu gefährden und die Qualität ihrer Arbeit zu gewährleisten.

Spezifische Belastungen und daraus resultierende Stressoren
- Berufsrolle (Rolle in Verbindung mit den Vorgesetzten, Kollegen, Patienten)
- Arbeit am Patienten (spezielle Patientensituation, Auseinandersetzung mit der Gefühlslage der Patienten, pflegerische Kompetenz …)
- Kommunikation mit Kollegen und Vorgesetzten (Teambesprechungen, Konfliktbewältigung, interdisziplinärer Austausch …)
- Berufsspezifische Umwelt (räumliche Gegebenheiten)
- Organisatorische Belange (Zeiteinteilung, Schichtdienst, Personalvertretung)

Stress ist ein Begriff, der zwar von vielen Menschen gebraucht wird, der jedoch in unterschiedlichen Situationen auch Unterschiedliches bedeutet. Ursprünglich war es ein neutraler Begriff, der zur Beschreibung körperlicher und seelischer Prozesse herangezogen wurde, die mit Belastungen einhergehen. Als „Vater der Stressforschung" gilt der Mediziner Hans Selye, der auch die Unterscheidung von positivem Stress (Eustress) und negativem Stress (Distress) vornahm (Selye 1991). Allgemein gesprochen bedeutet Stress

die Reaktion auf eine Störung des inneren und/oder äußeren Gleichgewichtes. Wie nun Menschen auf dieses Ungleichgewicht reagieren, wird ganz entscheidend davon beeinflusst, wie der Stressor und die eigenen Fähigkeiten, mit ihm umzugehen, bewertet werden. Das folgende Beispiel zeigt, dass vergleichbare Situationen für eine Person als positive Herausforderung angesehen werden und als Chance, berufliche wie persönliche Kompetenzen zu erweitern, während diese für eine andere Person zum krankmachenden Stress werden.

Beispiel:

Belastende Arbeitssituation – für den einen Eustress, für den anderen Distress
Pflegekraft Anna hat sich nach vielen Jahren der Berufstätigkeit auf einer Akutstation entschlossen, eine Zusatzausbildung in Palliativpflege zu machen. Schon bei den Praktikumsstunden spürt sie, dass sie einen besonderen Zugang zu den Patienten findet. Auch die organisatorischen Rahmenbedingungen kommen ihrem Bedürfnis nach längeren Begleitsequenzen, nach Teambesprechung und interdisziplinärem Zusammenarbeiten entgegen. Die schwierige Situation, Tag für Tag mit existenziellen Fragen konfrontiert zu werden und immer wieder von lieb gewonnenen Patienten für immer Abschied nehmen zu müssen, erfährt Anna als Herausforderung – als Eustress. Sie beurteilt die eigenen Fähigkeiten, mit den Ausnahmesituationen am Ende des Lebens umgehen zu können, als positiv, scheut sich jedoch nicht, bei Bedarf Hilfe anzunehmen. Auch Weiterbildungen und Supervisionen gegenüber ist sie aufgeschlossen.
Pflegekraft Agnes arbeitet auf einer inneren Station. Bei einer Teambesprechung erfährt sie, dass in Zukunft zwei sogenannte Palliativbetten der Station angegliedert werden und vom bestehenden Team mitbetreut werden müssen. Agnes fühlt sich bereits bei der Ankündigung der bevorstehenden Veränderung überfordert und fürchtet nicht nur einen pflegerischen Mehraufwand, sondern auch eine große seelische Belastung auf sie zukommen. Auf spezifische Weiterbildungsangebote, die Palliativmaßnahmen zum Thema haben, reagiert sie abweisend. Sie möchte bei ihrer Arbeit nicht so direkt mit dem Tod konfrontiert werden. Auch befürchtet sie, in der Begleitung der Angehörigen sterbender Patienten

überfordert zu sein. Die Gespräche mit den Kolleginnen und Kollegen bringen keine Entlastung. Agnes wirkt zunehmend angespannt. Sie klagt häufig über Kopfschmerzen, fühlt sich ausgelaugt, reagiert oft gereizt und bricht aus unerklärlichen Gründen in Tränen aus. Die Arbeit im Palliativzimmer wird für Agnes schließlich zu einem erheblichen Distress.

Arbeiten zum Thema Stress (Hausmann 2005, Kirchler, Hölzl 2002) verweisen darauf, dass Stressoren umso belastender erlebt werden, je weniger man über sie weiß, je weniger man sie persönlich kontrollieren kann, je unvorhergesehener sie auftreten und je weniger verständlich sie sind. Betrachtet man unter diesem Aspekt die Pflegekräfte Anna und Agnes, wird verständlich, dass Anna die Belastungen auf der Palliativstation viel weniger „stressig" erlebt, weil sie sich persönlich über diese Arbeit informiert und bewusst dafür entschieden hat. Sie konnte sich im Rahmen ihrer Weiterbildung gründlich vorbereiten und ihre Kompetenzen erweitern. Ihre Kollegin Agnes hingegen wurde unvorbereitet in die neue Situation gestellt, konnte sich im Vorfeld kaum informieren, hatte keinen persönlichen Handlungsspielraum und fand keine Möglichkeit eines persönlichen Zugangs zu der speziellen Patientengruppe, die ihr somit im Kern unverständlich blieb. Hinzu kommt noch der persönliche „Glaubenssatz": „Mit schwierigen Patienten komme ich nicht zurecht – das war schon immer so!"

> **Belastungen durch Stressoren werden verringert durch Wissen und Information, Aufrechterhaltung eines persönlichen Handlungsspielraums, Vorhersehbarkeit und Einsehbarkeit.**

Bei der Frage, für welchen Stressbereich biografiegeleitete Unterstützung besonders geeignet ist, bietet sich vor allem der Bereich psychosozialer Stressoren an. Was für den Patienten in vielen Fällen subjektive Entlastung bringt – z. B. Weinen, Jammern, Klagen, Klammern, Fluchen – ist für die Pflegekräfte oft eine Überforderung und führt zu Stress. Bestimmte Verhaltensweisen der Patienten können sich auf die pflegerischen Handlungsabläufe negativ auswirken und die Möglichkeit einschränken, den vorgegebenen Zeitrahmen

einzuhalten – auch dies verursacht Stress. Bedenkt man, dass ein Stressor umso stärker wirkt, je weniger man über ihn Bescheid weiß und je geringer der persönliche Handlungsspielraum ist, wird deutlich, wie wichtig eine umfassende Beschäftigung mit der Lebensgeschichte der Patienten im Allgemeinen (Umgang mit Schmerz, Angst und Angstbewältigung, positive Strategien in der Auseinandersetzung mit der Krankheit, Sinnfragen …) und der von „schwierigen" Patienten im Besonderen ist. Speziell bei Langzeitbegleitungen und bei Begleitungen von Patienten mit klar umschriebenen Krankheitsbildern (z. B. Krebserkrankungen, Multiple Sklerose, Parkinson) können lebensgeschichtliche Gespräche im Sinne eines narrativen Interviews (▶ Abschn. 3.1.2) zur Stressreduktion bei Pflegekräften führen. Durch den aktiven Versuch, über biografische Bausteine Patientenverhalten zu verstehen, wird dem Gefühl des Ausgeliefertseins entgegengewirkt (▶ Abschn. 2.1). Information, Wissen um persönliche Zugänge und das „In-Kontakt-Sein" mit dem Patienten erleichtern die Einschätzung: „Ich fühle mich der Situation gewachsen", und kann Distress zu Eustress verwandeln.

■ **Methodische Zugänge**

Methodisch lassen sich zwei Zugänge anführen. Zum einen geht es um das Erfassen lebensgeschichtlich relevanter Aspekte sowie um krankheitsbezogene Einschätzungen, Beurteilungen und individuelle Coping-Strategien der Patienten. Als Leitfrage dient der Satz: „Welche Informationen helfen mir, den speziellen Menschen in seiner speziellen Situation besser zu verstehen?" Je mehr Informationen den Pflegekräften zu Verfügung stehen, desto eher können belastende Situationen entschärft werden. Auch unerwarteten und schwer vorhersehbaren Reaktionen kann adäquater begegnet werden, wenn auf dem Hintergrund einer theoretischen Auseinandersetzung mit begleitrelevanten Themen (z. B. Trauer- und Sterbeprozesse, Schmerzverhalten, seelische Reaktionen auf Krankheit) die persönliche Situation des Patienten besser erfasst wird (▶ Abschn. 2.2.1 und ▶ 2.2.4).

Der zweite Zugang liegt in der Auseinandersetzung der Pflegekräfte mit ihren eigenen Einstellungen, Werten oder „Glaubenssätzen". Man kann sich dabei mit der eigenen Geschichte beschäftigen und Fragen nachgehen, wie sich beispielsweise bestimmte Haltungen gegenüber der Ausnahmesituation Krankheit entwickelten, welche Methoden man selbst im Laufe der Jahre für die Bewältigung von Schmerz eingesetzt hat oder welche inneren Bilder, welche Vorstellungen, welches „Motto" zur Überwindung von Schwierigkeiten hilfreich waren. Die Einsicht in die eigenen Strategien macht bewusst, wie diese sich im Laufe der Jahre entwickelt, wer oder was sie beeinflusst und welche Auswirkungen sie auf das aktuelle Verhalten haben. Reflektiertes Arbeiten, ein tieferes Verständnis für die eigenen Zugänge und größere Klarheit über persönliche Motive und Verhaltensweisen reduzieren psychosozialen Stress und steigern die Berufszufriedenheit. Darin liegt der subjektive Gewinn biografischer Arbeit.

Beispielfragen zur Abklärung persönlicher Einstellungen

- „Was bedeutet Krank-Sein für mich?"
- „Was wünsche ich mir, wenn ich krank bin (Anwesenheit eines Menschen, Ruhe, Ablenkung, Gespräche …)?"
- „Welche Rolle spielte Krankheit, Unfall, Leid … in meiner Lebensgeschichte? Welche Begleitung hätte ich mir gewünscht?"
- „Welche Gedanken und Vorstellungen helfen mir, wenn ich krank bin oder Schmerzen habe?"
- „Welche Erfahrungen habe ich mit der Situation „Krankenhaus"? Wie sind diese Erfahrungen (positiv versus negativ)? Welches Verhalten von Pflegekräften habe ich als angenehm erlebt, was hat mich gekränkt, was wütend gemacht?"
- „Wie muss eine Pflegekraft sein und was muss sie tun, damit ich mich in der Situation einer Krankheit optimal begleitet fühle? Was darf sie auf keinen Fall machen?"

■ **Mein beruflicher Werdegang**

Oft werden Menschen gefragt, wie es dazu kam, dass sie gerade den Beruf gewählt haben, den sie ausüben. Berufsfindung, Berufswahl und Berufsidentität sind bedeutsame lebensgeschichtliche Bausteine, die in unterschiedlichen Lebensabschnitten Gewicht haben. Betrachtet man den eigenen Lebensweg von der Geburt an bis zum aktuellen Zeitpunkt (►Abschn. 3.2.1), tritt das Thema Beruf unter verschiedenen Vorzeichen auf – angefangen von den

vagen Berufsträumen der Kinder, bei denen neben realen Berufsbezeichnungen auch immer wieder Figuren aus der Märchenwelt auftreten („ … aber am liebsten werde ich doch Prinz!"), über Berufsträume, die aus der Identifikation mit Vorbildern entstehen („ … ich möchte auch einmal mit Tieren arbeiten, so wie mein Opa … ") bis hin zu konkreten Ideen, welcher Beruf mit den eigenen Fähigkeiten und Fertigkeiten in Verbindung gebracht werden kann („ … ich kann auch in schwierigen Situationen Ruhe bewahren, vielleicht bin ich beim Roten Kreuz gut aufgehoben … "). In der Jugend geht es dann darum, eine möglichst gute Passung zwischen Begabungen, Wunschvorstellungen und konkreten Berufsbildern bzw. -ausbildungen zu finden. Die Bereitschaft, die vielen Mühen im Rahmen einer Ausbildung auf sich zu nehmen und auch dann „dran" zu bleiben, wenn Schwierigkeiten auftreten, wird u. a. von der Motivation abhängen, die hinter der Entscheidung für einen bestimmten Beruf steht.

Ob und in welchem Maße sich die Erwartungen dann in der Berufspraxis erfüllen, beeinflusst den Grad der Berufszufriedenheit, was wiederum einen positiven Effekt auf die Stressbewältigung hat. Menschen, die sich in ihrem Beruf wohl fühlen und sich durch ihr Tun darin bestätigt fühlen, „die richtige Frau/der richtige Mann am richtigen Ort" zu sein, werden mit auftretenden Stressoren leichter umgehen können. Klaffen Erwartungen und real eintretende Zustände zu weit auseinander, müssen enorme seelische Kräfte mobilisiert werden, um das eigene Tun vor sich selbst zu rechtfertigen. Solange es gelingt, dem eigenen beruflichen Handeln einen Sinn abzugewinnen und immer wieder eine positive Verbindung zu den Ausgangsmotivationen herzustellen, können persönliche Schutzfaktoren (Hausmann 2005) für eine Stressbewältigung gut aktiviert werden. Zu den persönlichen Schutzfaktoren zählen die Handlungskompetenz aufgrund von fachspezifischem Wissen, die Erfahrungskompetenz aufgrund der Berufspraxis, eine realistische Einschätzung persönlicher Kompetenzen, Selbstvertrauen und Selbstwert.

Biografiearbeit im Sinne von „Meine Berufsgeschichte" bietet sich sowohl für die Arbeit in Gruppen (Weiterbildung, Supervision), für Einzelberatung, -begleitung und Coaching an sowie als Selbstreflexion. Methodisch kann auf vielfältige

Angebote zurückgegriffen werden (▶ Abschn. 3.2), wobei einige an die spezifische Fragestellung angepasst werden müssen.

Beispiele für Impulse zur Biografiearbeit mit dem Themenschwerpunkt: Mein beruflicher Werdegang

▬ Bearbeitung von Zeitleisten unter dem Aspekt „Meilensteine auf dem Weg zu meinem Beruf"; chronologischer Ablauf (zusätzlich: farbliche Darstellung der Gefühle, die mit bestimmten Situationen des Berufsweges verbunden waren)
▬ Arbeit mit Assoziationen, Clusterbildern oder einer Schreibkommunikation: Kernwort „Mein Beruf" oder „Krankenschwester/Pfleger", „Sonnen- und Schattenseiten des Berufes"
▬ Autobiografisches Schreiben: Pro und Kontra: „Warum Sie nicht professionelle Pflegekraft … werden sollen" – „Warum Sie unbedingt Pflegekraft … werden sollen"; Brief an eine Pflegeschülerin: „Was ich Dir sagen möchte … "; Tagebuchführen unter dem Aspekt: „Was ist heute besonders gut gelungen und wie war das zu Berufsbeginn"; Brief an einen (schwierigen, aggressiven, angenehmen, sympathischen …) Patienten unter verschiedenen Aspekten, z. B. „Geben und Nehmen … "
▬ Berufsbiografien: „Mein Leben als Pflegekraft … ", „Meine Stressgeschichte … ", „Größte Misserfolge – größte Erfolge … "
▬ Ressourcenarbeit: „Was hat mir bisher in schwierigen Berufssituationen Halt gegeben?"; „Wie schaut der `Reiseproviant´ aus, der in meinem beruflichen Rucksack steckt, wann habe ich ihn hineingelegt oder von wem habe ich ihn bekommen?"; „Meine Ressourcen: gestern – heute – morgen"; „Mein Umgang mit der Zeit: Zeitfresser, Zeitsplitter"; „Mein Energiekuchen"
▬ Lebensbilanz: Balance-Viereck aus der Erinnerung im Vergleich zur heutigen Situation; Plus-Minus-Aufstellung: Was ist auf der Plus-Seite, was ist auf der Minus-Seite und was würde ich brauchen, um aus dem Minus ein Plus werden zu lassen; „Meine Familiengeschichte – Auf der Suche nach den Wurzeln meines Berufswunsches"; „Was ist mir in meinem Beruf bisher leicht gefallen und wo hatte ich Schwierigkeiten?"

▬ Erinnerungsarbeit: „Warum bin ich professionelle Pflegekraft geworden?" – Benennen von Motiven, Vorstellungen, Hoffnungen, Erwartungen …; Hinführen zu autobiografischen Orten und Gegenständen mit Bezug zur Leitfrage; Beachten von Schlüsselworten; Frage nach Vorbildern: „Welche Vorbilder waren für meine Berufswahl wichtig und in welchem Alter habe ich sie getroffen?"
▬ Kreatives Arbeiten: Fotocollage „Mein Berufsweg"; „Ich und mein Beruf – damals und heute"; Zeichnen eines „Berufshauses" – Fundament, Wände, Fenster, Dach. Aus welchem „Material" bestehen sie … und was hat dazu geführt, dass es so geworden ist … ? Was soll durch den Schornstein abgeleitet werden … ? Welche Schätze aus der Vergangenheit liegen noch im Verborgenen?

Die Auseinandersetzung mit dem eigenen Berufsweg kann unter verschiedenen Vorzeichen erfolgen. In jedem Fall soll sie zum Ziel haben, Menschen in die Lage zu versetzen, eine genaue Kenntnis der eigenen Motive, Wünsche und Erwartungen zu erlangen. Erst durch eine bewusste Beschäftigung mit dem „beruflichen Gestern" kann das „berufliche Heute" verstanden und im Sinne eines Kohärenzerlebens (Antonovsky 1997) aufbereitet werden. Dabei handelt es sich um jene seelische Dimension, die es Menschen möglich macht, das eigene Leben und Handeln als innerlich zusammenhängend – kohärent – zu erleben. Der Begriff geht auf Aaron Antonovsky und seine Lehre der Salutogenese (Lorenz 2005) zurück. Er ging in seinen Arbeiten der Frage nach, was Menschen in noch so schwierigen Stress-Situationen in die Lage versetzt, seelisch „gesund" zu bleiben, und fand im Kohärenzerleben den Schlüssel zur Antwort. Die Beschäftigung mit dem beruflichen Werdegang bietet eine Möglichkeit, den Spuren des eigenen Kohärenzerlebens zu folgen oder nachzuforschen, wo es Einbrüche gab oder gibt. Auch das Bewusstwerden jener persönlichen Handlungsstrategien, die bisher erfolgreich waren, und die Erkenntnis bezüglich persönlicher Reaktionsmuster bei Frustration und Enttäuschung, hilft den Blick auf kompensatorischen Maßnahmen im Vorfeld von Stress und Burnout zu lenken.

4

4.2.2 Stressmanagement: Berichte aus der Praxis

Für ein gutes Stressmanagement ist es von Bedeutung, die negativen Belastungsmomente, deren individuelle Beurteilung durch die betroffene Person und deren Reaktionen genau zu benennen und zu analysieren. Ziel muss es sein, die negativen Folgen von Stress zu reduzieren oder zu verhindern und einer Ausbreitung in Richtung eines Burnout-Syndroms entgegenzuwirken. Möglichkeiten der Einflussnahme bieten alle drei erwähnten Aspekte, wobei die Biografiearbeit wichtige Informationselemente liefern kann.

> ❯ Stressmanagement bedeutet, Veränderungsprozesse einzuleiten, die sich auf die Stressoren selbst beziehen, auf die persönliche Bewertung und auf die Reaktion der betroffenen Person.

Fragen in Bezug auf mögliche Veränderungen der Stressoren unter Berücksichtigung biografischer Elemente
- „Welche Art von Stress (körperlich, psychosozial, kognitiv) belastet mich im Moment?"
- „Für welche Art von Stress (körperlich, psychosozial, kognitiv) bin ich im Laufe meiner Lebensgeschichte besonders anfällig gewesen (Leitfragen: was, wann, wo, wie oft und wie reagiert)? Welche Art von Stress war/ist für mich die ärgste und welche Art von Stress war/ist die geringste Belastung?"
- „Welche Handlungsmöglichkeiten habe ich im Moment – auch wenn sie noch so klein sind?"
- „Welche Handlungsmöglichkeiten hatte ich im Laufe meiner Stressgeschichte? Welche Veränderungen waren hilfreich? Was oder wer hat geholfen?"
- „Woran merke ich, dass die Situation wieder „stressig" wird (äußere Merkmale in der Umwelt, Signale auf der Ebene körperlicher Reaktionen, Gedanken und Gefühle)? Wie sind Situationen, in denen ich Stress erwarte?"
- „Wenn ich meine Stressgeschichte anschaue, wie kann ich eine für mich typische Stresssituation

am besten beschreiben? Auf welche Signale habe ich gelernt zu hören?"
- „Welche Möglichkeiten habe ich, mich über die Stressursachen zu informieren, was kann mir helfen, Stressauslöser zu verstehen?"
- „Habe ich im Laufe meiner Stressgeschichte herausfinden können, welche Veränderungen zur Stressreduktion führen können (Leitfrage: Wann konnte ich was in welche Richtung verändern?)"

Die Kenntnis der persönlichen Stressgeschichte führt über eine reine Bestandaufnahme auch zur Frage nach den Bewertungsmustern, die sich im Laufe der Jahre gebildet haben. Stress tritt ja auch häufig dann auf, wenn Menschen mit einer negativen Erwartungshaltung in vorbelastete Situationen gehen und die realen Bedingungen und Möglichkeiten der Einflussnahme falsch einschätzen. Alte Muster bahnen sich nur allzu rasch den Weg und verstellen den Blick auf andere Wege der Problemlösung. Vorschnelles Reagieren, lückenhafte Informationen und der Rückzug auf vertraute Verhaltensweisen (die nicht immer Erfolg versprechend sind!) charakterisieren Personen, deren Situationsbewertung an sich schon einen hohen Stressrisikofaktor darstellt.

Beispiel:
Pflegekraft Thomas bekommt die Information, dass er zwei Patienten fast zeitgleich zu angeordneten Untersuchungen begleiten soll. Er sieht sofort eine Lawine von Stress auf sich zukommen und fühlt sich überfordert. „Schon wieder!" und „Immer trifft es mich!" sind seine ersten Äußerungen. Er läuft kopflos den Gang auf und ab, kann sich nicht entscheiden, welchen Patienten er zuerst zur Untersuchung bringen soll, wird wütend, beginnt zu schwitzen und schreit eine Kollegin an, die ihm nicht rasch genug aus dem Weg geht. Den Patienten vermittelt er Unruhe und Hektik, was deren seelisch angespannte Lage noch verstärkt. Er merkt, dass er auch den Auftrag, die Patienten vor der Untersuchung zu beruhigen und positiv mit ihnen umzugehen, nicht erfüllen kann. Sein Spannungszustand steigt. „Ich kann mit diesem Chaos einfach nicht mehr leben!", sind seine resignierenden Sätze, mit denen er am Abend seiner Partnerin von dem Vorfall in der Klinik berichtet.

Was könnte Thomas helfen? Folgende Bausteine könnten auch für andere Personen als hilfreiche Elemente zur Stressbewältigung herangezogen werden:

Elemente zur Stressbewältigung:

- Informieren/Organisieren: Genaues Nachfragen, ob die Zeitvorgaben stimmen, wo man eine Verschiebung oder Verspätung deponieren kann, wer die Einteilung vorgenommen hat (konkreten Ansprechpartner ausfindig machen). Überprüfen, welche Arbeiten zu delegieren sind
- Umgang mit den persönlichen Reaktionen: Innehalten und sich seiner Fähigkeiten bewusst werden („Ich weiß, was ich kann"), klare innere Grenzen gegenüber „unmöglichen Anweisungen" ziehen (hilfreiche innere Sätze suchen: „Eins nach dem anderen", „Ich kann mich nicht aufteilen")
- Externes Korrektiv in Anspruch nehmen: Austausch im Kollegenkreis, Besprechung des Vorfalls in Teamsitzungen, ggf. Supervision
- Ressourcenarbeit: Was hat im Laufe der Berufskarriere geholfen, Anspannungen loszuwerden? Welche inneren Bilder wurden und werden mit Stressreaktionen verbunden und wie können sie positiv genützt werden? Bewusstwerden, dass die eigene Stressgeschichte auch unterbrochen und innere Leitsätze umgeschrieben werden können (Motto: „Das Glas ist halbvoll!" statt „Das Glas ist halbleer!")

■ **Ein „schwieriger" Patient – Eine „schwierige" Situation**

Die Arbeit mit Menschen, die sich selbst auf die eine oder andere Weise in einer Ausnahmesituation befinden, führt immer wieder zu spannungsgeladenen Situationen. Bedenkt man, welche seelischen Begleitprozesse im Zusammenhang mit Krankheit, Unfall oder Behinderung einhergehen (▶ Abschn. 2.1.1) oder

mit welchen inneren Kämpfen Alt-Werden und Alt-Sein verbunden sein kann (▶ Abschn. 2.2.1), ist die Position der Betroffenen oft gut zu verstehen. Trotz professioneller Schulung und menschlichem Einfühlungsvermögen lassen sich konfliktträchtige Situationen nicht immer vermeiden. Häufig liegen die Ursachen in Missverständnissen oder Fehleinschätzungen der körperlichen und/oder psychosozialen Situation der Patienten/Klienten. Angespannte, „schwierige" Situationen haben immer bestimmte Ursachen (z. B. krankheitsbedingte Veränderungen, psychische Folgen von chronischen Erkrankungen, Persönlichkeitsmerkmale, Schmerzzustände) und Auslöser (z. B. unangenehme Berührungen, starre Zeitraster, akute Schmerzattacken, Diagnoseübermittlungen). Häufig sind es auch Kleinigkeiten, die die Emotionen zum Überlaufen bringen und zu Handlungen führen, die seitens der Pflegekräfte zur Einschätzung „schwierig" führen. Die Palette der spannungsverstärkenden Handlungen seitens der Patienten reicht von einer mangelnden Kooperation über aggressives Verhalten bis hin zum kompletten Rückzug. Die Folgen dieser Verstrickungen sind für beide Seiten – Patienten wie Pflegekräfte – unangenehm und können Stress auslösen. Welche Möglichkeiten ein biografischer Ansatz in der Begleitung von Menschen in schwierigen Lebenssituationen bietet (▶ Abschn. 2.1) soll im nachfolgenden Beispiel nochmals aufgezeigt werden.

Beispiel:

„Herr A. ist mehr als schwierig!"
Herr A., ein knapp 40-jähriger Familienvater, wurde an einem heißen Sommertag mit dem Rettungswagen auf die Notaufnahme gebracht. Seine Frau fand ihn am Küchenboden liegend ohne Bewusstsein und alarmierte sogleich den Notarzt. Nach einer ersten Versorgung der Platzwunden wurde er zur weiteren diagnostischen Abklärung stationär aufgenommen. Im Laufe der zahlreichen Untersuchungen wurde ein Hirntumor diagnostiziert und Herr A. auf die Neurochirurgie verlegt … Wochen später, nachdem sich sein Zustand immer weiter verschlechtert hatte, wurde er schließlich auf eine Palliativstation verlegt. In langen Gesprächen mit Herrn A. und seiner Frau versuchten die behandelnden Ärzte, die Familie langsam darauf vorzubereiten, welcher Leidensweg

Herrn A. bevorstand und welche medizinischen Möglichkeiten angeboten werden konnten.

Die Pflegekräfte der Station versuchten, dem Patienten seine Situation möglichst zu erleichtern, stießen aber immer wieder an die Grenzen ihrer Geduld und ihrer körperlichen Belastungsmöglichkeit – Herr A. hatte aufgrund der medikamentösen Behandlung extrem zugenommen. Das Klima zwischen Pflegekräften und Herrn A. wurde zunehmend gereizter und aggressiver. Schließlich vertraute sich eine Pflegekraft der Psychologin an, die die Familie begleitete. Sie klagte: „Herr A. wird von Tag zu Tag immer schwieriger! Er kommandiert uns herum, läutet ohne Ende und in der vergangenen Nacht wollte er unbedingt ein Fußbad – ich halte das wirklich kaum mehr aus! Bitte sprechen Sie mit der Familie."

Nach vielen Gesprächen mit den Pflegekräften und der Ehefrau wurde deutlich, dass Herr A. die kurze ihm verbleibende Zeit einfach so gut er konnte nutzen wollte und sich nicht mit den organisatorischen Rahmenbedingungen der Station anfreunden konnte. Er wollte und konnte für die Situation der Pflegenden kein Verständnis aufbringen, was wiederum Ablehnung und Widerstand auf der Pflegeseite auslöste. Diese Negativspirale konnte erst unterbrochen werden, als die Ehefrau auf Anraten der Psychologin einen Karton mit Fotos mitbrachte und gemeinsam mit Herrn A. jene Fotos aussuchte, die seinen Lebensweg dokumentierten. Einige besonders wichtige und aussagekräftige Fotos wurden an die Wand gehängt und zierten von da an den Raum: Herr A. als junger schlanker Mann mit Gitarre, das Hochzeitsfoto, Herr A. an der Seite seiner schönen schwangeren Frau, Herr A. als Bergsteiger, Herr A. als junger Vater …

Ab diesem Zeitpunkt veränderte sich das angespannte Klima. Die Pflegekräfte blieben öfter vor den Fotos stehen, stellten Fragen, tauchten in ein Gespräch ein und konnten so eine Brücke herstellen zwischen dem Menschen, der auf den Fotos zu sehen war, und dem durch seine Krankheit entstellten, übergewichtigen Patienten. Und jene Pflegekraft, die sich Hilfe suchend an die Psychologin gewandt hat, meinte: „Wenn ich mir vorstelle, was Herr A. alles aushalten muss, wie schrecklich sich sein Leben verändert hat … nein, Herr A. ist nicht schwierig! Seine Situation ist unerträglich!"

In der Begleitung von Herrn A. ist es gelungen, durch das Sichtbarmachen der drastischen Veränderungen, die die Erkrankung mit sich brachte, Verständnis für das Leid dieses Menschen zu wecken. Für die Pflegekräfte war Herr A. zunächst nur ein Patient, der durch sein Gewicht Tag für Tag zu einer körperlichen Belastung wurde und durch seinen unangepassten, fordernden Umgangston auch im psychischen Bereich Schwierigkeiten bereitete. Alle drei Stressorbereiche – körperlich, psychosozial und informationsbezogen – führten zu einer außerordentlichen Belastungssituation. Während die meisten Pflegekräfte psychische Stressreaktionen zeigten – Ärger, innere Anspannung, Gereiztheit, Frustration – wandte sich nur eine Pflegende um Hilfe, um nicht Gefahr zu laufen, in das Stressanpassungssyndrom zu schlittern, das über eine Alarmreaktion und Widerstand schließlich in einen Erschöpfungszustand führt mit der Gefahr, in ein völliges Ausgebrannt-Sein (Burnout) zu schlittern. Eine breitere Informationsbasis, die über das rein Medizinische hinausführte, schuf die Möglichkeit, auf das Lebensganze des Patienten zu schauen und sich mit ihm auszutauschen. Diese neue Situation brachte eine deutliche Entlastung mit sich.

■ **Mehr als ausgelaugt: Vom Stress zum Burnout**

Wenn es nicht gelingt, persönlich geeignete Möglichkeiten zur Bewältigung von Stresssituationen zu entwickeln, werden sich in einer ersten Phase die Symptome von Stress (▶ Abschn. 4.2.1) verstärken und die genannten Stufen in einem Phasenverlauf mehrfach durchlebt. Hält die Situation über einen längeren Zeitraum an, wird aus einem zunächst überschaubaren Stress mit individuellen Reaktionsweisen ein Zustand, der vom Psychoanalytiker Freudenberger (Freudenberger u. North 1994) als Burnout-Syndrom beschrieben wurde. Es handelt sich dabei um einen Zustand chronischer körperlicher und seelischer Erschöpfung. Verbunden ist dieser Erschöpfungszustand mit einer Leistungs- und Antriebsschwäche und der Unfähigkeit, sich zu erholen.

Freudenberger beschreibt den Verlauf in einem sogenannten Burnout-Zyklus, an dessen Beginn ein erhöhtes Engagement für berufliche Belange steht, ein „Rund-um-die-Uhr" Arbeiten unter Verzicht auf angemessene Pausen oder Erholungsphasen.

Nach und nach kreist die Welt der Betroffenen nur mehr um Berufliches, private Kontakte werden vernachlässigt und eigene Bedürfnisse übersehen. Misserfolge werden umgedeutet oder verdrängt. Begleitet werden diese Anzeichen von Schlafstörungen, Erschöpfung, Ruhelosigkeit und Angstzuständen. Hilfsangebote seitens der Kollegenschaft oder von Familienmitgliedern werden nicht angenommen. Am Ende dieses leidvollen Prozesses stehen Menschen, die unter einer Verflachung des emotionalen, mentalen und sozialen Lebens leiden, psychosomatische Probleme haben und ein geschwächtes Abwehrsystem, was zu Krankheitsanfälligkeit führt. Am Ende dieser Entwicklung sind die Betroffenen zutiefst vereinsamte und verzweifelte Menschen. Das Burnout-Syndrom bedarf einer kompetenten professionellen Begleitung (medizinisch, psychotherapeutisch, Coaching). Wichtige Schritte, aus diesem Teufelskreis auszubrechen, sind auch gezielte Auszeiten, bewusst eingesetzte Entspannungsverfahren und Ressourcenarbeit, bei der biografische Elemente eine bedeutsame Rolle spielen können. Im nachfolgenden Beispiel wird die Geschichte einer 25-jährigen Pflegekraft nachgezeichnet, die Schritt für Schritt in ein Burnout-Syndrom hineinschlitterte.

Beispiel:
„Ich lerne, wieder auf mich zu hören …"
Pflegekraft Sabine arbeitet seit 5 Jahren mit großer Begeisterung in einem Altenheim. Es war schon immer ihr Wunsch gewesen, sich der Begleitung alter Menschen zu widmen. Manchmal fragt sie sich, warum sie sich gerade zu den alten Menschen so hingezogen fühlt. Viele ihrer Kolleginnen aus der Ausbildungszeit verstehen Sabine nicht. Sie können sich eine Arbeit im Altenheim auf Dauer nicht vorstellen und sind über ihre Arbeit an den unterschiedlichen Abteilungen des benachbarten Krankenhauses sehr froh. Sabine galt schon während der Ausbildungszeit als sehr empfindsam, hilfsbereit und überaus freundlich. Wenn andere über das Lernpensum schimpften oder über die Bedingungen ihrer Praktika stöhnten, versuchte Sabine, sofort etwas Positives entgegenzusetzen. Sie war immer um eine gute Atmosphäre bemüht, arbeitete oft weit über ihre Grenzen hinaus und bemerkte gar nicht, wie müde und erschöpft sie war.

Dieses Verhalten setzt sich auch im Altenheim fort. Sabine springt immer ein, wenn sich jemand nicht so gut fühlt, übernimmt Gespräche, die Kollegen und Kolleginnen unangenehm sind und klagt nie über Patienten. Sie nimmt sich kaum Zeit für Pausen und ist immer in Bewegung. Im Team findet das Verhalten von Sabine geteilten Anklang. Einerseits ist man über ihre Zuverlässigkeit und Hilfsbereitschaft sehr froh, andererseits fühlen sich viele Kolleginnen indirekt unter Druck gesetzt. Nach und nach schleicht sich eine gewisse soziale Distanz in die Beziehung zu Sabine ein, man will in ihrer Gegenwart nicht über alltäglichen Frust sprechen, man will in ihrer Gegenwart keine entlastende Bemerkung über einen Bewohner machen, man will sich in ihrer Gegenwart keine auch noch so kleine Blöße geben. Sabine reagiert auf die Veränderung im sozialen Miteinander mit einem noch intensiveren Bemühen um Freundlichkeit und Hilfsbereitschaft. Gleichzeitig merkt sie jedoch, dass es immer öfter vorkommt, dass sie unkonzentriert ist, in den Gesprächen mit den Bewohnern Einzelheiten vergisst oder sich in ihren Fragen wiederholt. Ein Ziehen im Kreuz und immer wieder aufkommende Kopfschmerzen beunruhigen sie.
Nun versucht Sabine, alle Kräfte zu mobilisieren, um die anklopfenden Symptome wegzuschieben und dem wahrgenommen Leistungsabfall entgegenzuwirken. Doch was früher leicht ging und ihren Umgang mit Kollegen und Bewohnern auszeichnete, verschwindet nach und nach. Anstelle einer freundlichen, einfühlsamen jungen Frau tritt eine angespannte, nervöse Sabine, die sich nicht verzeihen will und kann, wenn sie in etwas rauerem Ton mit den Bewohnern des Altenheims spricht. Ihre Körperhaltung wirkt angespannt und ihre Bewegungen fahrig. Hinweise aus dem Freundeskreis, doch etwas für sich zu tun, auszuspannen oder an gemeinsamen Aktivitäten teilzunehmen, begegnet sie zurückhaltend bis abweisend. Sie zieht sich mehr und mehr zurück. Als sie immer häufiger krank wird, bricht das Bild von der immer liebevoll und immer zur Stelle eilenden Pflegekraft Sabine in sich zusammen. Sie fühlt sich leer und freudlos, verliert jegliches Interesse an ihrer Umwelt und sieht keinen Ausweg. Nur auf wiederholtes Beharren ihrer Hausärztin, sich in therapeutische Begleitung zu

⊡ Abb. 4.1 Wenn Biografiearbeit gelingt …

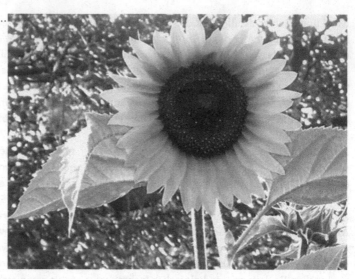

begeben, sucht Sabine eine Beratungsstelle auf, die sich auf Burnout-Behandlungen spezialisiert hat. Dort beginnt ein langsamer Weg aus den Abgründen des Burnout. Integraler Bestandteil der Behandlung sind Entspannungseinheiten und Übungen, in denen sie lernt, auf die Signale ihres Körpers beizeiten zu achten. Nach und nach kommt auch ihr Verhalten im Team zu Sprache und ihre Motivation, den Pflegeberuf zu erlernen. Viele Facetten ihrer Lebensgeschichte werden beleuchtet und Sabine kann sich und ihr Helfersyndrom, das sie sehr rasch ins Burnout geführt hat, besser verstehen. „Langsam lerne ich, wieder auf mich zu hören … ", erzählt sie noch etwas unsicher einer Freundin …

- Biografiearbeit eignet sich auch zur Stressreduktion im Berufsalltag von Pflegekräften durch die Möglichkeit, im Umgang mit den Patienten relevante Anknüpfungspunkte zu erhalten, die wiederum den persönlichen Zugang der Pflegepersonen erleichtert und die Compliance der Patienten erhöht.
- Stressreduktion und Burnout-Prophylaxe bei Angehörigen von Pflegeberufen erhält durch die Beachtung der individuellen Lebensgeschichte eine wichtige zusätzliche Dimension (⊡ Abb. 4.1).

▪ Fazit

- Im Rahmen einer Begleitung müssen die Schwerpunkte biografischer Arbeit bewusst ausgewählt und auf die spezifische Situation der Patienten/Klienten abgestimmt werden.
- Beispiele thematischer Schwerpunktsetzung mit hoher Praxisrelvanz sind: „Meine Erkrankung – Eine Chronik", „Mein Leben – Meine Wurzeln", „Meine Sprache – Meine Welt" und „Mein Leben – Meine Ernte".
- Die oftmals notwendige Umschreibung und „Nachbesserung" lebensgeschichtlicher Berichte erfordert seitens der Begleitpersonen große Geduld und ein hohes Maß an Empathie.

Serviceteil

© Springer-Verlag GmbH Deutschland 2018
M. Specht-Tomann, *Biografiearbeit*,
https://doi.org/10.1007/978-3-662-54393-1

Literatur

Verwendete Literatur

Albrecht E et al (2006) Hospizpraxis: Ein Leitfaden für Menschen, die Sterbenden helfen wollen. Herder, Freiburg

Agarwal-Kozlowski K (2013) Ganzheitliche Schmerztherapie: Praxiswissen kompakt. Karl F. Haug, Stuttgart

Allende I (2001) Porträt in Sepia. Suhrkamp, Frankfurt

Amann A (2004) Die großen Alterslügen: Generationenkrieg, Pflegechaos, Fortschrittsbremse? Böhlau, Wien

Amann A, Kolland F (2007) Das erzwungene Paradies des Alters?: Fragen an eine Kritische Gerontologie. Vs, Wiesbaden

Anders G (1968) Die Chronik. Aus: Der Blick vom Turm. C.H.Beck, München

Anderson H (1999) Das therapeutische Gespräch: Der gleichberechtigte Dialog als Perspektive der Veränderung. Klett Cotta, Stuttgart

Anderson H Ch (2002) Sämtliche Märchen. Patmos, Düsseldorf

Anderson H, Goolishian H (1992) Der Klient ist Experte. Zeitschrift für systemische Therapie. Heft 10, S 176ff

Aner K et al. (2007) Die neuen Alten – Retter des Sozialen? Vs Verlag, Wiesbaden

Angstmann G (1993) Schreiben hilft leben. Wege zur Selbstentfaltung. Herder, Freiburg

Antonovsky A (1997) Salutogenese: Zur Entmystifizierung der Gesundheit. Dgvt, Tübingen

Aries P (2005) Geschichte des Todes. Hanser, München

Asendorpf J (2012) Psychologie der Persönlichkeit. Springer, Berlin

Aulbert et al. (2011) Lehrbuch der Palliativmedizin. Schattauer, Stuttgart

Ausländer R (1995) Mein Atem heißt jetzt. Fischer, Frankfurt

Ausländer R (2001) Gedichte. Fischer, Frankfurt

Backes G M, Clemens W (2008) Lebensphase Alter: Eine Einführung in die sozialwissenschaftliche Alternsforschung. Juventa, Weinheim

Baer U (2010) Wo geht's denn hier nach Königsberg. Wie Kriegstraumata im Alter nachwirken und was dagegen hilft. Affenkönig, Neukirchen-Vluyn

Baer U, Scheffler M (2010) Es geht auch anders! Würde im Pflegealltag und Verstehende Pflege: Verstehende Pflege und würdigende Biografiearbeit. Affenkönig, Neukirchen-Vluyn

Baer U, Schotte G (2017) Das Herz wird nicht dement. Beltz, Weinheim

Baltes P B, Eckensberger LH (1997) Entwicklungspsychologie der Lebensspanne. Klett-Cotta, Stuttgart

Baltes P B et al. (1994) Altern und Alter: Ein interdisziplinärer Studientext zur Gerontologie. Gruyter, Berlin

Barth F K, Horst P (1979) „Wenn es soweit sein wird mit mir …". Aus: Uns allen blüht der Tod. P. Janssens Musikverlag, Telgte

Baron R, Koppert W (2013) Praktische Schmerztherapie: Interdisziplinäre Diagnostik – Multimodale Therapie. Springer, Berlin/Heidelberg

Batson G (1981) Ökologie des Geistes. Suhrkamp, Frankfurt/M.

Bauer A et al. (2005) Sterbende begleiten: In Geborgenheit bis zuletzt durch Palliative Care. Forum Verlag Herkert, Merching

Baumann M, Bünemann D (2009) Musiktherapie in Hospizarbeit und Palliative Care. Reinhardt, München

Bausewein C et al. (2007) Leitfaden Palliativmedizin – Palliative Care. Urban & Fischer/Elsevier GmbH, München

Bausewein C et al. (2015) Leitfaden Palliative Care: Palliativmedizin und Hospizbetreuung. Urban & Fischer/Elsevier GmbH, München

Bausewein C (2015) Sterben ohne Angst: Was Palliativmedizin alles leisten kann. Kösel, München

Bay R H (2014) Erfolgreiche Gespräche durch aktives Zuhören. Expert-Verlag, Renningen

Bejick U (2009) Texte. Gedichte. Unveröffentlichtes. Privates Manuskript, Karlsruhe

Benien K, Schulz von Thun F (2003) Schwierige Gespräche führen. Modelle für Beratungs-, Kritik-und Konfliktgespräche im Berufsalltag. Rowohlt, Reinbek

Berger P L, Luckmann T (2003) Die gesellschaftliche Konstruktion der Wirklichkeit. Fischer, Frankfurt/M.

Bergner M H (2007) Burnout-Prävention: Das 9-Stufen-Programm zur Selbsthilfe. Schattauer, Stuttgart

Bernatzky G et al. (2007) Nichtmedikamentöse Schmerztherapie: Komplementäre Methoden in der Praxis. Springer, Wien

Bettelheim B (1993) Kinder brauchen Märchen. dtv, München

Betz F (1989) Heilbringer im Märchen. Kösel, München

Bienstein Ch, Fröhlich A (2016) Basale Stimulation in der Pflege: Die Grundlagen. Huber, Bern

Billen J (Hrsg.) (2001): Deutsche Parabeln. Reclam, Ditzingen Biografiearbeit. Schlütersche Verlagsgesellschaft, Hannover

Bittner G (2001) Der Erwachsene. Multiples Ich in multipler Welt. Kohlhammer, Stuttgart

Blimlinger E et al. (2000) Lebensgeschichten. Biographiearbeit mit alten Menschen. Vincentz Network, Hannover

Bly R (1998) Die kindliche Gesellschaft. Über die Weigerung, erwachsen zu werden. Kindler, München

Bode S (2015) Die vergessene Generation: Die Kriegskinder brechen ihr Schweigen. Piper, München

Böhm E (2009a) Ist heute Montag oder Dezember?: Erfahrungen mit der Übergangspflege. Psychiatrie-Verlag, Bonn

Böhm E (2009b) Psychobiografisches Pflegemodell nach Böhm. Band I: Grundlagen; Band II: Arbeitsbuch. Maudrich, Wien

Böhm E (2009c) Verwirrt nicht die Verwirrten: Neue Ansätze geriatrischer Krankenpflege. Psychiatrie-Verlag, Bonn

Böhmer M (2011) Erfahrungen sexualisierter Gewalt in der Lebensgeschichte von Frauen. Ansätze für eine frauenorientierte Altenarbeit. Mabuse Verlag, Frankfurt

Borasio G D (2015) Über das Sterben: Was wir wissen. Was wir tun können. Wie wir uns darauf einstellen. Beck, München

Borasio G D (2016) Selbst bestimmt sterben: Was es bedeutet. Was uns daran hindert. Wie wir es erreichen können. dtv Verlagsgesellschaft, München

Borchers E (2001) Das Poesiealbum. Insel, Frankfurt/M.

Brooker D (2007) Person-zentriert pflegen. Das VIPS-Modell zur Pflege und Betreuung von Menschen mit einer Demenz. Huber, Bern

Brüder Grimm (2001) Kinder- und Hausmärchen. Gesamtausgabe in 3 Bänden mit den Originalanmerkungen der Brüder Grimm. Reclam, Ditzingen

Bruhns A et al. (2013) Demenz: Was wir darüber wissen, wie wir damit leben. Deutsche Verlags-Anstalt, München

Buber M (1998) Alles wirkliche Leben ist Begegnung: Hundert Worte von Martin Buber. Verlag Neue Stadt, Zürich

Buber M (2006 a) Das dialogische Prinzip. Gütersloher Verlagshaus, Gütersloh

Buber M (2006 b) Die Erzählungen der Chassidim. Manesse, Zürich

Bucher N et al. (2006) Bevor ich sterbe: Menschen am Ende ihres Lebens erzählen von dessen größten Momenten. Edition a, Wien

Buchholz Th et al. (2009) Basale Stimulation in der Pflege – Ausgesuchte Fallbeispiele. Huber, Bern

Buchholz Th, Schürenberg A (2013) Basale Stimulation in der Pflege alter Menschen. Anregungen zur Lebensbegleitung. Huber, Bern

Buijssen H, Grambow E (2016) Demenz und Alzheimer verstehen: Erleben – Hilfe – Pflege: ein praktischer Ratgeber. Beltz, Weinheim

Burisch M (2013) Das Burnout-Syndrom: Theorie der inneren Erschöpfung. Springer, Berlin

Cameron J (2003) Von der Kunst des Schreibens und der spielerischen Freude, die Worte fließen zu lassen. Droemer Knaur, München

Das Neue Testament (2007) Einheitsübersetzung der Heiligen Schrift. Katholisches Bibelwerk, Stuttgart

Deissler K G (1997) Sich selbst erfinden? Von systemischen Interventionen zu selbstreflexiven Gesprächen. Waxmann, Münster

Deutsche Palliativstiftung (Hrsg.) (2014) Palliativpflege durch Angehörige: Hinweise für die Betreuung und Pflege schwerkranker Menschen. C.H. Beck, München

Domin H (2006) Gesammelte Autobiographische Schriften. Fast ein Lebenslauf. Fischer, Frankfurt/M.

Drewermann E (1992) Lieb Schwesterlein, laß mich herein. Grimms Märchen tiefenpsychologisch gedeutet dtv, München 1992

Drewermann E (2008) An den Grenzen der Medizin: Märchen von Heilung und Hoffnung. Patmos, Düsseldorf

Eckermann J P (2006) Gespräche mit Goethe in den letzten Jahren seines Lebens. Insel, Frankfurt

Egner H (Hrsg.) (1995) Lebensübergänge oder der Aufenthalt im Werden. Walter, Düsseldorf

Einstein A (2007) Einstein sagt: Zitate, Einfälle, Gedanken. Piper, München

Ende M (2005) Momo. Thienemann, Stuttgart

Enßle J (2010) Demenz und Biografiearbeit: Erinnerungen unter vier Augen teilen. Diplomica, Hamburg

Enzensberger H M (Hrsg.) (2006) Allerleirauh: Viele schöne Kinderreime. Insel, Frankfurt/M.

Erikson E H (2008) Identität und Lebenszyklus: Drei Aufsätze. Suhrkamp Taschenbücher Wissenschaft, Frankfurt

Eulert T (1994) Begegnung. In: Heimat – was bedeutet das? Steirische Berichte, Steirisches Volksbildungswerk, Graz

Feichtner A (2014) Lehrbuch der Palliativpflege. facultas wuv Vlg., Wien

Feil N (2013) Validation in Anwendung und Beispielen: Der Umgang mit verwirrten alten Menschen. Reinhardt, München

Feil N (2016) Sie haben meinen Ring gestohlen!: Mit Validation verwirrten alten Menschen helfen. Reinhardt, München

Feil N (2010 a) Validation in Anwendung und Beispielen: Der Umgang mit verwirrten alten Menschen. Reinhardt, München

Feil N (2010 b) Validation. Ein Weg zum Verständnis verwirrter alter Menschen. Reinhardt, München

Fengler J (2012) Helfen macht müde. Zur Analyse und Bewältigung von Burnout und beruflicher Deformation. Pfeiffer bei Klett-Cotta, Stuttgart

Förstl H (Hrsg.) (2011) Demenzen in Theorie und Praxis. Springer, Berlin

Förstl H, Kleinschmidt C (2017) Demenz. Diagnose und Therapie: MCI, Alzheimer, Lewy-Körperchen, Frontotemporal, Vaskulär u.a. Schattauer, Stuttgart

Frankl V E (1998) … trotzdem Ja zum Leben sagen. dtv, München

Frankl V E (2007) Ärztliche Seelsorge: Grundlagen der Logotherapie und Existenzanalyse. Mit den 'Zehn Thesen über die Person'. dtv, München

Frankl V E (2008) Der Mensch vor der Frage nach dem Sinn: Eine Auswahl aus dem Gesamtwerk. Piper, München

Freud S (1993) Massenpsychologie und Ich-Analyse. Fischer, Frankfurt/M.

Freud S (1994) Abriss der Psychoanalyse. Das Unbehagen in der Kultur. Fischer, Frankfurt/M.

Freudenberger H, North G (2012) Burn-out bei Frauen: Über das Gefühl des Ausgebranntseins. Fischer, Frankfurt

Friedemann M L, Köhlen C (2010) Familien- und umweltbezogene Pflege. Huber, Bern

Fröhlich A (2016) Basale Stimulation in der Pflege. Das Arbeitsbuch. Huber, Bern

Gadamer H G (2007) Wahrheit und Methode. Akademie-Verlag, Berlin

Gatterer G et al. (2005) Leben mit Demenz. Praxisbezogener Ratgeber für Pflege und Betreuung. Springer, Wien

Geiger A (2011) Der alte König in seinem Exil. Hanser, München

Gesing F (2015) Kreativ schreiben: Handwerk und Techniken des Erzählens. Dumont, Köln

Gilgamesch-Epos (2008) C H Beck, München

Giruc M (2011) Tiere, mit denen wir lebten: Tiergestützte Biografiearbeit mit Demenzkranken. Schlütersche Verlagsgesellschaft, Hannover

Glinka H J (2016) Das narrative Interview: Eine Einführung für Sozialpädagogen. Juventa, Weinheim

Goethe J W v (2003) Maximen und Reflexionen. Text der Ausgabe von 1907. Insel, Frankfurt

Goethe J W v (2007) Sämtliche Gedichte in einem Band. Insel, Frankfurt

Göpel S (2008) Unterrichtseinheit: Wie schreibe ich ein Elfchen? Grin Verlag, München

Grabe M (2012) Zeitkrankheit Burnout: Warum Menschen ausbrennen und was man dagegen tun kann. Francke-Buchhandlung, Marburg

Grawe K (2004) Neuropsychotherapie. Hogrefe, Göttingen

Grochowiak K, Haag S (2004) Die Arbeit mit Glaubenssätzen: Als Schlüssel zur seelischen Weiterentwicklung. Schirner, Darmstadt

Grond E (2014) Pflege Demenzkranker. Schlütersche Verlagsgesellschaft, Hannover

Guardini R (2008) Die Lebensalter. Topos Plus Vlg., Kevelaer

Haag S (2007) NLP – Eine Einführung: Fähigkeiten entdecken, Bewusstsein entwickeln, Leben verändern. Schirner, Darmstadt

Haisch J et al. (2014) Lehrbuch Prävention und Gesundheitsförderung, Huber, Bern

Hansen W (2006) Medizin des Alterns und des alten Menschen. Schattauer, Stuttgart

Haubold T, Wolf B (2009) Daran erinnere ich mich gern. Ein Bilder-Buch für die Biografiearbeit. Schlütersche Verlagesgesellschaft, Hannover

Hausmann C (2013) Psychologie und Kommunikation für Pflegeberufe. Facultas, Wien

Heeg S, Bäuerle K (2011) Heimat für Menschen mit Demenz. Mabuse, Frankfurt/M

Held C (2010) Wird heute ein guter Tag sein?: Erzählungen. Zytglogge-Verlag, Bern

Heller A et al. (2007) Wenn nichts mehr zu machen ist, ist noch viel zu tun: Wie alte Menschen würdig sterben können. Lambertus, Freiburg

Hellinger B, Hövel G (2006) Anerkennen was ist: Gespräche über Verstrickung und Lösung. Arkana, München

Hellinger B, Weber G (2002) Zweierlei Glück: Konzept und Praxis der systemischen Psychotherapie. Goldmann, München

Herder J H (2001) Die Katze und die Maus. Aus: Billen J (Hrsg.) Deutsche Parabeln. Reclam, Ditzingen

Hesse H (2007) Die Gedichte. Suhrkamp, Frankfurt/M.

Hirsch R D (1999) Balintgruppe und Supervision in der Altenarbeit. Reinhardts Gerontologische Reihe, München

Hohensee T (2015) Gelassenheit beginnt im Kopf: So entwickeln Sie einen entspannten Lebensstil. Droemer/Knaur, München

Holland K, Burgheim W(2007) Rechte der Sterbenden: Zwischen Euthanasie und Lebensverlängerung um jeden Preis. Forum Gesundheitsmedien, Merching

Holthaus S, Jahnke T (2008) Aktive Sterbehilfe – Ausweg oder Irrweg? Brunnen-Verlag, Gießen

Hölzle Ch, Jansen I (Hrsg.) (2010) Ressourcenorientierte Biografiearbeit: Grundlagen – Zielgruppen – Kreative Methoden. VS Verlag für Sozialwissenschaften, Wiesbaden

Höwler E (2011) Biografie und Demenz; Grundlagen und Konsequenzen im Umgang mit herausforderndem Verhalten. Kohlhammer, Stuttgart

Hummel K (2001) Freiheit statt Fürsorge. Vernetzung als Instrument zur Reform kommunaler Altenhilfe. Vincentz Network, Hannover

Husebö S, Klaschik E (2009) Palliativmedizin: Grundlagen und Praxis. Schmertherapie. Gesprächsführung. Ethik. Springer, Berlin

IGSL – Internationale Gesellschaft für Sterbebegleitung und Lebensbeistand e.V. (o.J.) Bitte eines Sterbenden, Bingen

Ihl R, Grass-Kapanke B (2000) Test zur Früherkennung von Demenzen. Books on Demand, Norderstedt

Immenschuh U et al. (2005) Ambulante Pflege, Die Pflege gesunder und kranker Menschen, Band 2: Wissenschaftlich fundiertes Pflegehandeln bei ausgewählten Krankheitsbildern. Schlütersche Verlagsgesellschaft, Hannover

Irmscher J (Hrsg.) (2006) Sämtliche Fabeln der Antike. Anaconda, Köln

Ivemeyer D, Zerfaß R (2005) Demenztests in der Praxis: Ein Wegweiser. Urban & Fischer/Elsevier, München

Jakoby B (2007) Geheimnis Sterben: Was wir heute über den Sterbeprozess wissen. Rowohlt, Berlin

Joppig W (2009) Bildungs- und Biografiearbeit. Bildungsverlag Eins, Troisdorf

Jung C G (1999) Der Mensch und seine Symbole. Walter, Düsseldorf

Kaiser Rekkas A (2013) Klinische Hypnose und Hypnotherapie: Praxisbezogenes Lehrbuch für die Ausbildung. Carl-Auer-Systeme, Heidelberg

Kämmer K (2015) Pflegemanagement in Altenpflegeeinrichtungen. Schlütersche Verlagsgesellschaft, Hannover

Kaluza G (2015) Gelassen und sicher im Stress. Springer, Heidelberg

Kast V (2002) Märchen als Therapie. Beiträge zur Jungschen Psychologie. Patmos, Düsseldorf

Kast V (2006) Zeit der Trauer: Phasen und Chancen des psychischen Prozesses. Kreuz, Stuttgart

Kast V (2008) Sich einlassen und loslassen: Neue Lebensmöglichkeiten bei Trauer und Trennung. Herder, Freiburg

Kastner U, Löbach R (2014) Handbuch Demenz. Urban & Fischer/Elsevier, München

Kirchler E, Hölzl E (2002) Arbeitsgestaltung und Organisationen. Arbeits- und Organisationspsychologie 3. WUV Facultas, Wien

Kitwood T (2016) Demenz. Der person-zentrierte Ansatz im Umgang mit verwirrten Menschen. Huber, Bern

Klein S, Schlichenmaier T (2004) Der WiegenliederSchatz. Über 180 Wiegenlieder, Abendlieder und geistliche Lieder aus Deutschland, Österreich und der Schweiz. Timon, Hamburg

Knischek S (2008) Lebensweisheiten berühmter Philosophen: 4000 Zitate von Aristoteles bis Wittgenstein. Schlütersche Verlagsgesellschaft, Hannover

Kojer M (2009) Alt, krank und verwirrt: Einführung in die Praxis der Palliativen Geriatrie. Lambertus-Verlag, Freiburg

Kojer M, Schmidl M (Hrsg.) (2015) Demenz und Palliative Geriatrie in der Praxis: Heilsame Betreuung unheilbar demenzkranker Menschen. Springer, Wien

Korecic J (2011) Pflegestandards Altenpflege. Springer, Berlin

Kostrzewa S (2010) Palliative Pflege von Menschen mit Demenz. Huber, Bern

Köther I et al. (2007) THIEMEs Altenpflege. Thieme, Stuttgart

Kotre J (1998) Der Strom der Erinnerung. Wie das Gedächtnis Lebensgeschichten schreibt. dtv, München

Kotre J (2004) Lebenslauf und Lebenskunst. dtv, München

Kränzle S et al. (2014) Palliative Care: Handbuch für Pflege und Begleitung. Springer, Berlin/Heidelberg

Kraul M et al. (2002) Biografie und Profession. Klinkhardt, Bad Heilbrunn

Krumm N (2014) Palliativpflege. Urban & Fischer Verlag/Elsevier GmbH, Berlin

Kruse A (2007) Alter: Was stimmt? Die wichtigsten Antworten. Herder, Freiburg

Kübler-Ross E (2001) Interviews mit Sterbenden. Droemer Knaur, München

Kübler-Ross E (2004) Erfülltes Leben – würdiges Sterben. Gütersloher Verlagshaus, Gütersloh

Kübler-Ross E (2008) Verstehen, was Sterbende sagen wollen: Einführung in ihre symbolische Sprache. Droemer Knaur, München

Kühnel S, Markowitsch H J (2008) Falsche Erinnerungen. Die Sünden des Gedächtnisses. Springer, Berlin

Kummer I (2002) Ich bin die Frau, die ich bin. Eine lebendige Beziehung zu sich und anderen finden. dtv, München

Kummer I, Disler N (1992) Wendezeiten im Leben der Frau. dtv, München

Kunz R, Wilkening K (2003) Sterben im Pflegeheim. Perspektiven und Praxis einer neuen Abschiedskultur. Vandenhoeck & Ruprecht, Göttingen

Langfeldt-Nagel M (2011) Gesprächsführung in der Altenpflege. Ernst Reinhardt, München

Langfeldt-Nagel M (2006) Psychologie in der Altenpflege: Lehrbuch. Reinhardt, München

Lasogga F, Gasch B (2011) Notfallpsychologie: Lehrbuch für die Praxis. Springer, Berlin

Lattschar B, Wiemann I (2008) Mädchen und Jungen entdecken ihre Geschichte. Grundlagen und Praxis der Biografiearbeit (Basistexte Erziehungshilfen): Grundlagen und Praxis der Biografiearbeit. Juventa, Weinheim

Lax R (2006) Mit Robert Lax die Träume fangen. Herder, Freiburg

Lehr U (2006) Psychologie des Alterns. Quelle & Meyer, Wiebelsheim

Leiter K (1996) Ach wie gut, daß jemand weiß …: Trauerbegleitung mit Märchen. Tyrolia, Wien

Leiter K (2002) (K)eine Zeit zum Sterben. Euthanasie – Problem oder Lösung? Tyrolia, Wien

Lind S (2007) Demenzkranke Menschen Pflegen. Grundlagen, Strategien und Konzepte. Huber, Bern

Lind S (2011) Fortbildungsprogramm Demenzpflege. Ein erfahrungsbezogener Ansatz. Huber, Bern

Lindenberger U, Brandtstädter J (2007) Entwicklungspsychologie der Lebensspanne: Ein Lehrbuch. Kohlhammer, Stuttgart

Lorenz R (2016) Salutogenese: Grundwissen für Psychologen, Mediziner, Gesundheits- und Pflegewissenschaftler. Reinhardt, München

Lotz Ch et al. (2004) Erinnerung. Philosophische Positionen und Perspektiven. Fink, München

Lukas E (2003) Heilende Geschichten der Liebe. Kösel, München

Markowitsch H, Welzer H (2005) Das autobiographische Gedächtnis. Hirnorganische Grundlagen und biosoziale Entwicklung. Klett-Cotta, Stuttgart

Martin M, Kliegel M (2014) Grundriss Gerontologie: Psychologische Grundlagen der Gerontologie. Kohlhammer, Stuttgart

Matolycz E (2016) Pflege von alten Menschen. Springer, Berlin/Heidelberg

Medebach D H (2011) Filmische Biographiearbeit im Bereich Demenz: Eine soziologische Studie über Interaktion, Medien, Biographie und Identität in der stationären Pflege. Lit Verlag, Münster

Menche N (2007) Pflege Heute. Urban & Fischer Bei Elsevier, München

Mitgutsch A (1999) Erinnern und Erfinden. Grazer Poetikvorlesungen. Literaturverlag Droschl, Graz

Mitscherlich M (2006) Erinnerungsarbeit: Zur Psychologie der Unfähigkeit zu trauern. Fischer, Frankfurt/M.

Mittlinger K (1994) Jakobisonntag in Kaindorf. In: Heimat – was bedeutet das? Steirische Berichte, Graz

Mittlinger K (2001) „… der Himmel ist in dir" (Angelus Silesius): Selbsterfahrung in der Begegnung mit Jesus. In: Wort auf dem Weg. Verlag die Quelle, Feldkirch

Morschitzky H (2009). Angststörungen. Diagnostik, Konzepte, Therapie, Selbsthilfe. Springer, Wien

Müller W, Scheuermann U (2010) Praxis Krisenintervention: Ein Handbuch für Psychologen, Ärzte, Sozialpädagogen, Pflege- und Rettungsdienste. Kohlhammer, Stuttgart München

Muthesius D et al. (2010) Musik Demenz Begegnung: Musiktherapie für Menschen mit Demenz. Mabuse, Frankfurt

Nadolny S (2007) Selim oder die Gabe der Rede. Piper, München

Neruda P (2007) In deinen Träumen reist dein Herz: Einhundert Gedichte. Luchterhand Literaturverlag, München

Niethammer L (1984) Lebenserfahrung und kollektives Gedächtnis. Die Praxis der „Oral history". Suhrcamp, Frankfurt/M.

Nietzsche F (1999) Sämtliche Werke: Kritische Studienausgabe in 15 Bänden. dtv, München

Nuland S B (2006) Wie wir sterben: Ein Ende in Würde? Droemer/Knaur, München

Nydahl P, Bartoszek G (2008) Basale Stimulation: Neue Wege in der Pflege Schwerstkranker. Urban & Fischer Verlag/Elsevier, München

Orter R, Montada L (Hrsg.) (2008) Entwicklungspsychologie. Beltz, Weinheim

Osborn C et al. (2012) Erinnern: eine Anleitung zur Biografiearbeit mit älteren Menschen. Lambertus, Freiburg

Oswald W D et al. (2005) Gerontologie: Medizinische, psychologische und sozialwissenschaftliche Grundbegriffe. Kohlhammer, Stuttgart

Oswald W D et al. (2008) Gerontopsychologie: Grundlagen und klinische Aspekte zur Psychologie des Alterns. Springer, Wien

Perrar M et al. (2011) Gerontopsychiatrie für Pflegeberufe. Thieme, Stuttgart

Peseschkian N (2006) Auf der Suche nach Sinn. Psychotherapie der kleinen Schritte. Fischer, Frankfurt

Peseschkian N (2007a) Das Alter ist das einzige Mittel für ein langes Leben. Patmos, Düsseldorf

Peseschkian N (2007b) Es ist leicht, das Leben schwer zu nehmen. Aber schwer, es leicht zu nehmen/Klug ist jeder. Der eine vorher, der andere nachher: Geschichten und Lebensweisheiten. Herder, Freiburg

Peseschkian N (2007c) Wenn du willst, was du noch nie gehabt hast, dann tu, was du noch nie getan hast. Herder, Freiburg

Pessoa F (2003) Das Buch der Unruhe des Hilfsbuchhalters Bernardo Soares. Fischer, Frankfurt

Petzold H G (2003) Lebensgeschichten erzählen. Biographiearbeit – Narrative Therapie – Identität. Junfermann, Paderborn

Petzold H G (2004a) Integrative Therapie. Junfermann, Paderborn

Petzold H G (2004b) Mit alten Menschen arbeiten. Teil 1: Konzepte und Methoden sozialgerontologischer Praxis. Klett-Cotta, Stuttgart

Petzold H G (2005) Mit alten Menschen arbeiten. Teil 2: Lebenshilfe, Psychotherapie, Kreative Praxis. Klett-Cotta, Stuttgart

Petzold H G et al. (2011) Hochaltrigkeit: Herausforderung für persönliche Lebensführung und biopsychosoziale Arbeit. VS Verlag für Sozialwissenschaften, Wiesbaden

Piechotta G (2014) Das Vergessen erleben: Lebensgeschichten von Menschen mit einer demenziellen Erkrankung. Mabuse, Frankfurt/M.

Pieper G, Bengel J (2007) Traumatherapie in sieben Stufen. Ein kognitiv-behaviorales Behandlungsmanual. Huber, Bern

Popp I (2006) Pflege dementer Menschen. Kohlhammer, Stuttgart

Proust M (2008) Auf der Suche nach der verlorenen Zeit. In Swanns Welt 1. Suhrkamp, Frankfurt

Remi C, Bausewein C (2015) Arzneimitteltherapie in der Palliativmedizin. Urban & Fischer/Elsevier GmbH, München

Rilke R M (2003) Gesammelte Werke in fünf Bänden. Insel, Frankfurt

Rilke R M (2005) Die Aufzeichnungen des Malte Laurids Brigge. Anaconda, Köln 2005

Rilke R M (2007) Briefe an einen jungen Dichter. Insel Verlag, Frankfurt

Rinpoche S et al. (2004) Das tibetische Buch vom Leben und vom Sterben: Ein Schlüssel zum tieferen Verständnis von Leben und Tod. Fischer, Frankfurt

Rogers C R (2004) Grundlagen der Gesprächspsychotherapie. Fischer, Frankfurt

Rogers C R (2005) Die klientenzentrierte Gesprächspsychotherapie. Fischer, Frankfurt/M.

Rogers C R (2009) Eine Theorie der Psychotherapie, der Persönlichkeit und der zwischenmenschlichen Beziehungen. Reinhardt, München

Rosenmayr L (2006) Hoffnung Alter: Forschung – Theorie – Praxis. facultas.wuv Universitäts Verlag, Wien

Rosenmayr L (2007) Schöpferisch Altern: Eine Philosophie des Lebens. Lit Verlag, Wien

Roth G (2003) Aus Sicht des Gehirns. Suhrkamp, Frankfurt/M.

Rothgang H et al. (2010) BARMER GEK Pflegereport 2010: Schwerpunktthema: Demenz und Pflege. Asgard, Sankt Augustin

Rubinstein A (1998) Mein glückliches Leben. Fischer, Frankfurt/M.

Ruhe H G (2012) Methoden der Biografiearbeit: Lebensspuren entdecken und verstehen. Juventa, Weinheim

Rüsen J, Straub J (Hrsg.) (1998) Die dunkle Spur der Vergangenheit. Suhrcamp, Frankfurt/M.

Rutenkröger A, Kuhn Ch (2010) „Da-sein" Pflegeoasen in Luxemburg. Demenz Support, Stuttgart

Ryan T et al. (2007) Wo gehöre ich hin? Biografiearbeit mit Kindern und Jugendlichen. Juventa, Weinheim

Sachweh S (2008) Spurenlesen im Sprachdschungel. Kommunikation und Verständigung mit demenzkranken Menschen. Huber, Bern

Sacks O (1990) Der Mann, der seine Frau mit einem Hut verwechselte. Rowohlt, Reinbeck

Sacks O (2007) Migräne. Rowohlt, Reinbeck

Saint-Exupery A de (2000) Man sieht nur mit dem Herzen gut. Herder, Freiburg

Saint-Exupery A de (2008) Der kleine Prinz. Rauch, Düsseldorf

Saß H et al. (2003) Diagnostisches und Statistisches Manual Psychischer Störungen. (DSM-IV-TR). Hogrefe, Göttingen

Satir V (2007) Meine vielen Gesichter: Wer bin ich wirklich? Kösel, München

Satir V (2008) Mein Weg zu dir. Kontakt finden und Vertrauen gewinnen. Kösel, München

Saunders C (2002) Brücke in eine andere Welt. Was hinter der Hospizidee steht. Herder, Freiburg

Sauter H (2008) Das große Buch der Seniorennachmittage. Herder Vgl. Freiburg

Sautter S et al. (2004) Leben – Erinnern. Biografiearbeit mit Älteren. Ag Spak, Neu-Ulm

Schaade G (2011) Demenz: Therapeutische Behandlungsansätze für alle Stadien der Erkrankung. Springer, Berlin/Heidelberg

Schaade G (2016) Ergotherapeutische Behandlungsansätze bei Demenz und dem Korsakow-Syndrom. Springer, Berlin/Heidelberg

Schafer R (1995) Erzähltes Leben. Narration und Dialog in der Psychologie. Pfeiffer,

Schäfer T (2002) Der Mann, der tausend Jahre alt werden wollte. Droemer Knaur, München

Schami R (2000) Gesammelte Olivenkerne aus dem Tagebuch der Fremde. dtv, München

Schami R (2006) Erzähler der Nacht. Beltz, Weinheim

Scharb B (2005) Spezielle validierende Pflege. Springer, Berlin

Schellenberger B (2008) Ich bin es, der mit dir redet: Die Botschaft des Johannesevangeliums. Herder, Freiburg

Schiltenwolf H (2017) Muskuloskelettale Schmerzen: Erkennen und Behandeln nach biopsychosozialem Konzept. Schattauer

Schmidhauer W (2002) Helfersyndrom und Burnout-Gefahr. Urban&Fischer, München

Schmidt H, Köbler-von Komorowski S (Hrsg.) (2006) Seelsorge im Alter: Herausforderung für den Pflegealltag. Universitätsverlag Winter, Heidelberg

Schmidt S, Döbele M (2010) Demenzbegleiter: Leitfaden für zusätzliche Betreuungskräfte in der Pflege. Springer, Berlin/Heidelberg

Schmitt E E (2003) Oskar und die Dame in Rosa. Amman, Zürich 2003

Schneberger M et al. (2010) „Mutti lässt grüßen …": Biografiearbeit und Schlüsselwörter in der Pflege von Menschen mit Demenz. Schluetersche Verlagsgesellschaft, Hannover

Schneider-Flume G (2010) Alter – Schicksal oder Gnade?: Theologische Überlegungen zum demographischen Wandel und zum Alter(n). Vandenhoeck & Ruprecht, Göttingen

Schnell M W, Schulz Ch (2014) Basiswissen Palliativmedizin. Springer, Berlin/Heidelberg

Schnepper M, Robert K (2004) Mertons Theorie der self-fulfilling prophecy: Adaption eines soziologischen Klassikers an die Strukturen der Moderne. Peter Lang Verlag, Frankfurt

Schnur H C, Keller E (2004) Die Fabeln der Antike. Patmos, Düsseldorf

Schuler M, Oster P (2008) Geriatrie von A bis Z: Der Praxis-Leitfaden. Schattauer, Stuttgart

Schulte T (2006) Die Liederfibel zur Guten Nacht. Patmos, Düsseldorf

Schulz von Thun F, Hars V (2008) Miteinander reden 1-3. Störungen und Klärungen. Allgemeine Psychologie der Kommunikation. Stile, Werte und Persönlichkeitsentwicklung. Rowohlt, Reinbek

Schumacher K et al. (2012) Das EBQ-Instrument und seine entwicklungspsychologischen Grundlagen. Vandenhoeck & Ruprecht, Göttingen

Seel M, Hurling E (2005) Die Pflege des Menschen im Alter: Ressourcenorientierte Unterstützung nach den AEDL. Schlütersche Verlagsgesellschaft, Hannover

Selye H (1991) Streß beherrscht unser Leben. Heyne, München

Seul M, Krohm-Linke T (2007) Ein Abschied in Würde: Sterbebegleitung, Hospiz, Palliativbetreuung. Knaur, München

Siegel A M (2000) Einführung in die Selbstpsychologie: Das psychoanalytische Konzept von Heinz Kohut. Kohlhammer, Stuttgart

Sonneck G (2016) Krisenintervention und Suizidverhütung. UTB, Stuttgart

Specht-Tomann M, Tropper D (2001) Wege aus der Trauer. Kreuz, Stuttgart

Specht-Tomann M (2008) Wenn Kinder traurig sind. Wie wir helfen können. Patmos, Düsseldorf

Specht-Tomann M, Tropper D (2008) Bis zuletzt an deiner Seite: Sterbe- und Trauerbegleitung. Redline Wirtschaftsverlag, Bonn

Specht-Tomann M (2011) Wenn Kinder Angst haben. Wie wir helfen können. Patmos, Düsseldorf

Specht-Tomann M, Tropper D (2011) Wir nehmen jetzt Abschied. Kinder und Jugendliche begegnen Sterben und Tod. Patmos, Düsseldorf

Specht-Tomann M, Tropper D (2011) Hilfreiche Gespräche und heilsame Berührungen im Pflegealltag. Springer, Berlin

Specht-Tomann M, Tropper D (2012) Zeit zu trauern. Kinder und Erwachsenen verstehen und begleiten. Patmos, Düsseldorf

Specht-Tomann M, Tropper D (2013) Zeit des Abschieds. Patmos, Düsseldorf

Specht-Tomann M, Sandner-Kiesling A (2014) Schmerz. Ganzheitliche Wege zu mehr Lebensqualität. Hogrefe/Huber, Bern

Specht-Tomann M (2014) Ganzheitliche Pflege von alten Menschen. Springer, Berlin/Heidelberg

Specht-Tomann M (2015) Was macht das Monster unterm Bett? Ängste von Kindern verstehen und bewältigen. Patmos, Düsseldorf

Specht-Tomann M (2016) Trauernden Kindern Halt geben – Was Eltern tun können. Patmos, Düsseldorf

Stanjek K (2013) Altenpflege konkret. Urban & Fischer, München

Steflitsch M, Steflitsch W (2013) Aromatherapie. Wissenschaft – Klinik – Praxis. Springer, Wien

Steinwender L (2008) Die biografische Arbeit als Pflegemaßnahme – Lebensspuren entdecken und verstehen. Grin, München

Stoll H W (Hrsg.) (1985) Die Sagen des klassischen Altertums. Weltbild Bücherdienst, Augsburg

Straub J (Hrsg.) (2007) Erzählung, Identität und historisches Bewußtsein: Die psychologische Konstruktion von Zeit und Geschichte. Suhrkamp, Frankfurt

Strauss A L (1987) Spiegel und Masken. Die Suche nach Identität. Suhrkamp, Frankfurt/M.

Strohal E (1990) Fang nochmal an. Spuren ins neue Leben. Vlg. am Eschbach, Eschbach

Student J Ch, Napiwotzky A (2011) Palliative Care: wahrnehmen – verstehen – schützen. Pflegepraxis. Thieme, Stuttgart

Student J Ch, Mühlum A (2016) Soziale Arbeit in Hospiz und Palliative Care. UTB GmbH, Stuttgart

Stuhlmann W (2011) Demenz braucht Bindung: Wie man Biographiearbeit in der Altenpflege einsetzt. Reinhardt, München

Suchan C (2014) Biografiearbeit bei Menschen mit Demenz. Grin Verlag, München

Tausch A (2004) Gespräche gegen die Angst: Krankheit – ein Weg zum Leben. Rowohlt, Hamburg

Tausch A, Tausch R (1991) Sanftes Sterben: Was der Tod für das Leben bedeutet. Rowohlt, Hamburg

Tausch R (1989) Lebensschritte. Umgang mit belastenden Gefühlen. Rowohlt, Hamburg

Tausch R (2004) Hilfen bei Streß und Belastung: Was wir für unsere Gesundheit tun können. Rowohlt, Hamburg

Taylor R (2011) Alzheimer und Ich: „Leben mit Dr. Alzheimer im Kopf". Huber, Bern

Thöns M (2016) Patienten ohne Verfügung. Das Geschäft mit dem Lebensende. Piper, München

Tomm K (2004) Die Fragen des Beobachters. Schritte zu einer Kybernetik zweiter Ordnung in der systemischen Therapie. Carl-Auer-Systeme, Heidelberg

Uffmann A (2002) Trauern und Leben. Begleitung durch die Landschaften der Trauer. Kreuz, Stuttgart

Uther H J (2008) Handbuch zu den „Kinder- und Hausmärchen" der Brüder Grimm: Entstehung – Wirkung – Interpretation. Gruyter, Berlin

Van der Kooij C (2012) Ein Lächeln im Vorübergehen: Erlebensorientierte Altenpflege mit Hilfe der Mäeutik. Huber, Bern

Van der Kooij C (2010) Das mäeutische Pflege- und Betreuungsmodell: Darstellung und Dokumentation. Huber, Bern

Völkel I, Ehmann M (2006) Spezielle Pflegeplanung in der Altenpflege: In stationären und ambulanten Einrichtungen. Urban & Fischer Bei Elsevier, München

Völkel I, Ehmann M (2015) Betreuungsassistenz. Lehrbuch für Demenz- und Alltagsbegleitung. Urban & Fischer Bei Elsevier, München

Watzlawick P (2007) Wie wirklich ist die Wirklichkeit? Piper, München

Watzlawick P (2008) Anleitung zum Unglücklichsein. Piper, München

Watzlawick P et al. (2007) Menschliche Kommunikation: Formen, Störungen, Paradoxien. Huber, Bern

Weber F (2008) Alltagschancen. 100 Gedichte mit Elfchen: Wer die täglichen Alltagschancen nutzt, wirkt mit an seiner Lebensgestaltung. Haag & Herchen, Frankfurt/M.

Weil G (Hrsg.) (2004) Tausend und eine Nacht: 2 Bände. Dörfler, Eggolsheim

Weinberger S (2013) Klientenzentrierte Gesprächsführung: Lern- und Praxisanleitung für psychosoziale Berufe. Juventa, Weinheim

Welzer H et al. (2006) Warum Menschen sich erinnern können. Fortschritte der interdisziplinären Gedächtnisforschung. Klett-Cotta, Stuttgart

Wetzstein V (2005) Diagnose Alzheimer: Grundlagen einer Ethik der Demenz. Campus, Frankfurt

White M, Epston D (2013) Die Zähmung der Monster: Der narrative Ansatz in der Familientherapie. Carl-Auer-Systeme, Heidelberg

WHO, Dilling H et al. (Hrsg.) Taschenführer zur ICD-10-Klassifikation psychischer Störungen. Mit Glossar und Diagnostischen Kriterien ICD-10: DCR-10. Huber, Bern

Wilk D (2008) Auf den Schultern des Windes schaukeln: Trance-Geschichten. Carl-Auer-Systeme, Heidelberg

Winnicott D W (1990) Der Anfang ist unsere Heimat: Essays zur gesellschaftlichen Entwicklung des Individuums. Klett Cotta, Stuttgart

Wirsing K (2000) Psychologisches Grundwissen für Altenpflegeberufe. Beltz, Weinheim

Wirsing K (2013) Psychologie für die Altenpflege: Lernfeldorientiertes Lehr- und Arbeitsbuch. Beltz Psychologie, Weinheim

Wissmann P, Gronemeyer R (2008) Demenz und Zivilgesellschaft – eine Streitschrift. Mabuse, Frankfurt/Main

Wojnar J (2007) Die Welt der Demenzkranken: Leben im Augenblick. Vincentz Network, Hannover

Wolf B, Haubold T (2010) Daran erinnere ich mich gern – Bild-Karten für die Erinnerungsarbeit. Schlütersche Verlagsgesellschaft, Hannover

Zenz M, Jurna I (2001) Lehrbuch der Schmerztherapie: Grundlagen, Theorie und Praxis für Aus- und Weiterbildung. Wissenschaftliche Verlagsgesellschaft, Stuttgart

Zenz M et al. (2013) Taschenbuch Schmerz: Ein diagnostischer und therapeutischer Leitfaden. Wissenschaftliche Verlagsgesellschaft Stuttgart, Stuttgart

Zeyfang A et al. (2012) Basiswissen Medizin des Alterns und des alten Menschen. Springer, Berlin

Zimmermann J (2009) Leben mit Demenz. Spezielle Wohnformen für demenziell erkrankte Menschen. Diplomica, Hamburg

Zitelmann A (2007) Ich weiß, dass ich nichts weiß: Die vier großen Philosophen der Antike. Beltz, Weinheim

Nachweise

Kapitel 3: Ausschnitt aus einem Brief an den lieben Gott. Aus: Eric Emanuell Schmitt: Oskar und die Dame in Rosa. Mit freundlicher Genehmigung: Ammann Verlag & Co., Neptunstraße 20, CH–8032 Zürich

Fotografien: Felix Specht, Graz/A (Copyright: www.spechtarts.com), Abb. 3.4c: Julia Kläring, Wien/A

Stichwortverzeichnis

Printed in the United States
By Bookmasters

Printed in the United States
By Bookmasters